Statistik und ihre Anwendungen

Reihe herausgegeben von
Holger Dette, Fakultät für Mathematik, Ruhr-Universität Bochum, Bochum, Deutschland
Wolfgang Härdle, Wirtschaftswissenschaftliche Fakultät,
Humboldt-Universität zu Berlin, Berlin, Deutschland

Weitere Bände in dieser Reihe http://www.springer.com/series/5100

Andreas Quatember

Datenqualität in Stichprobenerhebungen

Eine verständnisorientierte Einführung in die Survey-Statistik

3., vollständig überarbeitete und erweiterte Auflage

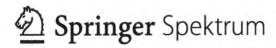 **Springer** Spektrum

Andreas Quatember
Institut für Angewandte Statistik
Johannes Kepler Universität Linz
Linz, Österreich

Statistik und ihre Anwendungen
ISBN 978-3-662-60273-7   ISBN 978-3-662-60274-4   (eBook)
https://doi.org/10.1007/978-3-662-60274-4

Die Deutsche Nationalbibliothek verzeichnet diese Publikation in der Deutschen Nationalbibliografie; detaillierte bibliografische Daten sind im Internet über http://dnb.d-nb.de abrufbar.

Springer Spektrum
© Springer-Verlag GmbH Deutschland, ein Teil von Springer Nature 2014, 2015, 2019

Planung/Lektorat: Iris Ruhmann

Springer Spektrum ist ein Imprint der eingetragenen Gesellschaft Springer-Verlag GmbH, DE und ist ein Teil von Springer Nature.
Die Anschrift der Gesellschaft ist: Heidelberger Platz 3, 14197 Berlin, Germany

Vorwort

Eines Tages erhielt ich eine E-Mail vom Springer Verlag, in der angefragt wurde, ob ich mein Lehrveranstaltungsskript „Datenqualität in Stichprobenerhebungen" nicht in der Buchreihe „Statistik und Ihre Anwendungen" publizieren möchte. Nun – Sie halten die schon dritte Auflage des Buches ja gerade in Ihren Händen –, ich wollte.

Schon während meines Studiums der Datenwissenschaft Statistik habe ich die Fragestellungen der „Survey-Statistik" als besonders spannend empfunden: Wie kann man aus einer geringen Anzahl an Beobachtungen auf die Verhältnisse in Populationen rückschließen? Wie groß ist die Ungenauigkeit der Stichprobenergebnisse und wie lässt sich diese messen und beeinflussen? Mit welchen Methoden kann man versuchen, Nonresponse zu kompensieren?

Betrachtet man unser tägliches Leben, dann ist genau diese Rückschlussproblematik vom Teil auf das Ganze geradezu allgegenwärtig. Nur selten sind wir im Besitz der ganzen „Wahrheit". Setzen wir beim Autofahren zum Überholen an, dann schließen wir in Bezug auf die Gefährlichkeit des Überholmanövers von dem uns verfügbaren Teil der gesamten Information auf das Ganze. Lassen wir uns Blut entnehmen, legen wir eine Prüfung ab – immer wird von einem beobachteten Teil auf die Gesamtheit rückgeschlossen.

Später habe ich meine Dissertation zu einem bestimmten nichtzufälligen Stichprobenverfahren, dem Quotenverfahren, verfasst und mich in meinem Beruf als Wissenschaftler am IFAS-Institut für Angewandte Statistik der Johannes Kepler Universität (JKU) Linz in Forschung, Projekten und – nicht zuletzt – auch in der Lehre der Survey-Statistik gewidmet. Das in der oben zitierten E-Mail angesprochene Manuskript zu meiner Lehrveranstaltung war die Basis zu diesem Buch. Demnach haben viele Partner mitgewirkt und es ist über die Jahre an all diesen Erfahrungen auch im Wortsinn gewachsen. Es beschäftigt sich mit Stichprobenverfahren, Schätzmethoden und vielen anderen Aspekten, welche die Datenqualität in Stichprobenerhebungen und auch die Ergebnisqualität beeinflussen. Sein Inhalt hat sich so auch den neuen Anforderungen an die zu vermittelnden Inhalte aus dem Bereich der Survey-Statistik angepasst. In diesem Sinne wurde die vorliegende dritte Auflage vollständig überarbeitet und inhaltlich unter anderem durch Diskussion des Spannungsfelds zwischen Survey-Theorie und -Praxis (Kap. 3), eine Einführung in die Grundlagen des Simulationsansatzes der Survey-Statistik (Abschn. 4.3.1) und eine Auseinandersetzung mit den zunehmend eingesetzten nicht-zufälligen Stichprobenverfahren (Kap. 9) inklusive Big Data-Analysen ergänzt.

Die Vermittlung des Methodenverständnisses wird unterstützt durch die verständnis-orientierte Veranschaulichung ihrer Basisideen. Diese Anschaulichkeit wird durch kleine direkt in den Text eingebaute und gerade dadurch das Verständnis fördernde Beispiele gestützt. Beweise für mathematische Behauptungen werden nicht ausgespart. Dennoch soll sich das Buch auch einfach nur lesen lassen. So jedenfalls will es meine Intention. Jedes Kapitel wird außerdem durch Aufgabenstellungen begleitet, durch welche die Lesenden im neuen Kap. 10 zur Anwendung der Statistik-Freeware R geleitet werden. Dazu wird ein Datensatz als Übungspopulation benötigt, der von der Produktseite https:// www.springer.com/de/book/9783662602737 heruntergeladen werden kann. Dort findet man auch Beispiellösungen zu diesen Aufgabenstellungen.

Das Buch deckt alle wesentlichen Aspekte der Stichprobenthematik ab und soll den Leserinnen und Lesern durch das gewonnene Verständnis auch erleichtern, sich mit einzelnen dieser Aspekte vertiefend auseinanderzusetzen. Natürlich kann man darin hin und her springen und einzelne Abschnitte herausnehmen, die in Beruf oder Ausbildung gerade eine Rolle spielen. Ich möchte aber empfehlen, das Buch beim ersten Gebrauch vorne zu beginnen und sich mit dem 1. Kapitel „Vom Teil aufs Ganze – Einführung in die Survey-Statistik" daran zu gewöhnen. Dies soll den weiteren gemeinsamen Weg erleichtern, vielleicht sogar dazu ermuntern.

Naturgemäß gibt es bei einem solchen sich fortsetzend weiterentwickelnden Buch-projekt Menschen, bei denen man sich bedanken möchte. Allen voran sind das in diesem Fall die damit beschäftigten Mitarbeiterinnen und Mitarbeiter im Springer Verlag – an erster Stelle Agnes Herrmann, Iris Ruhmann und Jasmeen Kaur: Dankeschön! Für ihre Einschätzung meiner Arbeit den Herausgebern der Reihe „Statistik und ihre Anwendungen" Holger Dette und Wolfgang Härdle: Dankeschön! Ich möchte ferner einen herzlichen Dank an jene Kolleginnen und Kollegen an meinem Institut richten, die mich in meiner Arbeit so fordern und fördern, dass sie für mich beinahe jeden Tag spannend bleibt, an vorderster Front Werner Müller: Dankeschön! Und schließlich bedanke ich mich bei jenem Menschen, der meine Begeisterung für das Leben insgesamt teilt. Du weißt schon, dass Du gemeint bist: Dankeschön!

Juli 2019   Andreas Quatember

Inhaltsverzeichnis

Vom Teil aufs Ganze – Einführung in die Survey-Statistik

1

1.1 Am Anfang war das Feuer

Werfen wir zu Beginn unserer Betrachtungen einmal einfach nur einen Blick darauf, wie wir – oft völlig unbewusst – tagtäglich unsere Umgebung „wahr nehmen" (man achte auf den Wortsinn). Zumeist erfassen wir mit unseren fünf Sinnen tatsächlich nur einen Ausschnitt unserer Umwelt. Das Rückschließen von den auf diese Weise gewonnenen Informationen über einen Teil auf das Ganze ist wohl seit jeher Bestandteil des (nicht nur) menschlichen Lebens. Es sicherte ursprünglich das Überleben einer um ein Feuer versammelten Gruppe (oder eines Rudels) sowohl durch das korrekte Einschätzen von Signalen in Hinblick auf potentielle Nahrungsquellen als auch durch das rechtzeitige Ergreifen präventiver Maßnahmen bei drohender Gefahr.

Das Schlussfolgern auf Basis eines bewussten Auswählens jenes Teils, der für dieses Ganze stehen soll, wird als *Stichprobenmethode* bezeichnet. Wir bedienen uns dieser „Technik" zum Beispiel immer, wenn wir Speisen abschmecken. So wird die Sauce für unsere Spaghetti Bolognese vor dem Kosten ordentlich durchgerührt, ehe ihr dann an lediglich einer Stelle eine Kostprobe entnommen wird. Dem gleichen Rückschlussprinzip folgen auch Weinverkostungen: Ein kleiner Schluck, eingeschenkt aus einer beliebigen Flasche, steht für den gesamten Jahrgang. Auf diese Weise testen wir den Duft von Parfüms, die Süße von Erdbeeren oder die Güte von Edelkastanien. Dieselbe Idee verfolgen wir mit unserem Interesse an Kundenrezensionen zu einem Buch bei einem Buchversand („durchschnittliche Kundenbewertung") oder zu einem Album auf einer Online-Musikplattform. Auch bei Blutuntersuchungen, wo Patienten nur eine kleine Menge und nicht das gesamte Blut entnommen wird, oder beim Ablegen von Prüfungen, wo nicht das Beherrschen des gesamten Lehrstoffs, sondern lediglich des zu den zu lösenden Beispielen gehörenden Teils dieser Gesamtheit zu demonstrieren ist, konnten wir alle schon Erfahrungen mit der Stichprobenmethode machen. In all diesen Fällen sind wir offenbar der Überzeugung, dass durch

© Springer-Verlag GmbH Deutschland, ein Teil von Springer Nature 2019
A. Quatember, *Datenqualität in Stichprobenerhebungen,* Statistik und ihre Anwendungen,
https://doi.org/10.1007/978-3-662-60274-4_1

die Beobachtung einer gerade interessierenden Eigenschaft in dem ausgewählten Teil des Ganzen auf die Gesamtheit selbst rückgeschlossen werden kann.

1.2   Die Grundbegriffe der Survey-Statistik

Wenden wir uns nun einigen Grundbegriffen der Survey-Statistik zu:

Definition 1 *Statistische Erhebungen* (oder *Surveys*) werden mit dem Ziel durchgeführt, von einer endlichen Anzahl an Erhebungseinheiten Informationen über statistische Populationscharakteristika wie

- Häufigkeitsverteilungen von interessierenden Variablen oder
- Parameter dieser Verteilungen

zu erhalten.

Eine solche endliche Menge an *Erhebungseinheiten* (oder *Untersuchungsobjekten*), über die Informationen erhoben werden sollen, wird als *Population* (oder *Zielpopulation* oder *Grundgesamtheit*) bezeichnet. Beispiele dafür sind: die wahlberechtigte Bevölkerung der Europäischen Union, die Gesamtheit aller Haushalte einer Region oder die Erwerbspersonen eines Landes. *Interessierende Variable* (oder *Erhebungs-* oder *Untersuchungsmerkmale*) sind etwa das Wahlverhalten der Wahlberechtigten, die Konsumausgaben von Haushalten oder die Art der Erwerbstätigkeit der Erwerbspersonen. *Parameter* (gr.: *parameter* = das neben dem Gemessenen Feste) sind z.B. die Anzahl an Personen mit einer bestimmten Eigenschaft in der EU-Wohnbevölkerung, die Merkmalssumme der Konsumausgaben aller Haushalte einer Region oder der Anteil der Arbeitslosen unter den Erwerbspersonen eines Landes.

Bei solchen statistischen Erhebungen kommen Verfahren der Survey-Methodologie und der Survey-Statistik zum Einsatz. Der Bereich der *Survey-Methodologie* befasst sich mit Aspekten wie der Datenerhebungstechnik (z.B. face-to-face, telefonisch oder online), der Fragenformulierung und Fragebogengestaltung oder der Rolle der Interviewer (vgl. etwa: Groves et al. 2004). Zur *Survey-Statistik* gehört die klassische *Stichprobentheorie* im Sinne eines wissenschaftlichen Unterbaus einerseits für die Auswahl jener Erhebungseinheiten, von denen auf die Population rückgeschlossen, und andererseits für die Verfahren, mit welchen aus den dabei gewonnenen Daten diese Schlussfolgerung vorgenommen werden soll (vgl. zur Geschichte der Stichprobentheorie etwa: Bethlehem 2009). Ebenso sind aber auch jene Prozeduren Bestandteil der Survey-Statistik, mit denen in der Survey-Praxis aufgetretene Abweichungen von den in der Theorie vorausgesetzten „Idealbedingungen", wie beispielsweise durch Auftreten von Nonresponse, kompensiert werden sollen. Von ihrem durchschlagenden Erfolg kann man sich tagtäglich in jeder Nachrichtensendung in Radio und Fernsehen, in der über Ergebnisse aus der Markt- und Meinungsforschung, der offiziellen Statistik oder von wissenschaftlichen Stichprobenerhebungen berichtet wird, und in allen Tageszeitungen und fast jedem beliebigen Magazin überzeugen. Ihre Anwendung ist in unserer Informationsgesellschaft als Basis für objektive Entscheidungshilfen einfach nicht mehr wegzudenken.

Ist man in Hinblick auf die interessierenden Variablen durch eine *Vollerhebung* (oder einen *Zensus*) der Grundgesamtheit im Besitz der vollständigen Information über die betreffende Population, dann finden zur Berechnung der interessierenden Populationscharakteristika dieser Variablen die Methoden der beschreibenden Statistik (vgl. etwa: Quatember 2017, Kap. 1) Anwendung. Ist eine solche vollständige Information jedoch nicht vorhanden, dann bietet die Erhebung der Daten in einem Teil der Population, der *Stichprobe,* unter bestimmten Voraussetzungen eine Möglichkeit, mit Hilfe der Methoden der schließenden Statistik (vgl. etwa: Quatember 2017, Kap. 3) die Parameter beziehungsweise Häufigkeitsverteilungen stattdessen immerhin schätzen zu können.

Voraussetzung für den Rückschluss von in einer solchen Stichprobe gewonnenen Schätzungen von Häufigkeitsverteilungen oder Parametern auf diese unbekannten Populationscharakteristika ist die Gewissheit darüber, dass die getroffene Auswahl an Erhebungseinheiten, welche die Stichprobe bilden, für eben diesen Rückschluss auf wahrscheinlichkeitstheoretischer Basis geeignet ist. Diese Auswahl sollte also hinsichtlich dieser Verteilungen beziehungsweise Parameter *repräsentativ* für die Population sein.

Eine solche Eignung lag – im Nachhinein betrachtet – augenscheinlich nicht vor, als das Magazin „Literary Digest" vor den U.S. Präsidentschaftswahlen im Jahr 1936 sowohl eigene Abonnenten als auch Personen aus vorliegenden Listen von Automobil- und Telefonbesitzern bat, sich an einer diesbezüglichen Meinungserhebung zu beteiligen (vgl. etwa: Bortz und Döring 2016, S. 295). Über zwei Millionen Wahlberechtigte nahmen schließlich tatsächlich an dieser „opinion poll" teil. Die daraus abgeleitete Prognose für den Wahlausgang sagte fälschlicherweise einen Sieg des damaligen republikanischen Kandidaten voraus. Die Größe der Stichprobe alleine garantiert eben noch keine Qualität, wenn die Auswahl der Befragten die Umfrageergebnisse (in diesem Fall in die konservative Richtung) stark verzerrt.

Ein anderes „klassisches" Beispiel einer für den Rückschluss vom Teil aufs Ganze ungeeigneten Stichprobe ist die in den 1940er-Jahren ebenfalls in den Vereinigten Staaten von Amerika durchgeführte und damals durch ihre Ergebnisse Aufsehen erregende Befragung von Freiwilligen zu ihrem Sexualverhalten im sogenannten Kinsey-Report (vgl. etwa: Weisberg 2005, S. 232). Es dürfte naheliegend sein, dass U.S.-Staatsbürger, die sich Mitte des 20. Jahrhunderts freiwillig an einer solchen Studie beteiligten, in ihrem Sexualverhalten freizügiger waren als die restliche Bevölkerung. Das in dieser Befragung beobachtete überraschend häufige Auftreten ungewöhnlicher sexueller Praktiken ist wohl dadurch erklärbar.

Doch auch in der näheren Vergangenheit finden sich Beispiele solcher falschen Schlüsse von Stichproben auf Populationen (vgl. auch: Quatember 2015a, Kap. 7: „Die

Repräsentativitätslüge"): Im Sommer 2018 führte die EU-Kommission als Bestandteil einer „öffentlichen Konsultation" zur bestehenden EU-Sommerzeitregelung eine rechtlich nicht bindende und in den Mitgliedsstaaten offenkundig unterschiedlich stark propagierte Online-Befragung von EU-Bürgern und -Bürgerinnen durch. Von offizieller Seite wurde dazu betont, dass es sich keinesfalls um ein Referendum im eigentlichen Sinne handeln würde. Das Erhebungsziel wäre vielmehr, neben Meinungen von Expertinnen und Experten eben auch solche von gewöhnlichen Bürgerinnen und Bürgern in die diesbezügliche Beratung der Kommission einfließen lassen zu können. An dieser Erhebung konnten daher nur diejenigen EU-Bürger ihre Meinung kundtun, die von dieser Möglichkeit überhaupt erfuhren, angesichts des verlautbarten sehr eingeschränkten Zwecks an einer Teilnahme überhaupt interessiert waren (Gegnerinnen und Gegner der zu diesem Zeitpunkt gültigen EU-Sommerzeitregelung werden wohl deutlich motivierter als Befürwortende gewesen sein) und – nicht zuletzt – über einen Internetzugang verfügten.

4,6 Mio. Menschen (darunter alleine drei Millionen darüber scheinbar besonders gut informierte, teilnahmewillige Deutsche) füllten schließlich den online wartenden Fragebogen aus. 84 % davon votierten für die Abschaffung der bislang gültigen Regelung. Die Nichtrepräsentativität dieses Umfrageergebnisses für die gesamte EU-Bevölkerung steht aus den oben genannten Gründen völlig außer Zweifel. Dennoch forderte ein EU-Abgeordneter Konsequenzen, „nachdem eine breite Mehrheit der EU-Bürger dies wünscht". Eine Mehrheit der EU-Bürger? Das ist aus dieser Umfrage jedenfalls nicht abzuleiten. Ein anderer Europaabgeordneter verlangte: „Ein so eindeutiges Ergebnis dürfen die EU-Institutionen nicht ignorieren." Sie dürfen es nicht? – Sie müssten es im Sinne einer Volksmitbestimmung sogar, weil es nicht repräsentativ ist! Anderswo verstieg man sich gar in die angesichts der Umstände geradezu grotesk anmutende Überschrift: „Europa hat gewählt"! „Die Menschen wollen das, wir machen das", meinte abschließend noch der EU-Kommissionspräsident.

Der alleinige Blick auf die Umfrage*quantität* verstellt bei statistischer Sachunkundigkeit offenbar die Sicht auf die viel wichtigere Frage nach der Umfrage*qualität*. Dies führt zu jener statistischen Blindheit, die etwa auch in Big Data-Analysen bei manchen Anwenderinnen und Anwendern diagnostiziert werden muss (siehe Abschn. 9.4). Um es ganz deutlich zu sagen: Eine Stichprobe von nur wenigen hundert, aber nach den Regeln der Survey-Statistik zufällig ausgewählten EU-Bürgerinnen und -Bürgern hätte bei weitem genauere Ergebnisse in Hinblick auf die Gesamtmeinung der EU-Bevölkerung geliefert als diese 4,6 Mio.

Betrachten wir dazu nun folgende Definition (vgl. Gabler und Quatember 2012):

Definition 2 Eine Stichprobe heißt für eine Population hinsichtlich einer interessierenden Häufigkeitsverteilung oder eines interessierenden Parameters

- *exakt repräsentativ,* wenn diese in der Stichprobe selbst exakt wiedergegeben werden,
- *repräsentativ,* wenn diese (annähernd) unverzerrt geschätzt werden und bei dieser Schätzung auch eine vorgegebene Genauigkeitsanforderung eingehalten wird und
- *nicht repräsentativ,* wenn sie weder exakt repräsentativ noch repräsentativ ist.

In dieser Definition wird die Repräsentativität einer Stichprobe durch das statistische Ähnlichkeitskonzept der Unverzerrtheit (siehe Abschn. 1.4.1) und durch eine gleichzeitig einzuhaltende Genauigkeitsanforderung beschrieben (vgl. auch: Quatember 1996). Mit dem Qualitätsmerkmal der Repräsentativität wird somit eine Stichprobe ausgezeichnet, die bezüglich eines statistischen Populationscharakteristikums mit ausreichender Präzision durchschnittlich annähernd korrekte Ergebnisse liefert. Der Terminus der exakten Repräsentativität einer Stichprobe hinsichtlich eines Populationscharakteristikums bleibt für das Untersuchungsmerkmal eine Wunschvorstellung, die nur bei Vollerhebungen erreicht werden kann, erfüllt aber in der Praxis der Stichprobenerhebungen einen verfahrensbeschreibenden Zweck (siehe beispielsweise Abschn. 5.5).

Implizite Voraussetzungen für den repräsentativen Rückschluss von der Stichprobe auf die Population auf wahrscheinlichkeitstheoretischer Basis sind demnach

- die Verwendung eines dazu geeigneten Auswahlvorgangs, des *Stichprobenverfahrens*, zur Selektion der Erhebungseinheiten für die Stichprobe aus der Grundgesamtheit,
- die Verwendung dafür geeigneter *Schätzmethoden*,
- die Wahl von bei gegebenen Stichprobenverfahren und Schätzmethoden ausreichend großen *Stichprobenumfängen* für das Einhalten der Anforderungen an die Genauigkeit der Schätzung und
- die Vermeidung bzw. Behandlung jener Fehler, die nicht durch die Ziehung einer Stichprobe an Stelle einer Vollerhebung erklärt werden können.

Dabei setzt sich der *Gesamterhebungsfehler* (engl.: *total survey error*), damit meint man die Abweichung des Parameterschätzers aus der Stichprobe vom Parameter aus der Population, aus zwei Komponenten zusammen: Der *Stichprobenfehler* (engl.: *sampling error*) hat jene Ungenauigkeit zum Gegenstand, die durch das Erheben der interessierenden Daten nur in einer Stichprobe an Stelle der Population auftritt. Sein Ausmaß wird durch das *Stichprobendesign* bestimmt, das die ersten drei der oben genannten vier impliziten Voraussetzungen umfasst, also das Stichprobenverfahren, die Schätzmethode und den Stichprobenumfang. Der letzte vorausgesetzte der oben genannten Punkte thematisiert den *Nichtstichprobenfehler* (engl.: *non-sampling error*), der im Gegensatz zum Stichprobenfehler auch bei Vollerhebungen auftreten kann. Insbesondere gehören zu den Fehlerquellen der letzteren Kategorie nichtperfekte Auswahlrahmen (das sind „Listen", welche die Erhebungseinheiten der Population enthalten sollen, um daraus Stichproben ziehen zu können), Antwortausfälle oder auch falsche Messungen (siehe Kap. 3).

Bei all diesen Überlegungen soll jedoch keineswegs außer Acht gelassen werden, dass es auch Stichprobenerhebungen gibt, deren Zweck keinerlei Schlussfolgerung von den Stichprobenergebnissen auf die Population ist, sondern die einen hauptsächlich *informativen* Charakter besitzen (man denke etwa an Pretests von Fragebögen oder an eine Internetumfrage über die Zufriedenheit mit dem Webauftritt eines Unternehmens). Durch eine entsprechende Ergänzung der Qualitätsstufen von Definition 2 soll dieser Tatsache Rechnung getragen werden (vgl. Quatember 2001, S. 20):

Definition 3 Eine Stichprobe heißt für eine Population hinsichtlich eines interessierenden statistischen Populationscharakteristikums

- *informativ*, wenn sie gemessen am Erhebungszweck ausreichende Informationen darüber liefert und
- *nichtinformativ*, wenn dies nicht der Fall ist.

Jede hinsichtlich bestimmter Parameter oder Verteilungen repräsentative Stichprobe ist nach den Definitionen 2 und 3 gemessen am eigentlichen Erhebungszweck auch informativ. Umgekehrt ist allerdings nicht jede informative Stichprobe auch repräsentativ. Welche Eigenschaft für die jeweilige Erhebung tatsächlich notwendig ist, hängt vom Untersuchungsgegenstand und den Konsequenzen der aus der Stichprobe zu ziehenden Schlussfolgerungen ab. Vom Anwender der Methoden der schließenden Statistik ist diesbezüglich jedenfalls zu verlangen, dass der Betrachter der Stichprobenergebnisse über den Erhebungszweck und den daraus für die Stichprobe abgeleiteten Qualitätsanspruch informiert wird. In diesem Sinne war die Stichprobe bei der EU-Sommerzeitumfrage für den offiziell verkündeten Erhebungszweck der ergänzenden Einholung zusätzlicher Meinungen normaler Bürger wohl informativ, für die gesamte EU-Bevölkerung aber nicht repräsentativ.

1.3   Die Aufgabenstellung

Um die notwendigen theoretischen Betrachtungen zu erleichtern, werden nachfolgend einige Notationen eingeführt. Diese orientieren sich im Wesentlichen an Särndal et al. (1992), und Lohr (2010), was die vertiefende Lektüre dieser beiden englischsprachigen Standard-Lehrbücher zur Survey-Statistik erleichtern hilft.

Eine interessierende endliche Population U (engl.: *universe*) besteht aus N Elementen, den Erhebungseinheiten, die durch eine Nummer charakterisiert werden: $U = \{1, 2, \ldots, N\}$. Die Population U enthält demnach die Erhebungseinheit 1, die Erhebungseinheit 2, ..., die Erhebungseinheit k, ...und schließlich die Erhebungseinheit N. y sei eine interessierende Variable oder das Erhebungs- oder Untersuchungsmerkmal (siehe Beispiel 1) und y_k der feste Wert von y beim k-ten Element der Population U mit $k \in U$. Also ist y_1 der Wert von y bei der ersten Erhebungseinheit von U, y_2 bei der zweiten und so weiter.

Beispiel 1

- U sei die Population aller N Haushalte einer Region und die interessierende Variable y seien die monatlichen Konsumausgaben eines solchen Haushalts. Die einzelnen y_k's sind dann die konkreten Konsumausgaben der N Haushalte aus U ($k \in U$).
- U sei die Population aller N in einem Land registrierten Erwerbspersonen. y sei deren Erwerbsstatus mit $y_k = 1$, wenn das k-te Element aus U arbeitslos ist und $y_k = 0$ sonst ($k \in U$).

Interessierende Parameter können beispielsweise *Merkmalssummen t* (engl.: *total*) von *y* mit

$$t = \sum\nolimits_U y_k$$

($\sum_U y_k$ ist eine abgekürzte Schreibweise für $\sum\limits_{k=1}^{N} y_k$ und bedeutet, dass die Merkmalsausprägungen y_k über alle Erhebungseinheiten der Population U aufsummiert werden) sein oder Funktionen von Merkmalssummen wie zum Beispiel der *Mittelwert* von *y* in U mit

$$\overline{y} = \frac{1}{N} \cdot \sum\nolimits_U y_k = \frac{1}{N} \cdot t.$$

Der Mittelwert $\overline{y}$ ist also jene Zahl, die sich ergibt, wenn man die Merkmalssumme gleichmäßig auf alle Erhebungseinheiten der Population aufteilt. In Beispiel 1 etwa beschreibt *t* die monatlichen Gesamtkonsumausgaben aller Haushalte eines Landes beziehungsweise die Anzahl der Arbeitslosen unter allen Erwerbstätigen und $\overline{y}$ ist der Mittelwert der Konsumausgaben pro Haushalt oder die Arbeitslosenrate.

Ist keine Vollerhebung der Daten möglich, dann wird zur Schätzung dieser Parameter die Variable *y* (und möglicherweise auch weitere zur Schätzung verwendbare *Hilfsvariable x*) in einer nach einem bestimmten Stichprobenverfahren gezogenen Teilmenge *s* der Erhebungseinheiten aus U beobachtet ($s \subseteq U$). Eine solche Teilmenge von U ist eine Stichprobe *s* (engl.: *sample*) vom *Stichprobenumfang n*, wobei eine Vollerhebung der Spezialfall einer Erhebung von *y* in $s = U$ ist.

Beispiel 2

Ein Auswahlvorgang starte mit der zufälligen Wahl des ersten Elementes aus U, wobei alle Elemente die gleiche Aufnahmewahrscheinlichkeit $\frac{1}{N}$ besitzen; zum Beispiel, indem man alle Erhebungseinheiten auf einzelne Zettel schreibt, diese kräftig durchmischt und dann einen Zettel daraus zieht. Im nächsten Schritt wird das zweite Element aus den verbliebenen $N-1$ Elementen gezogen, wobei nun jedes der verbliebenen Elemente eine Auswahlwahrscheinlichkeit von $\frac{1}{N-1}$ besitzen soll. Diese Vorgehensweise setze man solange fort bis eine vorher festgelegte Anzahl *n* an Elementen aus U gezogen wurden. Diesen konkreten Auswahlvorgang nennt man eine *einfache* (oder *uneingeschränkte*) *Zufallsauswahl* aus U (siehe Kap. 2).

Ein solches Stichprobenverfahren weist jeder möglichen Stichprobe *s* eine (nicht immer leicht oder überhaupt zu bestimmende) Wahrscheinlichkeit $P(s)$ ihrer Auswahl zu. Betrachten wir diese Zuordnung bei einer einfachen Zufallsauswahl wie jener in Beispiel 2.

Beispiel 3

Bei der einfachen Zufallsauswahl aus Beispiel 2 gibt es $\binom{N}{n}$ verschiedene, aber gleich wahrscheinliche Stichproben. Eine konkrete Stichprobe s vom Umfang n besitzt deshalb eine Auswahlwahrscheinlichkeit von

$$P(s) = \frac{1}{\binom{N}{n}}.$$

Wenn also aus einer Gruppe von 10 Personen drei zufällig auszuwählen sind, dann hat eine ganz bestimmte Gruppe von drei Personen eine Aufnahmewahrscheinlichkeit von $\frac{1}{120} = 0,008\dot{3}$.

Eine bestimmte Stichprobe s ist zu interpretieren als Ausprägung einer als Menge definierten Zufallsvariablen. Der Stichprobenumfang n ist die Kardinalzahl der Menge s. Der Quotient $f = \frac{n}{N}$ wird als *Auswahlsatz* (engl.: *sampling fraction*) der Erhebung bezeichnet und gibt den Anteil an Erhebungseinheiten der Population an, der in der Stichprobe erfasst wird. Dabei muss n nicht notwendigerweise für alle möglichen Stichproben gleich groß sein (siehe etwa Kap. 6). So wird beispielsweise für die PISA-Studie eine zufällige Auswahl an Schulen gezogen und der tatsächliche Stichprobenumfang n an Schülerinnen und Schülern hängt davon ab, welche Schulen in die Stichprobe gelangen (vgl. hierzu: OECD 2018).

Die wohldurchdachte Zuordnung bestimmter Aufnahmewahrscheinlichkeiten zu den N Erhebungseinheiten in U ist – wie wir später sehen werden – eine Möglichkeit, die Genauigkeit von Schätzern zu steuern. Wir bezeichnen die *Aufnahmewahrscheinlichkeit* (oder *Auswahlwahrscheinlichkeit*) *erster Ordnung* dafür, dass das Element k in die Stichprobe aufgenommen wird, mit

$$\pi_k = P(k \in s) = \sum_{s \ni} P(s) \tag{1.1}$$

(mit $s \ni k$ sind alle Stichproben gemeint, die das k-te Element beinhalten). Die *Aufnahmewahrscheinlichkeit zweiter Ordnung* dafür, dass das Element k und das Element l in die Stichprobe aufgenommen werden, wird beschrieben durch

$$\pi_{kl} = P(k \wedge l \in s) = \sum_{s \ni k \wedge l} P(s). \tag{1.2}$$

Dabei legt das verwendete Stichprobenverfahren sowohl die N Aufnahmewahrscheinlichkeiten 1. Ordnung $\pi_1, \pi_2, ..., \pi_N$ als auch die $\frac{N \cdot (N-1)}{2}$ Aufnahmewahrscheinlichkeiten 2. Ordnung $\pi_{12}, \pi_{13}, ..., \pi_{N-1,N}$ fest. Nur diese Aufnahmewahrscheinlichkeiten spielen für die nachfolgenden theoretischen Betrachtungen eine Rolle. Für einfache Zufallsauswahlen (Beispiele 2 und 3) wird ihre Berechnung in nachfolgendem Beispiel 4 demonstriert.

Beispiel 4

Die Berechnung der Aufnahmewahrscheinlichkeiten erster und zweiter Ordnung für das Stichprobenverfahren aus Beispiel 2 folgt folgenden Überlegungen: Zur Bestimmung der Wahrscheinlichkeit dafür, dass eine bestimmte Erhebungseinheit k in die Stichprobe gelangt, verwendet man, da alle Stichproben der Größe n die gleiche Auswahlchance aufweisen (Beispiel 3), die Abzählregel. Diese lautet: Teile die Anzahl der in Hinblick auf das betrachtete Ereignis günstigen Fälle durch die Anzahl aller möglichen Fälle (vgl. etwa: Quatember 2017, S. 84). Insgesamt gibt es $\binom{N}{n}$ mögliche Stichproben vom Umfang n. Soll sich das k-te Element in der Stichprobe befinden, so müssen aus den restlichen $N-1$ Elementen $n-1$ gezogen werden. Dafür gibt es $\binom{N-1}{n-1}$ Möglichkeiten. Soll die gezogene Stichprobe das k-te und das l-te Element beinhalten ($k \neq l$), so sind diese beiden Elemente fix und aus den restlichen $N-2$ Einheiten müssen $n-2$ gezogen werden. Dafür gibt es demnach $\binom{N-2}{n-2}$ Möglichkeiten. Als Aufnahmewahrscheinlichkeiten π_k und π_{kl} ergeben sich somit

$$\pi_k = \sum_{s \ni k} P(s) = \frac{\binom{N-1}{n-1}}{\binom{N}{n}} = \frac{n}{N} \quad (k = 1, 2, \ldots N)$$

und

$$\pi_{kl} = \sum_{s \ni k \wedge l} P(s) = \frac{\binom{N-2}{n-2}}{\binom{N}{n}} = \frac{n \cdot (n-1)}{N \cdot (N-1)} \quad (k \neq l = 1, 2, \ldots, N).$$

Bei $N=10$ und $n=3$ gilt somit: Die Aufnahmewahrscheinlichkeiten 1. Ordnung betragen wenig überraschend $\pi_k = \frac{3}{10} = 0{,}3$ und jene 2. Ordnung $\pi_{kl} = \frac{6}{90} = 0{,}0\dot{6}$.

Um von der gezogenen Stichprobe tatsächlich auf wahrscheinlichkeitstheoretischer Basis auf die Grundgesamtheit rückschließen und die Genauigkeit der Schätzer berechnen zu können, müssen die Wahrscheinlichkeiten für die Ziehung bestimmter Stichproben berechnet werden können. Somit eignet sich keinesfalls jede irgendwie zusammengestellte Stichprobe zum Rückschluss von den Stichprobenergebnissen auf die Parameter bzw. Populationsverteilungen.

Definition 4 Unter den *Zufalls-* oder *Wahrscheinlichkeitsstichprobenverfahren* (engl.: *random* oder *probability sampling methods*) versteht man Stichprobenverfahren, die sich dadurch charakterisieren lassen, dass sie

- jedem Element k der Population U eine Aufnahmewahrscheinlichkeit $\pi_k > 0$ ($k = 1, 2, \ldots, N$) und
- jeder Teilmenge s der Population U eine berechenbare Wahrscheinlichkeit $P(s)$ dafür zuweisen, als Stichprobe ausgewählt zu werden (vgl. etwa: Särndal et al. 1992, S. 8).

Eine Stichprobe, die mit einem solcherarts definierten Zufallsstichprobenverfahren ausgewählt wird, nennt man eine *Zufallsstichprobe.*

Nach dieser Definition ist der Auswahlvorgang aus den Beispielen 2 bis 4 ein Zufallsstichprobenverfahren.

Lassen wir die Aufnahme eines Elements k der Population ($k \in U$) in die Stichprobe anzeigen durch den *Aufnahmeindikator* I_k. Dieser ist definiert durch:

$$I_k = \begin{cases} 1 \text{ wenn } & k \in s, \\ 0 \text{ sonst.} \end{cases}$$

In Hinblick auf diesen Aufnahmeindikator weisen also all jene Elemente, die in die Stichprobe gezogen wurden, einen Wert von 1 und alle anderen einen von 0 auf (man schreibt: $I_k = \mathbf{1}(k \in s)$). Für den Aufnahmeindikator I_k gilt folgender

---

Satz 1

Für die bernoulliverteilte (null-eins-verteilte oder ja-nein-verteilte; vgl. etwa: Casella und Berger 2002, S. 89) Zufallsvariable I_k gilt ($k = 1, 2, \ldots, N$):

a. Ihr Erwartungswert ist: $E(I_k) = \pi_k$
b. Ihre Varianz beträgt: $V(I_k) \equiv \Delta_{kk} = \pi_k \cdot (1 - \pi_k)$
c. Die Kovarianz der Aufnahmeindikatoren I_k und I_l ($k \neq l$) ist:

$$C(I_k, I_l) \equiv \Delta_{kl} = \pi_{kl} - \pi_k \cdot \pi_l$$

Beweis Ein solcher „Satz", das ist eine mathematische Behauptung, ist natürlich zu beweisen. Beginnen wir mit dem Erwartungswert $E(I_k)$ der Aufnahmeindikatoren I_k. Für den Erwartungswert $E(y)$ einer Zufallsvariablen y gilt allgemein:

$$E(y) = \sum_i y_i \cdot P(y_i)$$

(vgl. etwa: Casella und Berger 2002, S. 55). In unserem Fall gibt es nur zwei mögliche Merkmalsausprägungen, nämlich 1 oder 0. Die Wahrscheinlichkeit dafür, dass der Aufnahmeindikator $I_k = 1$ ist, dass das k-te Element der Population also in die Stichprobe gelangt, ist gerade π_k, die Aufnahmewahrscheinlichkeit 1. Ordnung des k-ten Elementes. Somit gilt:

$$E(I_k) = 1 \cdot \pi_k + 0 \cdot (1 - \pi_k) = \pi_k$$

Und schon ist die erste Behauptung a. in Satz 1 bewiesen. Die theoretische Varianz $V(y)$ einer Zufallsvariablen y lässt sich allgemein auch so darstellen:

$$V(y) = E(y^2) - E^2(y)$$

(vgl. etwa: Casella und Berger 2002, S. 60). Somit gilt in Hinblick auf die Varianz der Aufnahmeindikatoren:

$$V(I_k) \equiv \Delta_{kk} = [1^2 \cdot \pi_k + 0^2 \cdot (1 - \pi_k)] - \pi_k^2 = \pi_k \cdot (1 - \pi_k)$$

Das Zeichen „$\equiv$" in $V(I_k) \equiv \Delta_{kk}$ weist lediglich darauf hin, dass diese Varianz in Hinkunft mit Δ_{kk} bezeichnet wird. Somit ist auch Behauptung b. hinsichtlich der Varianz bewiesen. Bleibt noch die Kovarianz: Für die theoretische Kovarianz $C(y, x)$ zweier Zufallsvariablen y und x gilt allgemein:

$$C(y, x) = E(y \cdot x) - E(y) \cdot E(x)$$

(vgl. etwa: Casella und Berger 2002, S. 170). Das Produkt $I_k \cdot I_l$ der Aufnahmeindikatoren der k-ten und der l-ten Erhebungseinheit kann nur die Werte 1 oder 0 annehmen. Den Wert 1 erreicht dieses Produkt lediglich dann, wenn sowohl das k-te als auch das l-te Element in die Stichprobe gelangen. Die Wahrscheinlichkeit dafür ist die Aufnahmewahrscheinlichkeit 2. Ordnung π_{kl}. Somit gilt für die Kovarianz der Aufnahmeindikatoren:

$$C(I_k, I_l) \equiv \Delta_{kl} = (1 \cdot \pi_{kl} + 0 \cdot (1 - \pi_{kl})) - \pi_k \cdot \pi_l = \pi_{kl} - \pi_k \cdot \pi_l$$

Diese Kovarianz wird fürderhin mit Δ_{kl} bezeichnet. Für $k = l$ gilt: $\pi_{kl} = \pi_{kk}$. Mit den Aufnahmeindikatoren lässt sich nun der Stichprobenumfang n einer konkreten Stichprobe s auf folgende Weise darstellen:

$$n = \sum_U I_k$$

Da der Erwartungswert einer Summe der Summe der Erwartungswerte entspricht, gilt für den Erwartungswert des Stichprobenumfangs n:

$$E(n) = E\left(\sum_U I_k\right) = \sum_U E(I_k) = \sum_U \pi_k$$

Im Durchschnitt ergibt sich als Stichprobenumfang demnach ein Wert, welcher der Summe der Aufnahmewahrscheinlichkeiten aller Erhebungseinheiten der Population entspricht. Bei einem Stichprobenverfahren mit festem Stichprobenumfang n (wie bei der einfachen Zufallsauswahl aus Beispiel 2), gilt: $n = \sum_U \pi_k$. Bei den drei Erhebungseinheiten aus Beispiel 4 etwa, die aus insgesamt zehn zufällig ausgewählt werden sollen, ist $\pi_k = 0{,}3$ und die Summe der Aufnahmewahrscheinlichkeiten π_k aller zehn Erhebungseinheiten ergibt tatsächlich 3, also den Stichprobenumfang.

1.4   Die schließende Statistik

Die schließende Statistik gliedert sich in drei große Aufgabenbereiche: Die (Punkt-) *Schätzung* von nachgefragten Parametern, die *Intervallschätzung* und das *statistische Testen von Hypothesen*. Die erstgenannte Aufgabe beschäftigt sich damit, den Parameter durch einen einzelnen Wert zu schätzen. Dies entspricht der Kennzeichnung eines einzelnen Punktes auf einer im Übrigen völlig weißen Karte eines unbekannten Territoriums, in dem sich ein Schatz befindet, für den man sich aus bestimmten Gründen interessiert. Durch eine Intervallschätzung auf Basis einer Stichprobe ist es möglich, auch eine Auskunft über die Genauigkeit dieser Schätzung zu liefern. Dabei besteht die Idee der Intervallschätzung darin, um den Punktschätzer herum ein Konfidenzintervall zu bilden, wobei man dem Intervall vertraut (lat.: *confidens = Vertrauen*), dass es den Parameter mit einer vorgegebenen Wahrscheinlichkeit überdeckt. Auf unserer fiktiven Landkarte würden wir also um den eingezeichneten Punkt einen Bereich abstecken, der den vergrabenen Schatz mit einer vorgegebenen Wahrscheinlichkeit überdecken soll. Die Ungenauigkeit der Schätzung kommt hierin durch die Größe des abgesteckten Areals zum Ausdruck.

Ferner ist es bei der Datenanalyse oftmals nötig, auf Basis von Stichprobenerhebungen eine fundierte Entscheidung zwischen zwei konkurrierenden Unterstellungen (gr.: *Hypothesen*) über einen Parameter (oder eine Verteilung) zu treffen. Die dabei zu befolgende Handlungslogik entspricht jener bei einem Indizienprozess im Strafrecht (vgl. etwa: Quatember 2017, Abschn. 3.3). Die zu überprüfende Hypothese wird als Eins- oder Alternativhypothese bezeichnet. Die der Einshypothese widersprechende Unterstellung wird als Nullhypothese bezeichnet. Letztere ist – wie im Strafrecht die Unschuldsvermutung – vorderhand als gültig zu betrachten. Es folgen die Sammlung von Indizien gegen die Nullhypothese auf Basis der Schätzung des Parameters in einer Stichprobenerhebung und die Einschätzung dieser Indizien in Hinblick auf das Zutreffen der Nullhypothese.

Nur wenn starke Zweifel gegen die Unterstellung, die in der Nullhypothese formuliert wurde, vorliegen, sind wir geneigt, uns gegen die Beibehaltung der Nullhypothese und für die Akzeptierung der Einshypothese auszusprechen. Auf unserer Landkarte würden wir eine Nullhypothese über den Schatz einzeichnen (zum Beispiel, dass er an einer gewissen Stelle oder weiter westlich liegt) und bei dieser bleiben, wenn der eingezeichnete Punkt (-Schätzer) nicht massiv dagegen spricht. Die Anwendung derselben Handlungslogik wie bei einem Indizienprozess macht insofern Sinn, als die Forschungshypothese die Einshypothese ist, für die wir uns deshalb sicherheitshalber erst aussprechen wollen, wenn wir massive Zweifel an der dieser Hypothese widersprechenden Behauptung haben. Der für die jeweilige Fragestellung adäquate statistische Hypothesentest legt dabei jene Schranken für den aus den Stichprobendaten zu berechnenden Schätzer fest, welche die starken von den schwachen Indizien gegen die Nullhypothese trennen.

Betrachten wir im Folgenden diese drei Aufgabenbereiche im Detail und beginnen wir mit der Definition eines Schätzers.

1.4.1 Die Punktschätzung

Definition 5 Ein *(Punkt-) Schätzer* $\hat{\theta}$ ist eine Funktion, deren konkreter Wert von der realisierten Stichprobe s abhängt. Der Schätzer $\hat{\theta}$ soll nun Resultate produzieren, die möglichst oft möglichst nahe am interessierenden Parameter θ liegen.

Das Merkmal y ist eine Variable in dem Sinn, dass es innerhalb aller N Erhebungseinheiten unterschiedliche Merkmalsausprägungen annehmen kann. Die zufällige Natur des Schätzers $\hat{\theta}$ hängt aber alleine damit zusammen, dass die Menge s zufällig ist, also nicht von Vornherein feststeht, welche der möglichen Stichproben realisiert wird. Dies wird als designbasierter Ansatz der Stichprobentheorie bezeichnet (vgl. etwa: Lohr 2010, S. 519). Die Ausprägungen y_k sind jedoch feste Größen für jede Erhebungseinheit k aus U ($k \in U$). Ergo ist der Parameter θ, der bei einem einzigen Erhebungsmerkmal y eine Funktion der Merkmalsausprägungen $y_1, y_2, ..., y_N$ von y in der Population ist (wie zum Beispiel ihre Merkmalssumme), eine feste und keine zufällige Größe.

Veranschaulicht man sich diese Aufgabe der schließenden Statistik als Schatzsuche auf einer Insel (siehe Abb. 1.1), dann ist der Schatz nichts Anderes als der interessierende Parameter θ. Der Standort des Schatzes, also der Wert von θ, ist uns unbekannt. Wir besitzen aber eine Information darüber. Das ist der Wert des Punktschätzers $\hat{\theta}$ für θ. Es bleibt nur zu hoffen, dass dieser Schätzer nahe beim Schatz liegt. Diese Hoffnung ist aber umso größer, desto besser in dieser Hinsicht die vorliegende Information beurteilt wird. Damit spielen wieder all jene Faktoren eine Rolle, die den Gesamterhebungsfehler, bestehend aus einer Kombination des Stichproben- und des Nichtstichprobenfehlers, beeinflussen (siehe dazu auch Kap. 3).

Betrachten wir nun einige Kennzahlen, die dazu geeignet sind, die *Stichprobenverteilung* solcher Schätzer $\hat{\theta}$ über alle beim gegebenen Stichprobenverfahren möglichen Stichproben zu charakterisieren, um beispielsweise die Güte verschiedener Schätzer ein und desselben Parameters miteinander vergleichen zu können (siehe Abb. 1.2). Eine erste solche Kennzahl ist der *Erwartungswert* von $\hat{\theta}$,

$$E(\hat{\theta}) = \sum_S \hat{\theta}_s \cdot P(s), \qquad (1.3)$$

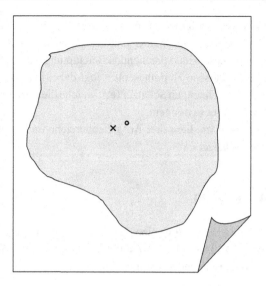

Abb. 1.1 Die Vorgehensweise beim Punktschätzen von Parametern veranschaulicht als Schatzsuche (× ...Standort des Schatzes, ° ...Punktschätzung des Standorts)

(vgl. etwa: Casella und Berger 2002, S. 55) mit $\hat{\theta}_s$, dem Schätzer von θ in einer zu diesem Zweck gezogenen Stichprobe s aus der Menge S aller möglichen Stichproben. Dieser Erwartungswert gibt Auskunft darüber, wie sich der Schätzer $\hat{\theta}$, über alle möglichen Stichproben betrachtet, verhält.

Die *Verzerrung* (oder der *Bias*) von $\hat{\theta}$ ist

$$B(\hat{\theta}) = E(\hat{\theta}) - \theta \tag{1.4}$$

und hat den Abstand des Erwartungswertes von $\hat{\theta}$ zu θ zum Gegenstand. Ein Schätzer ist *unverzerrt* (oder *erwartungstreu*), wenn $B(\hat{\theta}) = 0$ ist, wenn der Schätzer den Parameter also im Durchschnitt richtig schätzt. Nähert man sich dieser Eigenschaft mit zunehmendem Stichprobenumfang immer mehr, so spricht man von einem asymptotisch unverzerrten Schätzer. Die Verzerrung eines Schätzers gibt demnach Auskunft über sein durchschnittliches Verhalten in Bezug auf den Parameter, betrachtet über alle möglichen Stichproben.

Die *theoretische Varianz* von $\hat{\theta}$ ist gegeben durch

$$V(\hat{\theta}) = E[\hat{\theta} - E(\hat{\theta})]^2 = \sum_S [\hat{\theta}_s - E(\hat{\theta}_s)]^2 \cdot P(s) \tag{1.5}$$

und gibt Auskunft über die Streuung des Schätzers über die Menge S aller möglichen Stichproben s (vgl. etwa: ebd., S. 59). Sie entspricht der durchschnittlichen quadratischen Abweichung der Schätzer $\hat{\theta}_s$ von ihrem Erwartungswert $E(\hat{\theta})$ nach (1.3). Ihre Größe wird ganz maßgeblich vom verwendeten Stichprobenverfahren mitbestimmt. Die Standardabwei-

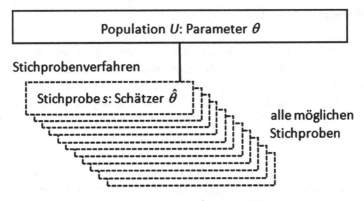

Abb. 1.2 Die Stichprobenverteilung eines Schätzers $\hat{\theta}$ über alle möglichen Stichproben bei gegebenem Stichprobenverfahren

chung $\sqrt[+]{V(\hat{\theta})}$ von $\hat{\theta}$ wird in der Survey-Statistik auch als der *Standardfehler* von $\hat{\theta}$ und der Variationskoeffizient

$$CV(\hat{\theta}) = \frac{\sqrt[+]{V(\hat{\theta})}}{E(\hat{\theta})}$$

(CV...engl.: *coefficient of variation*) als der *relative Standardfehler* von $\hat{\theta}$ bezeichnet.

Zum Vergleich der Streuung von Schätzern, die nicht alle unverzerrt sind, ist ferner der *mittlere quadratische Fehler MSE*$(\hat{\theta})$ von $\hat{\theta}$ von Interesse (MSE...engl.: *mean square error*). Dieser errechnet sich als

$$MSE(\hat{\theta}) = E[\hat{\theta} - \theta]^2 = \sum_S [\hat{\theta}_s - \theta]^2 \cdot P(s) \qquad (1.6)$$

(vgl. etwa: Casella und Berger 2002, S. 330 f.). Der mittlere quadratische Fehler entspricht also dem Durchschnitt der quadratischen Abweichungen des Schätzers $\hat{\theta}$ vom zu schätzenden Parameter θ über die Menge S aller möglichen Stichproben. Dies berücksichtigt, dass sich die Qualität eines verzerrten Schätzers natürlich nicht auf eine geringe Varianz berufen kann, wenn die Verzerrung hoch ist. Wie man sich leicht überzeugt, gilt für den mittleren quadratischen Fehler nach (1.6):

$$MSE(\hat{\theta}) = V(\hat{\theta}) + B^2(\hat{\theta})$$

Ist $MSE(\hat{\theta})$ aber gering, so kann man mit großer Wahrscheinlichkeit davon ausgehen, dass die tatsächlich gezogene Stichprobe einen Schätzer in der Nähe von θ produziert.

1.4.2 Die Intervallschätzung

Punktschätzern sieht man ihre Genauigkeit nicht an. So ist es unbefriedigend, etwa von den PISA-Ergebnissen im Kompetenzbereich Lesen lediglich zu erfahren, dass der errechnete Punktschätzer für die mittlere Leistung aller Schülerinnen und Schüler der betreffenden Altersklasse 490 Punkte beträgt. Ein Indikator für die Genauigkeit der Schätzung sollte in Form eines Konfidenzintervalls selbstverständlicher Bestandteil des berichteten Stichprobenergebnisses sein. Betrachten wir dazu nachfolgende

Definition 6 Ein *Konfidenzintervall* für den Parameter θ ist ein Zufallsintervall $CI(s) = [\theta_u, \theta_o]$. Die Wahrscheinlichkeit $P[CI(s) \ni \theta] = 1 - \alpha$ wird als *Sicherheitsniveau* oder *Überdeckungswahrscheinlichkeit* des Intervalls bezeichnet.

Die zufällige Auswahl der Stichprobe s macht dieses Intervall $CI(s)$ zu einem Zufallsintervall. Die Wahrscheinlichkeit $1 - \alpha$ ist die Summe der Aufnahmewahrscheinlichkeiten all jener der möglichen Stichproben, deren Konfidenzintervalle den Parameter θ überdecken. Wir wissen demnach tatsächlich nicht, ob ein konkretes Intervall den Parameter θ überdeckt. Das Konstruktionsprinzip für Konfidenzintervalle gewährleistet aber, dass dies mit einer Wahrscheinlichkeit von $(1 - \alpha) \cdot 100$ Prozent der Fall ist.

An die Veranschaulichung der Punktschätzung in Abb. 1.1 anknüpfend wird bei der Suche nach dem Schatz, das ist der interessierende Parameter θ, bei der Intervallschätzung um die Information $\hat{\theta}$ ein Bereich abgesteckt, in dem der Schatz mit Wahrscheinlichkeit $1 - \alpha$ liegen

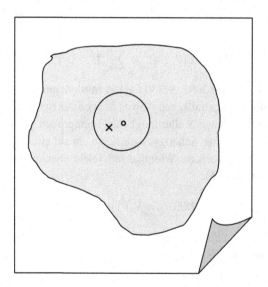

Abb. 1.3 Die Vorgehensweise beim Intervallschätzen von Parametern veranschaulicht als Schatzsuche ($\times$ ...Standort des Schatzes, $^{\circ}$ ...Punktschätzung des Standorts)

soll (siehe Abb. 1.3). Eine Überdeckungswahrscheinlichkeit von $1 - \alpha = 0{,}95$ bedeutet, dass ein so konstruierter Konfidenzbereich in 95 % aller Fälle den Schatz überdecken soll. In Abb. 1.3 überdeckt der konkrete Bereich beispielsweise tatsächlich den Schatz.

In der Praxis ist es im Allgemeinen schwer, ein exaktes $(1 - \alpha)$-Konfidenzintervall für einen Parameter θ zu bestimmen. Deshalb sind approximative Lösungen der Normalfall. Dafür sei $\hat{\theta}$ der (zumindest: asymptotisch) unverzerrte Punktschätzer für θ. Ein *approximatives Konfidenzintervall* $CI(s) = [\theta_u, \theta_o]$ *zur Überdeckungswahrscheinlichkeit* $1 - \alpha$ für den Parameter θ ist gegeben durch

$$CI(s) = [\theta_u, \theta_o] = \widehat{\theta} \pm u_{1-\alpha/2} \cdot \sqrt{\widehat{V(\theta)}} \qquad (1.7)$$

mit $u_{1-\alpha/2}$, dem $(1 - \alpha/2)$-Fraktil der Standardnormalverteilung und einem Schätzer $\hat{V}(\hat{\theta})$ für die theoretische Varianz $V(\hat{\theta})$ von $\hat{\theta}$. Werden Stichproben immer wieder auf gleiche Weise gezogen, so werden im Durchschnitt annähernd $(1 - \alpha) \cdot 100 \%$ der nach (1.7) ermittelten Konfidenzintervalle den Parameter $\hat{\theta}$ überdecken, wenn

- für die Zufallsvariable $\hat{\theta}$ der „zentrale Grenzverteilungssatz" (vgl. etwa: Casella und Berger 2002, S. 236 ff.) gültig ist und
- die Schätzung $\hat{V}(\hat{\theta})$ für $V(\hat{\theta})$ konsistent ist (vgl. etwa: ebd., S. 468 ff.).

Die erste Bedingung (Gültigkeit des Zentralen Grenzwertsatzes) bedeutet, dass mit zunehmendem Stichprobenumfang die Stichprobenverteilung von $\hat{\theta}$ annähernd normal mit den Parametern θ und $V(\hat{\theta})$ werden muss. Die zweite (Konsistenz der Varianzschätzung) bedeutet, dass mit zunehmendem Stichprobenumfang der Varianzschätzer $\hat{V}(\hat{\theta})$ mit gegen eins gehender Wahrscheinlichkeit innerhalb eines vorgegebenen Intervalls $V(\hat{\theta}) \pm \varepsilon$ (mit beliebigem $\varepsilon \in \mathbb{R}_+$) um die tatsächliche theoretische Varianz $V(\hat{\theta})$ zu liegen kommen muss.

Beide Bedingungen für die Validität approximativer Konfidenzintervalle werden deutlich, wenn man die Zufallsvariable $u = \frac{\hat{\theta}-\theta}{\sqrt{\hat{V}(\theta)}}$ auf folgende Weise erweitert (vgl. etwa: Särndal et al. 1992, S. 56):

$$u = \frac{\hat{\theta} - \theta}{\sqrt{\hat{V}(\theta)}} = \frac{\hat{\theta} - \theta}{\sqrt{V(\hat{\theta})}} \cdot \frac{\sqrt{V(\hat{\theta})}}{\sqrt{\hat{V}(\hat{\theta})}}$$

Der linke Faktor des Produktes auf der rechten Seite der Gleichung ist unter Einhaltung der ersten Bedingung approximativ, also für $n \to \infty$, standardnormalverteilt. Die Exaktheit der Normalverteilungsannäherung (1. Bedingung) hängt zum Beispiel bei der Schätzung einer Merkmalssumme (siehe Abschn. 1.5) auch stark von der Beschaffenheit der Häufigkeitsverteilung des Merkmals y in der Population ab. Ist diese Verteilung nämlich stark schief oder liegen Ausreißer vor, dann ist die Annäherung an die Normalverteilung langsamer als andernfalls. Hoch nichtnormale Verteilungen in der Population benötigen demnach größere Stichprobenumfänge als normalverteilungsnahe Verteilungen bevor die

Normalverteilungsannäherung des Schätzers ausreichend ist und damit das approximative Konfidenzintervall nach (1.7) verwendet werden darf. Der rechte Faktor des obigen Produktes ist unter der zweiten Bedingung für genügend große Stichprobenumfänge nahe bei eins, so dass wir die Variable $u = \frac{(\hat{\theta} - \theta)}{\sqrt{\hat{V}(\hat{\theta})}}$ unter Einhaltung beider Bedingungen annähernd als standardnormalverteilt betrachten können. Dies rechtfertigt das Intervall (1.7).

1.4.3 Das Testen von statistischen Hypothesen

Zweiseitige Fragestellungen bei Hypothesen über einen Parameter θ,

$$H_0 : \theta = \theta_0 \text{ und } H_1 : \theta \neq \theta_0,$$

werden – sofern sich der Schätzer $\hat{\theta}$ unter Gültigkeit der Nullhypothese H_0 annähernd normalverteilt (abermals: Gültigkeit des Zentralen Grenzwertsatzes) – auf einem *Signifikanzniveau* α getestet, indem man den bei Zutreffen der Nullhypothese gültigen *Bereich der schwachen Indizien gegen die Nullhypothese* als *Beibehaltungsregion der Nullhypothese* bestimmt (vgl. etwa: Quatember 2017, Abschn. 3.3):

$$[\hat{\theta}_u, \hat{\theta}_o] = \theta_0 \pm u_{1-\alpha/2} \cdot \sqrt{[V(\hat{\theta})\,|H_0\,]} \tag{1.8}$$

Die Größe $[V(\hat{\theta})\,|H_0\,]$ bezeichnet die theoretische Varianz von $\hat{\theta}$ bei Gültigkeit der Nullhypothese. Ist diese Varianz unbekannt, dann wird dafür eine konsistente Schätzung $[\hat{V}(\hat{\theta})\,|H_0\,]$ benötigt. Das Ausmaß dieser Größen wird jedenfalls ganz wesentlich vom verwendeten Stichprobenverfahren mitbestimmt. H_0 wird auf dem Signifikanzniveau α beibehalten, wenn für den Schätzer $\hat{\theta}$ gilt, dass er in der Beibehaltungsregion der Nullhypothese zu liegen kommt: $\hat{\theta} \in [\hat{\theta}_u, \hat{\theta}_o]$. Ein solches Testergebnis wird schließlich auch als nicht signifikant bezeichnet, weil es kein (starkes) Zeichen gegen die Nullhypothese liefert (lat.: signum facere = ein Zeichen setzen). Ist ein Schätzer $\hat{\theta}$ nicht (zumindest: annähernd) normalverteilt, so bleibt dennoch die beschriebene Handlungslogik unverändert. Die Schranken des Bereiches der schwachen Indizien gegen die Nullhypothese sind dann lediglich nicht nach (1.8), sondern auf Basis einer anderen Verteilung zu bestimmen. Beispiele dafür sind statistische Hypothesentests von Parametern, bei denen die Testgrößen bei Gültigkeit der Nullhypothese eine t-, χ^2- oder F-Verteilung aufweisen. Dies ist der Fall z. B. bei Mittelwerts- oder χ^2-Tests oder in der einfachen Varianzanalyse (vgl. etwa: Quatember 2017, Abschn. 3.5, 3.8 oder 3.12).

Beim statistischen Testen von Hypothesen gibt der zum jeweiligen errechneten Schätzer $\hat{\theta}$ gehörende *p-Wert* im Falle einer zweiseitigen Fragestellung an, mit welcher Wahrscheinlichkeit bei Gültigkeit der Nullhypothese ein Schätzer in beiden Richtungen mindestens so weit vom Parameterwert entfernt liegt, wie dies tatsächlich passiert ist. Somit ist ein *p*-Wert interpretierbar als jenes minimale Signifikanzniveau α, bei dem im durchgeführten Test die Nullhypothese gerade noch abgelehnt wird. Damit lässt sich eine zur vorher beschriebenen Vorgehensweise äquivalente Entscheidungsregel formulieren: H_0 wird auf dem Signifikanzniveau α beibehalten, wenn für den zum Schätzer $\hat{\theta}$ gehörenden p-Wert gilt, dass dieser größer als α ist. Grafisch lässt sich dies für zweiseitige Fragestellungen wie in Abb. 1.4 veranschaulichen.

Der realisierte Schätzer $\hat{\theta}$ liegt nach dieser Abbildung in der Beibehaltungsregion der Nullhypothese und der p-Wert, der sich durch die doppelte Fläche zwischen der Normalverteilungsdichte und der x-Achse rechts vom Schätzer $\hat{\theta}$ ergibt, ist natürlich in diesem Fall größer als α, da die Fläche rechts von $\hat{\theta}$ größer als $\alpha/2$ ist (vgl. etwa: Quatember 2017, S. 155 ff.).

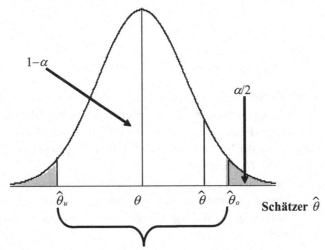

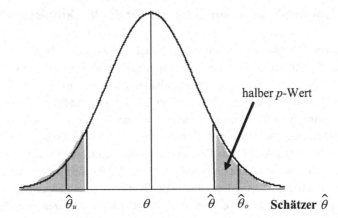

Abb. 1.4 Veranschaulichung der Handlungslogik beim zweiseitigen statistischen Testen

Für einseitige Hypothesen der Art

$$H_0 : \theta \leq \theta_0 \text{ und } H_1 : \theta > \theta_0$$

gilt bei Gültigkeit der Nullhypothese und Zutreffen des Zentralen Grenzwertsatzes: Die Größe

$$\hat{\theta}_o = \theta_0 + u_{1-\alpha} \cdot \sqrt{[V(\hat{\theta}) \,|\, H_0]} \qquad (1.9)$$

ist die *Obergrenze der Beibehaltungsregion der Nullhypothese.* H_0 wird beibehalten, wenn für den Schätzer $\hat{\theta}$ gilt: $\hat{\theta} \leq \hat{\theta}_o$. Schließlich gilt für einseitige Hypothesen der Art

$$H_0 : \theta \geq \theta_0 \text{ und } H_1 : \theta < \theta_0,$$

dass

$$\hat{\theta}_u = \theta_0 - u_{1-\alpha} \cdot \sqrt{[V(\hat{\theta}) \,|\, H_0]} \qquad (1.10)$$

bei Gültigkeit der Nullhypothese die *Untergrenze der Beibehaltungsregion der Nullhypothese* ist. H_0 wird auf dem Signifikanzniveau α beibehalten, wenn für den Schätzer $\hat{\theta}$ gilt: $\hat{\theta} \geq \hat{\theta}_u$. Auch bei einseitigen Fragestellungen wird natürlich für die Festlegung der Schranke für die Beibehaltungsregion der Nullhypothese in (1.9) beziehungsweise (1.10) eine Schätzung $[\hat{V}(\hat{\theta}) \,|\, H_0]$ für $[V(\hat{\theta}) \,|\, H_0]$ benötigt.

Mit dem p-Wert für einseitige Fragestellungen gilt als Entscheidungsregel äquivalent: Die Nullhypothese wird beibehalten, wenn der einseitige p-Wert größer als das Signifikanzniveau α ist. Für die ein- und zweiseitigen p-Werte gilt die Beziehung, dass der einseitige der Hälfte des zweiseitigen entspricht.

1.5   Der Horvitz-Thompson-Schätzer für die Merkmalssumme

In diesem Abschnitt wenden wir uns einem bei beliebigen Zufallsstichproben einsetzbaren Schätzer für die Merkmalssumme t der Population zu, für den der zentrale Grenzwertsatz gültig ist und der auch eine konsistente Varianzschätzung besitzt. Aus diesem werden bei den einzelnen vorzustellenden Zufallsstichprobenverfahren (Kap. 2 und 5 bis 8) auch Schätzer für Mittelwerte, Anzahlen und Anteile abgeleitet. Ferner lassen sich aus diesem Schätzer auch weitere Schätzmethoden für die Merkmalssumme (Abschn. 4.1) und solche für andere Parameter (Abschn. 4.2) ableiten. Das Konzentrieren der Betrachtungen auf Merkmalssummen und Funktionen von solchen ist nicht sehr limitierend, denn die meisten interessierenden Parameter sind in der Tat Merkmalssummen oder Funktionen von Merkmalssummen wie etwa Mittelwerte, Anzahlen, Anteile, aber auch Varianzen, Kovarianzen oder Regressionskoeffizienten.

1.5.1 Die Unverzerrtheit des Schätzers

Um eine Merkmalssumme $t = \sum_U y_k$ einer interessierenden Variablen y auf Basis der Daten einer Zufallsstichprobe mit $n < N$ schätzen zu können, ist es klarerweise notwendig, die Bedeutung der einzelnen Stichprobenelemente zu erhöhen, da die Stichprobe weniger Elemente als die Population enthält. Horvitz und Thompson (1952) schlugen für diesen Zweck einen linearen Schätzer der Form $\sum_s d_k \cdot y_k$ vor, in welchem die in der Stichprobe beobachteten Ausprägungen y_k mit einem Gewicht $d_k > 1$ multipliziert werden. Diese Gewichte sind so zu bestimmen, dass der Schätzer unverzerrt für t ist:

$$E\left(\sum_s d_k \cdot y_k\right) = t$$

Mit den Aufnahmeindikatoren I_k lässt sich der Schätzer $\sum_s d_k \cdot y_k$ auch darstellen als $\sum_U I_k \cdot d_k \cdot y_k$ $(k \in U)$, denn da I_k nur bei jenen Elementen den Wert 1 aufweist, die in der Stichprobe sind, während der Aufnahmeindikator bei allen anderen Elementen auf 0 gesetzt ist, entspricht diese Summe $\sum_U I_k \cdot d_k \cdot y_k$ über die Population U der Summe $\sum_s d_k \cdot y_k$ über die Stichprobe s. In Hinblick auf den diesbezüglichen Erwartungswert gilt nachfolgende Entwicklung, da der Erwartungswert einer Summe der Summe ihrer Erwartungswerte entspricht (vgl. etwa: Casella und Berger 2002, S. 55 ff.). Ferner können konstante Größen wie die Gewichte d_k und die festen Merkmalsausprägungen y_k aus dem Erwartungswert herausgezogen werden (vgl. ebd., S. 57). Da außerdem nach Satz 1 $E(I_k) = \pi_k$ ist, gilt:

$$E\left(\sum_U I_k \cdot d_k \cdot y_k\right) = \sum_U E(I_k \cdot d_k \cdot y_k) = \sum_U d_k \cdot y_k \cdot \underbrace{E(I_k)}_{\pi_k}$$

Dies ergibt jedenfalls dann den Parameter t, wenn für das Gewicht $d_k = \frac{1}{\pi_k}$ gesetzt wird:

$$E\left(\sum_U I_k \cdot d_k \cdot y_k\right) = \sum_U \underbrace{d_k}_{\frac{1}{\pi_k}} \cdot y_k \cdot \pi_k = \sum_U y_k = t$$

Dies führt zu folgender

Definition 7 Zu schätzen ist die Merkmalssumme t. Der Schätzer

$$t_{HT} = \sum_s d_k \cdot y_k \tag{1.11}$$

mit $d_k = \frac{1}{\pi_k}$ heißt *Horvitz-Thompson-Schätzer* von t (vgl. Horvitz und Thompson 1952). π_k ist die Aufnahmewahrscheinlichkeit 1. Ordnung nach (1.1). Der Reziprokwert d_k von π_k ist das *Designgewicht,* das jeder Beobachtung y_k durch das verwendete Stichprobenverfahren zugeordnet wird (vgl. etwa: Särndal und Lundström 2006, S. 7).

Dieser Schätzer für die Merkmalssumme ist bei allen Zufallsstichprobenverfahren anwendbar. Die Basisidee hinter diesem Schätzer ist die Gewichtung der y-Werte mit den Reziprokwerten der Aufnahmewahrscheinlichkeiten. Diese Vorgehensweise erhöht die Bedeutung der einzelnen Erhebungseinheiten in der Stichprobe. Das k-te Element der Stichprobe repräsentiert dann nämlich sozusagen d_k Elemente von U. Dabei werden Erhebungseinheiten, die mit höheren Aufnahmewahrscheinlichkeiten π_k in die Stichprobe aufgenommen werden, als Ausgleich dafür mit niedrigeren Designgewichten d_k versehen, während Erhebungseinheiten, deren Aufnahmewahrscheinlichkeiten 1. Ordnung niedrig sind, dafür mit höherer Gewichtung in die Schätzung der Merkmalssumme eingehen.

Zur Bestimmung dieser Aufnahmewahrscheinlichkeiten können – z. B. durch unterschiedliche diesbezügliche Wahl in verschiedenen Gruppen der Erhebungseinheiten – auch Hilfsinformationen über andere Merkmale in die *Designphase* der Erhebung (d. h. schon vor dem konkreten Auswahlvorgang) mit einfließen (siehe zum Beispiel Kap. 5). Der Horvitz-Thompson-Schätzer ist demzufolge ein *designbasierter Schätzer* (engl: *design-based*). Bei Vollerhebungen ist $d_k = 1$ für alle Populationselemente k.

Die Vorgehensweise beim Horvitz-Thompson-Schätzer für die Merkmalssumme t lässt sich folgendermaßen veranschaulichen (Abb. 1.5): In einer Population U mit N Elementen interessiert die Merkmalssumme der Variablen y, das ist

$$t = \sum_U y_k.$$

Aus U wird zum Zweck der Schätzung dieses Parameters nach einem beliebigen Zufallsstichprobenverfahren mit den Aufnahmewahrscheinlichkeiten 1. Ordnung π_k aus den N Erhebungseinheiten von U ($k = 1, 2, \ldots, N$) eine Stichprobe s vom Umfang n gezogen. Um nun die Merkmalssumme t der interessierenden Variablen y mit den Daten von s schätzen zu können, berechnet man in der Stichprobe

$$t_{HT} = \sum_s d_k \cdot y_k.$$

Durch die Multiplikation mit d_k werden die Werte y_k der Stichprobe sozusagen jeweils d_k-mal repliziert ($k = 1, 2, \ldots, n$), wobei d_k nicht ganzzahlig sein muss. Dieses d_k-fache „Klonen" der y_k's der Stichprobe erzeugt sozusagen eine *artifizielle Population* (oder *Pseudopopulation*) U_{HT}^*, die in Hinblick auf y aus d_1 Elementen mit Ausprägung y_1, aus weiteren d_2 Elementen mit Ausprägung y_2, und so fort besteht. Schließlich befinden sich darin noch d_n Elemente mit Ausprägung y_n. Nach dem Horvitz-Thompson-Prinzip soll die so erzeugte Pseudopopulation U_{HT}^* die tatsächliche Population U in Hinblick auf die interessierende Merkmalssumme t schätzen, indem man die Merkmalssumme der geklonten y_k's in U_{HT}^* als Schätzer für die Merkmalssumme der tatsächlichen y_k's in U verwendet (zur universellen Bedeutung der Erzeugung solcher Pseudopopulationen in der Survey-Statistik siehe: Quatember 2015b). Der Umfang N_{HT}^* der Pseudopopulation U_{HT}^* entspricht der Summe $\sum_s d_k$ der Designgewichte d_k aller Stichprobenelemente und muss wie die Designgewichte selbst nicht ganzzahlig sein. Somit ist d_k die „Repräsentationslast", die eine

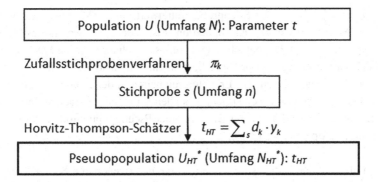

Abb. 1.5 Veranschaulichung der Idee des Horvitz-Thompson-Schätzers als Erzeugung einer Pseudopopulation

Erhebungseinheit k in Hinblick auf den Rückschluss auf die Population zu tragen hat. Bei ganzzahligen Designgewichten d_k und somit auch einer ganzzahligen Größe N_{HT}^* von U_{HT}^* ist der Horvitz-Thompson-Schätzer t_{HT} für die Merkmalssumme t folgendermaßen darstellbar:

$$t_{HT} = \sum_{U_{HT}^*} y_k$$

Nach dem Horvitz-Thompson-Prinzip wird also die Merkmalssumme t der interessierenden Variablen y in der Originalpopulation U geschätzt durch die Merkmalssumme t_{HT} der replizierten Variablen y in der Pseudopopulation U_{HT}^*. Die Größe y_k bezeichnet demnach je nachdem, ob über die tatsächliche Population U, die Stichprobe s oder die artifizielle Population U_{HT}^* aufsummiert wird, den y-Wert des k-ten Elements von U, s oder U_{HT}^* (Abb. 1.5).

Bei den verschiedenen Stichprobenmethoden lassen sich aus dem allgemein gültigen Horvitz-Thompson-Schätzer jeweils Ausdrücke ableiten, die eine konkrete Anweisung der zur Schätzung notwendigen Rechenoperationen beinhalten, wie das nachfolgende Beispiel zeigt:

Beispiel 5

Der Horvitz-Thompson-Schätzer nach (1.11) für die Merkmalssumme t nimmt bei der einfachen Zufallsauswahl ($\equiv$ SI; engl.: *simple random sampling*) aus Beispiel 2 wegen $\pi_k = \frac{n}{N}$ folgende Form an:

$$t_{SI} = \sum_s d_k \cdot y_k = \sum_s \frac{N}{n} \cdot y_k = N \cdot \frac{1}{n} \cdot \sum_s y_k = N \cdot \bar{y}_s$$

Darin ist $\bar{y}_s = \frac{1}{n} \cdot \sum_s y_k$ der Stichprobenmittelwert von y. (Man beachte die Schreib-weise: Der Mittelwert von y in der Population U ist $\bar{y}$, der Mittelwert dieses Merkmals in der Stichprobe s ist $\bar{y}_s$). Um den Horvitz-Thompson-Schätzer für die Merkmalssumme t in einer einfachen Zufallsstichprobe zu berechnen, muss also lediglich der Stichproben-mittelwert $\bar{y}_s$ mit der Anzahl der Erhebungseinheiten in der Population hochgerechnet werden. Die Vorgehensweise entspricht dabei dem Bild eines $\frac{N}{n}$-fachen Replizierens der y-Werte aus der SI-Stichprobe zur Bildung einer Pseudopopulation nach dem Horvitz-Thompson-Prinzip (vgl. Abb. 1.5).

Für den bei allgemeinen Zufallsstichprobenverfahren verwendbaren Schätzer t_{HT} gilt fol-gender

---

Satz 2

Der Horvitz-Thompson-Schätzer $t_{HT} = \sum_s d_k \cdot y_k$ nach (1.11) ist unverzerrt für die Merkmalssumme $t = \sum_U y_k$.

Beweis Die in Satz 2 behauptete Unverzerrtheit des Horvitz-Thompson-Schätzers für die Merkmalssumme in der Population wurde bereits bei den Überlegungen zur Herleitung des Horvitz-Thompson-Schätzers bewiesen. Fassen wir diese Entwicklung nochmals zusam-men:

$$E(t_{HT}) = E \left(\sum_U I_k \cdot d_k \cdot y_k \right) = \sum_U E(I_k \cdot d_k \cdot y_k)$$
$$= \sum_U \underbrace{d_k}_{\frac{1}{\pi_k}} \cdot y_k \cdot \underbrace{E(I_k)}_{\pi_k} = \sum_U y_k = t$$

Das ist der theoretische Beweis für $E(t_{HT}) = t$. Der Schätzer t_{HT} ist also unverzerrter Schät-zer für t. Dies bedeutet, dass sich bei Verwendung dieses Schätzers bei jedem beliebigen Zufallsstichprobenverfahren mit den durch dieses Verfahren bestimmten Aufnahmewahr-scheinlichkeiten 1. Ordnung im Durchschnitt über alle bei diesem Verfahren möglichen Stichproben der Parameter t ergibt.

Aus dem Horvitz-Thompson-Schätzer für t lässt sich sofort ein Schätzer für den Parameter $\bar{y}$ bestimmen. Da nämlich $\bar{y} = \frac{1}{N} \cdot t$ gilt, ist

$$\bar{y}_{HT} = \frac{1}{N} \cdot t_{HT} \tag{1.12}$$

ein „Horvitz-Thompson-basierter" unverzerrter Schätzer für den Mittelwert $\bar{y}$ in der Popu-lation.

Die Summe der Designgewichte der n Stichprobenelemente, $\sum_s d_k$, ist für allgemeine Zufallsstichprobenverfahren eine zufällige Größe, die von der gezogenen Stichprobe s abhängt, und muss nicht bei jedem Stichprobenverfahren der Größe N der Population entsprechen. Offenbar wird $\bar{y}$ durch $\bar{y}_{HT}$ (und natürlich auch t durch t_{HT}) aber immer dann durchschnittlich unterschätzt werden, wenn gilt: $\sum_s d_k < N$. Dies ist der Fall, wenn zu viele Erhebungseinheiten mit großen Aufnahmewahrscheinlichkeiten zufällig in die Stichprobe gezogen wurden. Denn diese werden zum Ausgleich ihrer hohen Aufnahmewahrscheinlichkeiten im Horvitz-Thompson-Schätzer für die Merkmalssumme zur Kompensation mit einem geringeren Gewicht versehen. Dies hat zur Folge, dass dann durch die Stichprobeneinheiten zu wenige Erhebungseinheiten der Population repräsentiert werden. Umgekehrt wird eine durchschnittliche Überschätzung von $\bar{y}$ vorliegen, wenn gilt: $\sum_s d_k > N$.

Eine Verbesserung der Schätzung kann dann offenbar dadurch erreicht werden, dass man die Schätzung $\bar{y}_{HT}$ beziehungsweise t_{HT} mit dem Faktor $\frac{N}{\sum_s d_k}$ korrigiert, also wenn die Größe $\sum_s d_k$ der oben beschriebenen artifiziellen Population U^*_{HT} an die Größe N der originalen Grundgesamtheit U angepasst wird. Darauf werden wir im Abschn. 4.1.1 zurückkommen.

1.5.2 Die Varianz des Schätzers

Durch Verwendung eines bestimmten Zufallsstichprobenverfahrens zur Auswahl der Erhebungseinheiten für die Stichprobe aus der Population werden für alle Erhebungseinheiten $k, l \in U$ nicht nur die Aufnahmewahrscheinlichkeiten π_k und somit die Designgewichte d_k, sondern auch die Aufnahmewahrscheinlichkeiten π_{kl} festgelegt. Letztere werden – wie sich im nachfolgenden Satz herausstellt – zur Bestimmung der Streuung des Schätzers t_{HT}, also seiner Genauigkeit, zusätzlich benötigt.

Satz 3

Der Horvitz-Thompson-Schätzer $t_{HT} = \sum_s d_k \cdot y_k$ nach (1.11) besitzt die theoretische Varianz

$$V(t_{HT}) = \sum\sum_U \Delta_{kl} \cdot \frac{y_k}{\pi_k} \cdot \frac{y_l}{\pi_l} \tag{1.13}$$

mit der Kovarianz der Aufnahmeindikatoren $\Delta_{kl} = \pi_{kl} \cdot \pi_k \cdot \pi_l$ nach Satz 1. In (1.13) ist $\sum\sum_U$ die abgekürzte Schreibweise für die Doppelsumme $\sum\limits_{k=1}^{N}\sum\limits_{l=1}^{N}$. Unter der Voraussetzung, dass $\pi_{kl} > 0$ für alle $k, l \in U$ gilt, ist

$$\hat{V}(t_{HT}) = \sum\sum_s \frac{\Delta_{kl}}{\pi_{kl}} \cdot \frac{y_k}{\pi_k} \cdot \frac{y_l}{\pi_l} \tag{1.14}$$

ein unverzerrter Schätzer der theoretischen Varianz $V(t_{HT})$ mit $\sum\sum_s \equiv \sum\limits_{k=1}^{n}\sum\limits_{l=1}^{n}$.

Beweis Wir verwenden zur Vereinfachung der Beweisführung wie im Beweis zu Satz 2 wieder die Aufnahmeindikatoren I_k, wobei wir uns daran erinnern, dass für die Designgewichte d_k gilt: $d_k = \frac{1}{\pi_k}$. Der Horvitz-Thompson-Schätzer ist somit auch auf folgende Weise darstellbar: $t_{HT} = \sum_s d_k \cdot y_k = \sum_U I_k \cdot \frac{y_k}{\pi_k}$. Die theoretische Varianz (1.13) des Schätzers t_{HT} lässt sich von dieser Darstellung ausgehend wie nachfolgend entwickeln, wobei zuerst der aus der Wahrscheinlichkeitstheorie bekannte Umstand bemüht wird, dass die Varianz einer Summe der Summe der Varianzen und Kovarianzen entspricht (vgl. etwa: Casella und Berger 2002, S. 171 f. und 199). Die festen Größen y_k und π_k werden danach aus der Varianz und aus der Kovarianz jeweils herausgezogen, wobei sie beim Herausziehen aus der Varianz wegen der Quadrierung der Differenzen in der Varianzformel zum Quadrat anfallen. Für die Varianz $V(I_k)$ der Aufnahmeindikatoren und deren Kovarianz $C(I_k, I_l)$ wird schließlich auf die in Satz 1 eingeführten Notationen Δ_{kk} und Δ_{kl} zurückgegriffen.

$$
\begin{aligned}
V(t_{HT}) &= V\left(\sum_U I_k \cdot \frac{y_k}{\pi_k}\right) \\
&= \sum_U V\left(I_k \cdot \frac{y_k}{\pi_k}\right) + \sum_{k \neq l}\sum_U C\left(I_k \cdot \frac{y_k}{\pi_k}, I_l \cdot \frac{y_l}{\pi_l}\right) \\
&= \sum_U \left(\frac{y_k}{\pi_k}\right)^2 \cdot V(I_k) + \sum_{k \neq l}\sum_U \frac{y_k}{\pi_k} \cdot \frac{y_l}{\pi_l} \cdot C(I_k, I_l) \\
&= \sum_U \left(\frac{y_k}{\pi_k}\right)^2 \cdot \Delta_{kk} + \sum_{k \neq l}\sum_U \frac{y_k}{\pi_k} \cdot \frac{y_l}{\pi_l} \cdot \Delta_{kl} \\
&= \sum\sum_U \Delta_{kl} \cdot \frac{y_k}{\pi_k} \cdot \frac{y_l}{\pi_l}.
\end{aligned}
$$

Darin ist $\sum_{k \neq l}\sum_U$ die Doppelsumme über k und l von 1 bis N ohne jene Kombinationen, für die k und l gleich sind. Damit ist die Gültigkeit von (1.13) bewiesen. Zur Prüfung der Unverzerrtheit des Varianzschätzers (1.14) für die theoretische Varianz (1.13) von t_{HT} betrachtet man nun noch folgende Darstellung mittels der Aufnahmeindikatoren I_k und I_l zweier Erhebungseinheiten k und l:

$$
\hat{V}(t_{HT}) = \sum\sum_s \frac{\Delta_{kl}}{\pi_{kl}} \cdot \frac{y_k}{\pi_k} \cdot \frac{y_l}{\pi_l} = \sum\sum_U I_k \cdot I_l \cdot \frac{\Delta_{kl}}{\pi_{kl}} \cdot \frac{y_k}{\pi_k} \cdot \frac{y_l}{\pi_l}
$$

Der Erwartungswert dieses Varianzschätzers ist

$$
E[\hat{V}(t_{HT})] = \sum\sum_U \frac{y_k}{\pi_k} \cdot \frac{y_l}{\pi_l} \cdot E\left(I_k \cdot I_l \cdot \frac{\Delta_{kl}}{\pi_{kl}}\right).
$$

Es wird

$$E\left(I_k \cdot I_l \cdot \frac{\Delta_{kl}}{\pi_{kl}}\right) = \frac{\Delta_{kl}}{\pi_{kl}} \cdot \underbrace{E(I_k \cdot I_l)}_{\pi_{kl}} = \Delta_{kl}.$$

Damit ergibt sich der Erwartungswert des Varianzschätzers durch

$$E[\hat{V}(t_{HT})] = \sum\sum_U \frac{y_k}{\pi_k} \cdot \frac{y_l}{\pi_l} \cdot \underbrace{E\left(I_k \cdot I_l \cdot \frac{\Delta_{kl}}{\pi_{kl}}\right)}_{\Delta_{kl}} = \sum\sum_U \Delta_{kl} \cdot \frac{y_k}{\pi_k} \cdot \frac{y_l}{\pi_l}.$$

Somit ist auch dies bewiesen.

Das Ausmaß der theoretischen Varianz (1.13) wird bei gegebenem Merkmal y und gegebenem Schätzer t_{HT} ausschließlich von den durch die Wahl des Stichprobenverfahrens steuerbaren Aufnahmewahrscheinlichkeiten 1. Ordnung (π_k und π_l) und auch 2. Ordnung (für den Ausdruck $\Delta_{kl} = \pi_{kl} - \pi_k \cdot \pi_l$) bestimmt. Für die Verwendung eines bestimmten Stichprobenverfahrens spielen neben der damit erzielbaren Genauigkeit der Schätzer aber ebenso Aspekte wie die Durchführbarkeit, Einfachheit und Kostengünstigkeit in vom Erhebungszweck abhängiger unterschiedlicher Gewichtung eine Rolle.

Für Stichprobendesigns mit fixem Stichprobenumfang n kann ein alternativer Ausdruck für die theoretische Varianz $V(t_{HT})$ und deren Schätzer $\hat{V}(t_{HT})$ angegeben werden, der uns noch gute Dienste leisten wird.

Satz 4

Bei Verwendung eines Stichprobenverfahrens mit fixem Stichprobenumfang n ist die theoretische Varianz des Horvitz-Thompson-Schätzers auch darstellbar durch (vgl. etwa: Särndal et al. 1992, S. 45)

$$V(t_{HT}) = -\frac{1}{2} \cdot \sum\sum_U \Delta_{kl} \cdot \left(\frac{y_k}{\pi_k} - \frac{y_l}{\pi_l}\right)^2. \tag{1.15}$$

Außerdem ist unter der Voraussetzung, dass $\pi_{kl} > 0$ für alle $k \neq l \in U$, der *Yates-Grundy-Sen-Schätzer*

$$\hat{V}(t_{HT}) = -\frac{1}{2} \cdot \sum\sum_s \frac{\Delta_{kl}}{\pi_{kl}} \cdot \left(\frac{y_k}{\pi_k} - \frac{y_l}{\pi_l}\right)^2 \tag{1.16}$$

ein unverzerrter Schätzer von $V(t_{HT})$.

Beweise Das Ausquadrieren des Klammerausdrucks in (1.15) ergibt:

$$V(t_{HT}) = \underbrace{-\frac{1}{2} \cdot \sum\sum_U \Delta_{kl} \cdot \left(-2 \cdot \frac{y_k}{\pi_k} \cdot \frac{y_l}{\pi_l}\right)}_{\sum\sum_U \Delta_{kl} \cdot \frac{y_k}{\pi_k} \cdot \frac{y_l}{\pi_l} = V(t_{HT})}$$

$$\underbrace{-\frac{1}{2} \cdot \sum\sum_U \Delta_{kl} \cdot \left(\frac{y_k}{\pi_k}\right)^2 - \frac{1}{2} \cdot \sum\sum_U \Delta_{kl} \cdot \left(\frac{y_l}{\pi_l}\right)^2}_{-\sum\sum_U \Delta_{kl} \cdot \left(\frac{y_k}{\pi_k}\right)^2}$$

Der erste Term ist schon die Varianz des Schätzers laut Formel (1.13). Wenn wir die Summen mit den Indizes k und l trennen, so dass der Klammerausdruck mit Index k vor die Summe mit dem Index l wandern kann, gilt für den zweiten Term:

$$\sum\sum_U \Delta_{kl} \cdot \left(\frac{y_k}{\pi_k}\right)^2 = \sum_{k \in U}\left[\left(\frac{y_k}{\pi_k}\right)^2 \cdot \sum_{l \in U}\Delta_{kl}\right]$$

Halten wir den Index k fest, so ergibt sich:

$$\sum_{l \in U}\Delta_{kl} = \sum_{l \in U}\pi_{kl} - \sum_{l \in U}\pi_k \cdot \pi_l$$

$$= \sum_{l \in U}\pi_{kl} - \pi_k \cdot \sum_{l \in U}\pi_l .$$

Für fixen Stichprobenumfang n gilt für die Summe ganz rechts wie wir schon wissen: $\sum_{l \in U}\pi_l = n$. Bei festem Index k folgt aber außerdem für die Summe links:

$$\sum_{l \in U}\pi_{kl} = \sum_{l \in U}E(I_k \cdot I_l) = E(I_k \cdot \underbrace{\sum_U I_l}_{n}) = n \cdot E(I_k) = n \cdot \pi_k$$

Daraus folgt:

$$\sum_{l \in U}\Delta_{kl} = n \cdot \pi_k - n \cdot \pi_k = 0$$

Dies bedeutet, dass

$$\sum_{k \in U}\left[\left(\frac{y_k}{\pi_k}\right)^2 \cdot \sum_{l \in U}\Delta_{kl}\right] = 0$$

und damit ist die Identität von (1.15) mit der theoretischen Varianz (1.13) des Horvitz-Thompson-Schätzers in Satz 3 gezeigt.

Zum Nachweis der Unverzertheit des Varianzschätzers $\hat{V}(t_{HT})$ nach (1.16) genügt es, dass dieser wieder mit Hilfe der Aufnahmeindikatoren I_k dargestellt wird (vorausgesetzt, dass $\pi_{kl} > 0$ für alle $k, l \in U$):

$$\hat{V}(t_{HT}) = -\frac{1}{2} \cdot \sum\sum_U I_k \cdot I_l \cdot \frac{\Delta_{kl}}{\pi_{kl}} \cdot \left(\frac{y_k}{\pi_k} - \frac{y_l}{\pi_l} \right)^2$$

Wenn nun noch – wie schon im Beweis zu Satz 3 gezeigt wurde – gilt, dass

$$E\left(I_k \cdot I_l \cdot \frac{\Delta_{kl}}{\pi_{kl}} \right) = \Delta_{kl},$$

dann ergibt dies

$$E[\hat{V}(t_{HT})] = -\frac{1}{2} \cdot \sum\sum_U \left(\frac{y_k}{\pi_k} - \frac{y_l}{\pi_l} \right)^2 \cdot \underbrace{E\left(I_k \cdot I_l \cdot \frac{\Delta_{kl}}{\pi_{kl}} \right)}_{\Delta_{kl}}$$

$$= -\frac{1}{2} \cdot \sum\sum_U \Delta_{kl} \cdot \left(\frac{y_k}{\pi_k} - \frac{y_l}{\pi_l} \right)^2$$

und die Behauptung ist bewiesen.

Bei Betrachtung der Varianzformel (1.15) lässt sich nun direkt ableiten, dass die Varianz des Horvitz-Thompson-Schätzers jedenfalls gering ausfallen wird, wenn sich alle Quotienten $\frac{y_k}{\pi_k}$ ähnlich sind. Die beste Wahl der Aufnahmewahrscheinlichkeiten 1. Ordnung wäre in Hinblick auf die Genauigkeit der Stichprobenergebnisse demnach, sie annähernd proportional zu den Merkmalsausprägungen festzulegen. Dem wird in Kap. 8 über größenproportionale Zufallsauswahlen Rechnung getragen.

Beispiel 6

Zur Herleitung der theoretischen Varianz für den Horvitz-Thompson-Schätzer bei einfacher Zufallsauswahl (SI) können wir uns wegen ihres fixen Stichprobenumfanges der theoretischen Varianz (1.15) aus Satz 4 bedienen. Dazu ist es nötig, die Kovarianz Δ_{kl} der Aufnahmeindikatoren zu bestimmen. Dafür ergibt sich

$$\Delta_{kl} = \pi_{kl} - \pi_k \cdot \pi_l = \frac{n \cdot (n-1)}{N \cdot (N-1)} - \frac{n}{N} \cdot \frac{n}{N} = \frac{n}{N} \cdot \left(\frac{n-1}{N-1} - \frac{n}{N} \right)$$

$$= -\frac{1}{N-1} \cdot f \cdot (1-f)$$

mit dem Auswahlsatz $f = \frac{n}{N}$. Ausschließlich zur Vereinfachung der folgenden Darstellungen wird die „$(N-1)$-Varianz" S^2 des Untersuchungsmerkmals y in der Population U eingeführt:

$$S^2 = \frac{1}{N-1} \cdot \sum_U (y_k - \overline{y})^2.$$

Man sieht sofort, dass zwischen der „$(N-1)$-Varianz" und der gewohnten „N-Varianz" von y in U,

$$S_N^2 = \frac{1}{N} \cdot \sum_U (y_k - \overline{y})^2$$

(vgl. etwa: Quatember 2017, S. 59), folgende Beziehung gilt:

$$S^2 = \frac{N}{N-1} \cdot S_N^2.$$

Damit und mit $\pi_k = \frac{n}{N} = f$ entwickeln wir für einfache Zufallsauswahlen:

$$V(t_{SI}) = -\frac{1}{2} \cdot \sum\sum_U \Delta_{kl} \cdot \left(\frac{y_k}{\pi_k} - \frac{y_l}{\pi_l}\right)^2$$

$$= -\frac{1}{2} \cdot \left(-\frac{1}{N-1} \cdot f \cdot (1-f)\right) \cdot \frac{1}{f^2} \cdot \sum\sum_U (y_k - y_l)^2$$

$$= \frac{1-f}{2 \cdot (N-1) \cdot f} \cdot \sum\sum_U [(y_k - \overline{y}) - (y_l - \overline{y})]^2$$

$$= \frac{1-f}{2 \cdot (N-1) \cdot f} \cdot \left[2 \cdot \sum\sum_U (y_k - \overline{y})^2 - 2 \cdot \sum_U (y_k - \overline{y}) \cdot \underbrace{\sum_U (y_l - \overline{y})}_{=0}\right]$$

$$= \frac{1-f}{2 \cdot (N-1) \cdot \frac{n}{N}} \cdot 2 \cdot N \cdot \underbrace{\sum_U (y_k - \overline{y})^2}_{(N-1) \cdot S^2}$$

$$= N^2 \cdot (1-f) \cdot \frac{S^2}{n}.$$

Das ist auch schon die gesuchte theoretische Varianz.

Mit der genau für diese $(N-1)$-Varianz S^2 bei einfacher Zufallsauswahl unverzerrten Stichprobenvarianz S_s^2 von y,

$$S_s^2 = \frac{1}{n-1} \cdot \sum_s (y_k - \overline{y}_s)^2,$$

gilt für den Yates-Grundy-Sen-Schätzer (1.16) nach ähnlicher Herleitung wie oben:

$$\hat{V}(t_{SI}) = N^2 \cdot (1-f) \cdot \frac{S_s^2}{n}.$$

Für die Varianz des Horvitz-Thompson-Schätzers in einfachen Zufallsauswahlen gilt also

$$V(t_{SI}) = N^2 \cdot (1-f) \cdot \frac{S^2}{n}$$

und diese Varianz wird unverzerrt geschätzt durch

$$\hat{V}(t_{SI}) = N^2 \cdot (1-f) \cdot \frac{S_s^2}{n}.$$

Eine solche harmonische Darstellung wäre bei Verwendung der N-Varianz S_N^2 anstelle der $(N-1)$-Varianz S^2 nicht möglich. Denn dann würde die theoretische Varianz – wie leicht zu sehen ist – folgendermaßen dargestellt werden:

$$V(t_{SI}) = N^2 \cdot \left(\frac{N-n}{N-1}\right) \cdot \frac{S_N^2}{n}$$

Aus der theoretischen Varianz des Horvitz-Thompson-Schätzers für t lässt sich natürlich auch sofort diejenige des auf den Horvitz-Thompson-Schätzer basierenden Mittelwertschätzers $\overline{y}_{HT}$ (1.12) bestimmen:

$$V(\overline{y}_{HT}) = \frac{1}{N^2} \cdot V(t_{HT}) \tag{1.17}$$

Der Varianzschätzer $\hat{V}(\overline{y}_{HT})$ ergibt sich analog aus $\hat{V}(t_{HT})$ nach (1.14) oder (1.16).

1.6   Zusammenfassung und Notationen

Kap. 1 setzt sich mit den Grundbegriffen der Survey-Statistik auseinander. Für die Praxis von enormer Bedeutung ist eine geeignete Definition des Begriffs der Repräsentativität von Stichproben. Diese bezieht sich auf die Qualität des Rückschlusses von der Stichprobe auf Populationen in Hinblick auf interessierende Parameter und Häufigkeitsverteilungen und umfasst damit notwendigerweise das verwendete Stichprobenverfahren genauso wie die gewählte Schätzmethode, die Einhaltung der gewünschten Genauigkeit der Schätzung und die Berücksichtigung von Nichtstichprobenfehlern, die zum Beispiel durch Nonresponse entstehen können.

Die Formulierung der allgemeinen Fragestellung der Survey-Statistik war genauso Bestandteil dieses Einführungskapitels wie die Beschreibung der Aufgaben der schließenden Statistik. Diese bestehen aus der Punkt- und Intervallschätzung sowie dem statistischen Testen von Hypothesen.

Zum Zwecke der in den nächsten Kapiteln folgenden theoretischen Auseinandersetzung mit den Auswirkungen verschiedener Zufallsstichprobenverfahren auf die Schätzereffizienz wurden die Aufnahmewahrscheinlichkeiten 1. und 2. Ordnung und der Aufnahmeindikator von Erhebungseinheiten eingeführt.

Auf Basis dieser Grundlagen wurde der von Horvitz und Thompson (1952) entwickelt, bei allen Zufallsstichprobenverfahren einsetzbare Schätzer für die Merkmalssumme einer interessierenden Variablen präsentiert, seine generelle Unverzerrtheit nachgewiesen und seine theoretische Varianz genauso wie die unverzerrte Schätzung dieser theoretischen Varianz zur Verwendung beispielsweise bei der Bildung von Konfidenzintervallen hergeleitet. Diese theoretischen Grundlagen werden im Nachfolgenden für die verschiedenen Zufallsstichprobenverfahren in handhabbare Rechenanweisungen kanalisiert und auch zur Schätzung von Mittelwerten, Anzahlen und Anteilen verwendet.

Folgende Notationen wurden in diesem Abschnitt eingeführt:

U	... Population
y	... interessierende Variable
y_k	... Wert von y bei der k-ten Erhebungseinheit
t	... Merkmalssumme von y in der Population
$\overline{y}$	... Mittelwert von y in der Population
x	... Vektor von Hilfsvariablen
s	... Stichprobe
n	... Stichprobenumfang
f	... Auswahlsatz
π_k	... Aufnahmewahrscheinlichkeit 1. Ordnung für die k-te Erhebungseinheit
π_{kl}	... Gemeinsame Aufnahmewahrscheinlichkeit 2. Ordnung für die k-te und l-te Erhebungseinheit
I_k	... Aufnahmeindikator der k-ten Erhebungseinheit
Δ_{kk}	... Varianz der Aufnahmeindikatoren
Δ_{kl}	... Kovarianz der Aufnahmeindikatoren
$\hat{\theta}$	... allgemeine Bezeichnung für einen Schätzer eines interessierenden Parameters
θ	... allgemeine Bezeichnung für einen interessierenden Parameter
$E(\theta)$	... Erwartungswert
$B(.)$	... Verzerrung
$V(.)$	... Varianz
$CV(.)$	... Variationskoeffizient
$MSE(.)$	... mittlerer quadratischer Fehler
$CI(s)$	... Konfidenzintervall für einen Parameter
t_{HT}	... Horvitz-Thompson-Schätzer für t
d_k	... Designgewicht der k-ten Erhebungseinheit
U^*_{HT}	... Pseudopopulation
N^*_{HT}	... Größe der Pseudopopulation
SI	... einfache Zufallsauswahl
t_{SI}	... Horvitz-Thompson-Schätzer beim Stichprobenverfahren SI
$\overline{y}_{HT}$	... „Horvitz-Thompson-basierter" unverzerrter Schätzer für $\overline{y}$
$V(t_{HT})$	... theoretische Varianz des Horvitz-Thompson-Schätzers

$\hat{V}(t_{HT})$ ... Schätzer für die Varianz des Horvitz-Thompson-Schätzers

S^2 ... die „$(N-1)$-Varianz" von y

S_N^2 ... die „N-Varianz" von y

S_s^2 ... die Stichprobenvarianz von y

Literatur[1]

Bethlehem, J. (2009). The rise of survey sampling. Discussion paper (09015). Statistics Netherlands, The Hague/Heerlen.

Bortz, J., & Döring, N. (2016). *Forschungsmethoden und Evaluation* (5. Aufl.). Berlin: Springer.

Casella, G., & Berger, R. L. (2002). *Statistical inference* (2. Aufl.). Pacific Grove: Duxbury.

Gabler, S., & Quatember, A. (2012). Das Problem mit der Repräsentativität von Stichprobenerhebungen. In vsms Verband Schweizer Markt- und Sozialforschung (Hrsg.), *Jahrbuch 2012* (S. 17–19). Zürich: vsms.

Groves, R. M., Fowler, F. J., Couper, M. P., Lepkowski, J. M., Singer, E., & Tourangeau, R. (2004). *Survey methodology*. Hoboken: Wiley.*

Horvitz, D. G., & Thompson, D. J. (1952). A generalization of sampling without replacement from a finite universe. *Journal of the American Statistical Association, 47,* 663–685.

Lohr, S. L. (2010). *Sampling: Design and analysis* (2. Aufl.). Boston: Brooks/Cole.*

OECD. (2018). PISA 2018 for development technical report. Paris: OECD Publishing. http://www.oecd.org/pisa/pisa-for-development/pisafordevelopment2018technicalreport/. Zugegriffen: 10. Juli 2019.

Quatember, A. (1996). Das Problem mit dem Begriff Repräsentativität. *Allgemeines Statistisches Archiv, 80*(2), 236–241.

Quatember, A. (2001). *Die Quotenverfahren: Stichprobentheorie und -praxis.* Aachen: Shaker-Verlag.

Quatember, A. (2015a). *Statistischer Unsinn – Wenn Medien an der Prozenthürde scheitern.* Heidelberg: Springer.

Quatember, A. (2015b). *Pseudo-Populations – A basic concept in statistical surveys.* Berlin: Springer.

Quatember, A. (2017). *Statistik ohne Angst vor Formeln* (5. Aufl.). Hallbergmoos: Pearson.

Särndal, C.-E., & Lundström, S. (2006). *Estimation in surveys with nonresponse.* Chichester: Wiley.*

Särndal, C.-E., Swensson, B., & Wretman, J. (1992). *Model assisted survey sampling.* New York: Springer.*

Weisberg, H. F. (2005). *The total survey error approach.* Chicago: The University of Chicago Press.

---

[1] Die zur Vertiefung des Stoffes besonders empfehlenswerte Literatur ist mit einem Stern am Ende des Literaturhinweises gekennzeichnet.

Die Mutter aller Zufallsstichprobenverfahren – Die einfache Zufallsauswahl

2

2.1 Das Ziehungsmodell

Als erstem Stichprobenverfahren wenden wir uns der einfachen Zufallsauswahl von Erhebungseinheiten aus der Population zu. Diese war bereits Gegenstand der Beispiele 2 bis 6 in Kap. 1. Gründe, die für die Anwendung eben dieser Ziehungsmethode sprechen, sind zumeist die Einfachheit der Durchführung oder dass dafür im Gegensatz zur Anwendung anderer Verfahren keinerlei Hilfsinformationen benötigt werden. Gerade wenn das Hauptinteresse einer Erhebung die Schätzung beziehungsweise das statistische Testen von multivariaten Beziehungen der Erhebungsmerkmale ist (wie z. B. in Korrelations- oder Regressionsanalyse), ist auch die im Vergleich zu anderen Stichprobenverfahren unkomplizierte Durchführung solcher Schätzungen ein gewichtiger Vorteil der einfachen Zufallsauswahl (siehe dazu Abschn. 4.2).

Betrachten wir nun dazu folgendes Ziehungsmodell, das als *Urnenmodell* bezeichnet wird:

Definition 8 Bei einer *einfachen* (oder *uneingeschränkten*) *Zufallsauswahl* werden mit gleichen Auswahlwahrscheinlichkeiten aus N Kugeln, die in der gesamten Urne enthalten sind, n Kugeln nacheinander ohne Zurücklegen gezogen.

Dieses Urnenmodell, auf dem einfache Zufallsauswahlen basieren, wird in Abb. 2.1 dargestellt.

Der entscheidende Punkt ist dabei neben den sich daraus ergebenden gleichen Aufnahmewahrscheinlichkeiten π_k für alle Erhebungseinheiten ($k \in U$), dass sich im Gegensatz zu einer Ziehung mit Zurücklegen der Urneninhalt während der Ziehung laufend ändert. Das Vorgehen unterliegt also nicht den in der Statistik wegen der höheren Einfachheit der theoretischen Ausführungen beliebten i. i. d.-Bedingungen (engl.: *independent and identically distributed;* vgl. hierzu etwa: Casella und Berger 2002, S. 207).

© Springer-Verlag GmbH Deutschland, ein Teil von Springer Nature 2019
A. Quatember, *Datenqualität in Stichprobenerhebungen,* Statistik und ihre Anwendungen,
https://doi.org/10.1007/978-3-662-60274-4_2

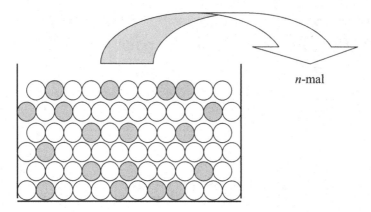

n-mal

Abb. 2.1 Das Urnenmodell bei einer einfachen Zufallsauswahl

Eine Stichprobe wie eine einfache Zufallsstichprobe, die mit gleichen Auswahlwahrscheinlichkeiten 1. Ordnung π_k für alle Erhebungseinheiten der Population gezogen wird, nennt man auch eine *selbstgewichtende Stichprobe* (vgl. etwa: Lohr 2010, S. 40). Jedes Element einer solchen Stichprobe repräsentiert die gleiche Anzahl an Erhebungseinheiten der Population. Deshalb können grafische Darstellungen wie etwa Säulen-, Kreis- oder Streudiagramme, die in Hinblick auf interessierende Häufigkeitsverteilungen eine Schlussfolgerung auf die Population zulassen sollen, ohne Berücksichtigung der Designgewichte direkt aus den Rohdaten der Stichprobe erzeugt werden.

Die Frage ist natürlich, wie sich das Ziehungsmodell konkret in die Praxis umsetzen lässt, ohne zum Beispiel die Namen der Erhebungseinheiten auf Zettel schreiben, diese ausschneiden, in eine Schachtel werfen, kräftig durchmischen und daraus dann die Stichprobe auswählen zu müssen.

2.2   Die praktische Umsetzung

Die praktische Umsetzung dieses Modells benötigt – wie jede Form von Zufallsauswahlen – eine Art von „Liste" aller Erhebungseinheiten, den Auswahlrahmen. Die Ziehung der Elemente für die Stichprobe vom Umfang *n* aus einem solchen Rahmen kann beispielsweise durch Verwendung von über dem Intervall [0;1] gleichverteilten Zufallszahlen erfolgen. Dazu könnten etwa mindestens *n* Zufallszahlen ε_i (i = 1, 2, ..., n) (z. B. auch mit der Funktion „Zufallszahl" in Excel) erzeugt werden und damit durch Multiplikation mit der Anzahl *N* an Erhebungseinheiten in der Population die immer auf die nächst größere ganze Zahl gerundete Zufallsvariable

$$\phi_i = \lceil \varepsilon_i \cdot N \rceil$$

berechnet werden (mit der Schreibweise $y = \lceil x \rceil$: die kleinste ganze Zahl y, für die gilt: $y \geq x$). Deren Ausprägungen liegen dann zwischen 1 und N. Ein Element k ist für die Stichprobe ausgewählt, wenn für die i-te berechnete Zufallszahl gilt: $\phi = k = k$. Auf diese Weise können Elemente allerdings auch mehrmals ausgewählt werden. Deshalb ist dieser Vorgang für eine einfache Zufallsauswahl ohne Zurücklegen solange zu wiederholen bis n verschiedene Elemente in die Stichprobe aufgenommen wurden. Liegen die Erhebungseinheiten der Population (also die Liste) elektronisch vor, dann kann man alternativ mit gleichem Effekt beispielsweise so vorgehen: Man ordnet gleich jedem Element k der Population eine in [0;1] gleichverteilte Zufallszahl ε_k ($k = 1, 2, ..., N$) zu und wählt diejenigen Elemente für die Stichprobe aus, denen die n kleinsten ε-Werte zugeordnet wurden. Dieser letzte Schritt ist etwa in einer Excel-Datei durch einen einfachen Sortiervorgang vorzunehmen. In Statistikprogrammpaketen wie der „Open Source Software R" sind solche Auswahlprozeduren natürlich implementiert und können mit geringem Aufwand auf eine Populationsliste angewendet werden (siehe dazu Abschn. 10.3.2).

Manchmal wird eine *systematische Auswahl* der Erhebungseinheiten aus einer vorliegenden Liste vorgeschlagen, um eine einfache Zufallsstichprobe aus einer Population zu ziehen. Bevor wir darauf hinweisen, dass eine systematische Auswahl nur unter bestimmten Bedingungen für diesen Zweck verwendet werden darf, wollen wir diese Prozedur beschreiben: Zunächst sind die N Erhebungseinheiten der Population so nacheinander „auszubreiten", dass sich auf einer Gesamtstrecke der Länge N das erste Element vom Punkt 0 bis zum Punkt 1 erstreckt, das zweite von 1 bis 2, und so fort bis schließlich das letzte Element N vom Punkt $N - 1$ bis zum Endpunkt N der gesamten Strecke liegt. Nun ist eine Schrittweite A so festzulegen, dass sie dem Quotienten aus der Größe der Population und dem erwünschten Stichprobenumfang entspricht: $A = \frac{N}{n}$. Danach wird mit einer reellen, auf dem Intervall [0; A] gleichverteilten Zufallszahl, die man zum Beispiel auch in Excel generieren kann, der Platz des ersten Elements der Stichprobe ermittelt. Von dieser Stelle ausgehend wird jedes weitere Element in die Stichprobe aufgenommen, das ausgehend vom vorher erzeugten Startwert an einem ganzzahligen Vielfachen der Schrittweite A ausgebreitet liegt.

Beispiel 7

Soll aus einer Population von $N = 1000$ Elementen eine einfache Zufallsauswahl von $n = 100$ Erhebungseinheiten durch eine systematische Auswahl erfolgen, so gilt für die Bestimmung der Schrittweite A: $A = \frac{1000}{100} = 10$. Das erste Element wird durch eine reelle, gleichverteilte Zufallszahl bestimmt, die zwischen 0 und 10 liegt. Angenommen, es wurde 7,92 generiert. Dann besteht die Stichprobe vom Umfang $n = 100$ aus dem 8. Element der Grundgesamtheit, weil es sich von 7 bis 8 ausbreitet. Ferner werden wegen $7,92 + 1 \cdot 10 = 17,92$ auch das 18. Element aus der Liste (reicht von 17 bis 18), wegen $7,92 + 2 \cdot 10 = 27,92$ das 28. Element und so fort in die Stichprobe aufgenommen.

Auch für nicht ganzzahlige Schrittweiten A werden mit dieser Vorgehensweise Stichproben vom erwünschten Umfang n gezogen, wie an Beispiel 8 erläutert wird.

Beispiel 8

Soll aus einer Population von $N = 1005$ Erhebungseinheiten eine einfache Zufallsauswahl von $n = 100$ Erhebungseinheiten durch eine systematische Auswahl erfolgen, so gilt für die Bestimmung der Schrittweite A: $A = \frac{1005}{100} = 10{,}05$.

Das erste Element wird durch eine reelle, gleichverteilte Zufallszahl bestimmt, die zwischen 0 und $A = 10{,}05$ liegt. Angenommen, es wurde wieder 7,92 generiert. Dann befindet sich auch hier wie in Beispiel 7 das 8. Element der Liste in der Stichprobe. Wegen $7{,}92 + 1 \cdot 10{,}05 = 17{,}97$ sind ferner das 18. Element, das von 17 bis 18 reicht, wegen $7{,}92 + 2 \cdot 10{,}05 = 28{,}02$ dann als nächstes das 29. Element, das von 28 bis 29 reicht, und so fort in die Stichprobe aufgenommen.

Als einfache Zufallsauswahl aus U kann eine solcherarts gezogene Stichprobe vom Umfang n nur gelten, wenn die Anordnung der Elemente im Auswahlrahmen zufällig war, so dass jede mögliche Kombination von n aus N Populationseinheiten gleich wahrscheinlich ist. Würden aber etwa in Beispiel 7 in einer Liste von heterosexuellen Ehepaaren immer die Frauen vor den Männern stehen, dann kämen ohne einer vorab durchgeführten zufälligen Umordnung (auch „Randomisierung" genannt) entweder nur Frauen oder nur Männer in die Stichprobe. Nach einer zufälligen Sortierung der Erhebungseinheiten im Auswahlrahmen kann eine *systematische einfache Auswahl mit zufälliger Anordnung* (oder *randomisierte systematische einfache Zufallsauswahl*) der Erhebungseinheiten zur Erzeugung einer einfachen Zufallsstichprobe erfolgen.

2.3   Die Schätzung einer Merkmalssumme

2.3.1   Die Schätzung und ihre Genauigkeit

Im nachfolgenden Satz adaptieren wir den Horvitz-Thompson-Schätzer $t_{HT} = \sum_s d_k \cdot y_k$ nach (1.11) für die einfache Zufallsauswahl von Erhebungseinheiten aus der Population U:

Satz 5

Der Horvitz-Thompson-Schätzer $t_{HT} = \sum_s d_k \cdot y_k$ für die Merkmalssumme t nach Definition 7 aus Abschn. 1.4.3 nimmt bei einfacher Zufallsauswahl ($\equiv$ SI; engl.: *simple random sampling*) der Stichprobe aus der Population folgende Form an:

$$t_{SI} = N \cdot \overline{y}_s \tag{2.1}$$

Dabei ist $\overline{y}_s = \frac{1}{n} \cdot \sum_s y_k$ der Stichprobenmittelwert von y.
Die theoretische Varianz des Schätzers t_{SI} ist

$$V(t_{SI}) = N^2 \cdot (1 - f) \cdot \frac{S^2}{n} \tag{2.2}$$

mit $f = \frac{n}{N}$ und der zur Harmonisierung der Darstellungen der theoretischen Varianz und ihres Schätzers folgendermaßen definierten „$(N-1)$-Varianz" S^2 des Untersuchungsmerkmals y in der Population U:

$$S^2 = \frac{1}{N-1} \cdot \sum_U (y_k - \overline{y})^2$$

Der unverzerrte Schätzer für die Varianz (2.2) ist

$$\widehat{V}(t_{SI}) = N^2 \cdot (1 - f) \cdot \frac{S_s^2}{n} \tag{2.3}$$

mit der Stichprobenvarianz S_s^2 von y nach

$$S_s^2 = \frac{1}{n-1} \cdot \sum_s (y_k - \overline{y}_s)^2.$$

Beweise Die Beweise waren Bestandteil der Beispiele 5 und 6 in Abschn. 1.4.3.

Diese aufeinander abgestimmte harmonische Darstellung der theoretischen Varianz des Horvitz-Thompson-Schätzers bei einem SI-Stichprobenverfahren

$$V(t_{SI}) = N^2 \cdot (1 - f) \cdot \frac{S^2}{n},$$

und ihrem Schätzer

$$\widehat{V}(t_{SI}) = N^2 \cdot (1 - f) \cdot \frac{S_s^2}{n}$$

ist nur deshalb möglich, weil wir in S^2 die Summe der quadrierten Abweichungen vom Mittelwert nicht durch N, sondern für diese „Verschönerung" durch $(N-1)$ dividieren. Würden wir die herkömmliche Varianz $S_N^2 = \frac{1}{N} \cdot \sum_U (y_k - \overline{y})^2$ verwenden, dann würde die theoretische Varianz von t_{HT} wegen der Beziehung

$$S^2 = \frac{N}{N-1} \cdot S_N^2$$

folgendermaßen aussehen:

$$V(t_{SI}) = N^2 \cdot \left(\frac{N-n}{N-1} \right) \cdot \frac{S_N^2}{n}$$

In dieser Darstellung würde sie somit ihrem Schätzer $\widehat{V}(t_{SI}) = N^2 \cdot (1 - f) \cdot \frac{S_s^2}{n}$ einfach nicht mehr ähnlich sehen, wie dies am Ende von Beispiel 6 in Abschn. 1.5.2 bereits ausgeführt wurde.

Für ausreichend große Stichprobenumfänge ist nach (1.7) aus Abschn. 1.4.2 mit $\widehat{\theta} = t_{SI}$ und dem Varianzschätzer $\widehat{V}(\theta) = \widehat{V}(t_{SI})$ das Intervall

$$CI(s) = N \cdot \overline{y}_s \pm u_{1-\alpha/2} \cdot \sqrt{N^2 \cdot (1 - f) \cdot \frac{S_s^2}{n}} \tag{2.4}$$

das näherungsweise Konfidenzintervall zur Überdeckungswahrscheinlichkeit $1 - \alpha$ für den Parameter t bei einfacher Zufallsauswahl.

Beispiel 9

Mit einer einfachen Zufallsauswahl ($n = 1000$) aus der Population aller Haushalte eines Landes ($N = 3.000.000$) soll die Gesamtzahl der TV-Geräte in dieser Population geschätzt werden. Die Stichprobenerhebung ergab hinsichtlich des Merkmals y: *Zahl der TV-Geräte in einem Haushalt* folgende Häufigkeitsverteilung:

Anzahl y_i	Häufigkeit h_i
0	200
1	600
2	180
3	20

Daraus ergibt sich: $\sum_s y_k = 1020$ und $S_s^2 = 0,460$. Der Horvitz-Thompson-Schätzer für die Gesamtzahl der TV-Geräte in allen Haushalten des Landes ist damit nach (2.1)

$$t_{SI} = N \cdot \overline{y}_s = 3.000.000 \cdot 1,02 = 3.060.000.$$

Das approximative Konfidenzintervall zur Überdeckungswahrscheinlichkeit $1 - \alpha = 0,95$ entspricht mit (2.4):

$$CI(s) = N \cdot \overline{y}_s \pm u_{1-\alpha/2} \cdot \sqrt{N^2 \cdot (1 - f) \cdot \frac{S_s^2}{n}}$$

$$= 3.060.000 \pm 1,96 \cdot \sqrt{3.000.000^2 \cdot (1 - 0,000\dot{3}) \cdot \frac{0,460}{1000}} = 3.060.000 \pm 126.091$$

und besitzt somit die Grenzen $[2.933.909; 3.186.091]$. Mit annähernd 95 %-iger Sicherheit wird von diesem Intervall die interessierende Anzahl der TV-Geräte in der Grundgesamtheit überdeckt.

Widmen wir uns kurz dem neben der Punkt- und Intervallschätzung dritten Aufgabengebiet der schließenden Statistik (siehe Abschn. 1.4), dem statistischen Testen von Hypothesen. Beim Testen von Hypothesen über Merkmalssummen auf Basis des Horvitz-Thompson-Schätzers wird bei einer einfachen Zufallsauswahl der Erhebungseinheiten aus der Population und zweiseitiger Fragestellung der Form

$$H_0: t = t_0 \text{ und } H_1: t \neq t_0,$$

nach (1.8) bei genügend großen Stichprobenumfängen der Bereich

$$[t_{SLu}, t_{SLo}] = t_0 \pm u_{1-\alpha/2} \cdot \sqrt{[V(\widehat{\theta}) | H_0]} \approx t_0 \pm u_{1-\alpha/2} \cdot \sqrt{[\widehat{V}(\widehat{\theta}) | H_0]}$$

$$= t_0 \pm u_{1-\alpha/2} \cdot \sqrt{N^2 \cdot (1-f) \cdot \frac{S_s^2}{n}}$$

zur Beibehaltungsregion für die Nullhypothese auf dem Signifikanzniveau α. Diese Region umfasst jene Werte für den Schätzer t_{SI}, die bei Gültigkeit der Nullhypothese, wenn also gilt, dass die Merkmalssumme den in der Nullhypothese festgelegten Wert t_0 aufweist, als nicht ungewöhnlich zu betrachten sind und daher lediglich als schwache Indizien gegen die Nullhypothese gewertet werden. Somit ist für $t_{SI} \in [t_{SLu}, t_{SLo}]$ die Nullhypothese beizubehalten. Erst wenn der tatsächlich berechnete Schätzer t_{SI} außerhalb dieses Bereiches liegt wird die Einshypothese akzeptiert.

Bei einseitigen Fragestellungen der Art

$$H_0: t \leq t_0 \text{ und } H_1: t > t_0,$$

beziehungsweise

$$H_0: t \geq t_0 \text{ und } H_1: t < t_0,$$

ist (1.9) und (1.10) folgend jeweils nur eine Schranke der Beibehaltungsregion für H_0 zu berechnen.

Beispiel 10

Mit den Daten von Beispiel 9 soll im betreffenden Land mit einer einfachen Zufallsauswahl ($n = 1000$) aus der Population aller Haushalte ($N = 3.000.000$) überprüft werden, ob die Gesamtzahl an TV-Geräten schon über drei Millionen liegt. Die Hypothesen lauten somit:

$$H_0: t \leq 3.000.000 \text{ und } H_1: t > 3.000.000$$

Mit der aus der gezogenen SI-Stichprobe errechneten Stichprobenvarianz $S_s^2 = 0,460$ errechnet sich für diese einseitige Fragestellung

$$t_{SI,o} = t_0 \pm u_{1-\alpha} \cdot \sqrt{N^2 \cdot (1-f) \cdot \frac{S_s^2}{n}}$$

$$\approx 3.000.000 \pm 1,645 \cdot \sqrt{3.000.000^2 \cdot (1 - 0,000\dot{3}) \cdot \frac{0,460}{1000}}$$

$$= 3.105.826,3$$

als Obergrenze der Beibehaltungsregion für die Nullhypothese. Wegen

$$t_{SI} = N \cdot \overline{y}_s = 3.000.000 \cdot 1{,}02 = 3.060.000$$

gilt: $t_{SI} \leq t_{SI,o}$. Demzufolge liegt die Schätzung von 3,06 Mio. TV-Geräten in dieser Beibehaltungsregion und wir behalten auf dem Signifikanzniveau $\alpha = 0{,}05$ die Nullhypothese bei. Die Stichprobe liefert zu schwache Indizien gegen diese Hypothese. Das Testergebnis wird als nicht signifikant bezeichnet.

Bei im Vergleich zur Population sehr kleinen Stichproben ($n \ll N$), so dass die Population aus der Sicht des geringen Stichprobenumfangs beinahe „unendlich groß" erscheint, reduzieren sich (2.2) und (2.3) wegen $(1 - f) \approx 1$ und $S^2 \approx S_N^2$ zu $V(t_{SI}) \approx N^2 \cdot \frac{S^2}{n} \approx N^2 \cdot \frac{S_N^2}{n}$ beziehungsweise $\hat{V}(t_{SI}) \approx N^2 \cdot \frac{S_s^2}{n}$. Der Faktor $(1 - f)$ wird deshalb als *Endlichkeitskorrektur* bezeichnet. Für $f \rightarrow 0$ unterscheiden sich einfache Zufallsauswahlen von n Elementen ohne Zurücklegen von solchen mit Zurücklegen kaum noch, weil sich der Urneninhalt in solchen Fällen auch dann kaum ändert, wenn die gezogenen Kugeln nicht wieder in die Urne zurückgelegt werden. Somit entsprechen diese oben genannten Näherungslösungen für $V(t_{SI})$ und $\hat{V}(t_{SI})$ den diesbezüglichen exakten Ergebnissen $V(t_{SIR})$ und $\hat{V}(t_{SIR})$ des Schätzers $t_{SIR} = N \cdot \overline{y}_s$ bei *einfacher Zufallsauswahl mit Zurücklegen* ($\equiv$ SIR; engl.: *simple random sampling with replacement*). Hat dieses Ziehen mit Zurücklegen für die Praxis der Stichprobenauswahlen eher weniger Bedeutung, so können seine einfachen Formeln demnach immerhin als Näherungen der entsprechenden Formeln des Ziehens ohne Zurücklegen Verwendung finden. Darauf kommen wir in Abschn. 8.3 des Kapitels über die größenproportionale Zufallsauswahl zurück.

Bevor wir uns nun der Frage des erforderlichen Stichprobenumfangs zuwenden beschäftigt sich nachfolgende Definition mit dem Vergleich der Effizienz verschiedener Stichprobendesigns (bestehend aus Stichprobenverfahren, Schätzmethode und Stichprobenumfang).

Definition 9 Der *Design-Effekt deff*(P, $\widehat{\theta}$) eines Stichprobenverfahrens P gibt das Verhältnis des mittleren quadratischen Fehlers nach (1.6) des Schätzers $\widehat{\theta}$ beim Stichprobenverfahren P zum mittleren quadratischen Fehler dieses Schätzers beim Stichprobenverfahren SI bei gleichem Stichprobenumfang n beziehungsweise (im Falle eines Stichprobenverfahrens P mit nichtfixem Stichprobenumfang) gleichem erwarteten Stichprobenumfang $E(n)$ an (vgl. dazu: Meng 2018, S. 696):

$$deff(P, \widehat{\theta}) = \frac{MSE_P(\widehat{\theta})}{MSE_{SI}(\widehat{\theta})} \tag{2.5}$$

In der Standardliteratur zur Stichprobentheorie wird der Design-Effekt zumeist als das Verhältnis der Varianzen und nicht der mittleren quadratischen Fehler definiert (vgl. etwa: Särndal et al. 1992, S. 53). Doch bei verzerrten Schätzern $\widehat{\theta}$ ist für den erwünschten Effizienzvergleich die Verallgemeinerung nach (2.5) in Hinblick auf die Aussagekraft vorzuziehen.

Bei Unverzerrtheit von $\widehat{\theta}$ für θ gilt tatsächlich (siehe die diesbezüglichen Ausführungen in Abschn. 1.4.1):

$$deff(\mathrm{P}, \widehat{\theta}) = \frac{V_P(\widehat{\theta})}{V_{SI}(\widehat{\theta})}$$

Dieser Design-Effekt besitzt im Falle des unverzerrten Horvitz-Thompson-Schätzers t_{HT} somit folgende Darstellung:

$$deff(\mathrm{P}, t_{HT}) = \frac{V(t_P)}{V(t_{SI})} = \frac{\sum\sum_U \Delta_{kl} \cdot \frac{y_k}{\pi_k} \cdot \frac{y_l}{\pi_l}}{N^2 \cdot (1-f) \cdot \frac{S^2}{n}}$$

Der so definierte Design-Effekt beschreibt für eine Horvitz-Thompson-Schätzung der Merkmalssumme t die Effizienz eines beliebigen Zufallsstichprobenverfahrens P im Vergleich zur „Referenzstrategie" SI. Ein Wert von $deff(\mathrm{P}, t_{HT}) > 1$ kennzeichnet somit Verfahren, die bei gleichem (erwarteten) Stichprobenumfang ungenauere Horvitz-Thompson-Schätzer als das Verfahren SI produzieren. Dagegen zeichnet $deff(\mathrm{P}, t_{HT}) < 1$ Stichprobenverfahren aus, die gegenüber einer einfachen Zufallsauswahl bei gleichem (erwarteten) Stichprobenumfang einen Genauigkeitsgewinn bei der Schätzung der Merkmalssumme erzielen.

Für das Stichprobenverfahren SIR etwa gilt beim Schätzer $\hat{\theta} = N \cdot \bar{y}_s$:

$$deff(\mathrm{SIR}, N \cdot \bar{y}_s) = \frac{V_{SIR}(N \cdot \bar{y}_s)}{V_{SI}(N \cdot \bar{y}_s)} = \frac{N^2 \cdot \frac{S_N^2}{n}}{N^2 \cdot (1-f) \cdot \frac{S^2}{n}}$$

$$= \frac{N^2 \cdot \frac{N-1}{N} \cdot \frac{S^2}{n}}{N^2 \cdot \frac{N-n}{N} \cdot \frac{S^2}{n}} = \frac{N-1}{N-n}$$

Die Varianz des Schätzers $N \cdot \bar{y}_s$ bei einfachem Ziehen mit Zurücklegen beträgt demnach das $\frac{N-1}{N-n}$-fache von jener desselben Schätzers bei Ziehung der Elemente ohne Zurücklegen (SI). Dieser Design-Effekt > 1 quantifiziert den Informationsverlust des Stichprobenverfahrens SIR im Vergleich zum Verfahren SI, der dadurch entsteht, dass bei Ziehung mit Zurücklegen einzelne Elemente mehrmals in die Stichprobe gelangen können. Er ist umso geringer je größer bei gleich bleibendem Stichprobenumfang n der Umfang N der Population ist, da sich dann das Ziehen mit und jenes ohne Zurücklegen immer weniger unterscheidet.

2.3.2 Der erforderliche Stichprobenumfang

Können Nichtstichprobenfehler weitestgehend vermieden werden und wird eine geeignete Schätzmethode für einen Parameter oder eine interessierende Verteilung wie die Horvitz-Thompson-Schätzung für Merkmalssummen verwendet, dann sind einfache Zufallsstichproben nach Definition 2 aus Abschn. 1.2 hinsichtlich aller Verteilungen und deren Parameter für die Grundgesamtheit repräsentativ, wenn beim gewählten Stichprobenumfang auch noch der für die Erhebung vorgegebene Genauigkeitsanspruch erfüllt wird. Zur konkreten Festlegung dieses Anspruchs müssen die diesbezüglichen Wünsche gegen die Kosten der Erhebung abgewogen werden. Für die Bestimmung des für eine Erhebung erforderlichen Stichprobenumfangs kann das Hauptinteresse der Stichprobenerhebung bei mehreren interessierenden Variablen auf ein oder zwei der wichtigsten fokussiert werden.

Bezeichnen wir mit ε die unter diesen Gesichtspunkten erwünschte Genauigkeit in Form der halben Intervallbreite des Zufallsstreifens zur Sicherheit $1 - \alpha$. Darunter versteht man jenes approximative Intervall, in dem unter Voraussetzung ausreichender Annäherung der Verteilung von t_{SI} an die Normalverteilung mit einer Wahrscheinlichkeit von $1 - \alpha$ (zumeist 0,95) der Schätzer t_{SI} liegen wird:

$$\underbrace{t \pm u_{1-\alpha/2} \cdot \sqrt{N^2 \cdot (1 - f) \cdot \frac{S^2}{n}}}_{\varepsilon}$$

Dies ist also kein Konfidenzintervall, das mit einer vorgegebenen Wahrscheinlichkeit $1 - \alpha$ den Parameter überdeckt, sondern ein Zufallsbereich, in dem bei gegebenem Parameter mit dieser Wahrscheinlichkeit der Schätzer für diesen Parameter liegen wird. Die Größe ε ist die *Schwankungsbreite* (engl.: *margin of error*) des Stichprobenergebnisses. Um diesen Wert soll die Schätzung mit der vorgegebenen Wahrscheinlichkeit maximal vom Parameter abweichen dürfen. Daraus lässt sich der für eine Erhebung bei einfacher Zufallsauswahl erforderliche *Mindeststichprobenumfang* n_{erf} bestimmen:

$$\varepsilon = u_{1-\alpha/2} \cdot \sqrt{N^2 \cdot (1 - f) \cdot \frac{S^2}{n}} \quad \Big|^2$$

$$\varepsilon^2 = u_{1-\alpha/2}^2 \cdot N^2 \cdot \left(1 - \frac{n}{N}\right) \cdot \frac{S^2}{n}$$

$$\varepsilon^2 + u_{1-\alpha/2}^2 \cdot N \cdot S^2 = u_{1-\alpha/2}^2 \cdot N^2 \cdot \frac{S^2}{n}$$

Schließlich gilt:

$$n \equiv n_{erf} = \left\lceil \frac{u_{1-\alpha/2}^2 \cdot N^2 \cdot S^2}{\varepsilon^2 + u_{1-\alpha/2}^2 \cdot N \cdot S^2} \right\rceil \tag{2.6}$$

Diese also immer aufzurundende Größe n_{erf} ist der für die Einhaltung des Genauigkeitserfordernisses mindestens erforderliche Stichprobenumfang. Die Faktoren, die dessen Wert beeinflussen, sind

- die Sicherheit $1 - \alpha$ des oben beschriebenen Zufallsintervalls:
  Soll die Sicherheit bei sonst gleicher erwünschter Genauigkeit ε, gleicher Größe der Population N und gleicher $(N - 1)$-Varianz S^2 zunehmen, dann muss natürlich auch n_{erf}

wachsen. Die Sicherheit, mit der ein Zufallsintervall das Stichprobenergebnis beinhalten soll, ist jedoch im Normalfall nicht frei wählbar, sondern – wie auch bei Konfidenzinter- vallen – durch Konvention mit $1 - \alpha = 0{,}95$ festgelegt. Sodann ist $u^2_{1-\alpha/2} = 1{,}96^2$.

- die Größe N der Population:
  Mit zunehmender Größe der Population wird bei konstanten anderen Faktoren der erfor- derliche Stichprobenumfang größer.

- die $(N-1)$-Varianz S^2 des Untersuchungsmerkmals:
  Bei Merkmalen, die selbst stärker als andere streuen, streuen natürlich auch die Stichpro- benergebnisse stärker. Dies bedingt dann einen bei konstanten anderen Faktoren nötigen höheren Stichprobenumfang. Die $(N-1)$-Varianz S^2 ist klarerweise vor der Erhebung unbekannt, so dass man auf Vermutungen darüber angewiesen ist. Auch auf diesbezügli- che Ergebnisse aus früheren Erhebungen oder von „Pretests" zur aktuellen Untersuchung (z. B. zur Überprüfung der Tauglichkeit des Fragebogendesigns) kann man zurückgreifen. Ferner lässt sich S^2 manchmal durch eine vernünftig begründete oder rein rechnerische Obergrenze $S^2_{\max}$ limitieren (z. B. bei der Erhebung von Anzahlen oder Anteilen; siehe Abschn. 2.5.2). Wenn tatsächlich $S^2 \leq S^2_{\max}$ gilt, dann wird durch Einsetzen von $S^2_{\max}$ für S^2 in (2.6) die Forderung an die Genauigkeit des Stichprobenergebnisses in jedem Fall erfüllt.

- die erwünschte Genauigkeit ε der Stichprobenergebnisse:
  Umso genauer ein Stichprobenergebnis einen Parameter – gemessen an der vorgegebenen Schwankungsbreite – schätzen soll, desto mehr Elemente müssen bei konstanten anderen Einflussfaktoren in die Stichprobe gelangen. Diese Größe ist von den Anwendern selbst festzulegen.

Beispiel 11

Soll die Schätzung der Gesamtzahl der TV-Geräte in allen Haushalten von Beispiel 9 beim nächsten Mal genauer erfolgen – sagen wir mit einer erwünschten Schwankungsbreite von nur 100.000 Geräten –, dann kann man sich zur Berechnung des dazu erforderlichen Stichprobenumfanges wohl begründbar der geschätzten Streuung S^2_s des Merkmals in der letzten Erhebung bedienen. Mit (2.6) errechnet man somit:

$$n_{erf} = \left\lceil \frac{1{,}96^2 \cdot 3.000.000^2 \cdot 0{,}46}{100.000^2 + 1{,}96^2 \cdot 3.000.000 \cdot 0{,}46} \right\rceil = 1590.$$

Statt den 1000 in Beispiel 9 befragten Haushalten wären bei einem solchen höheren Genauigkeitsanspruch 590 Haushalte mehr einfach zufällig aus der Population der Haus- halte zu ziehen.

Eine Schwankungsbreite von 100.000 in Beispiel 11 gibt – gemessen daran, ob die tat- sächliche Merkmalssumme zum Beispiel 30 Mio., 3 Mio. oder nur 300.000 ist – natür- lich völlig unterschiedliche Genauigkeitsansprüche an. Deshalb ist es häufig anschaulicher, eine erwünschte relative statt einer absoluten Schwankungsbreite vorzugeben. Soll etwa die zulässige Schwankungsbreite ε fünf Prozent des Parameters t betragen, so errechnet sich daraus die vorzugebende Schwankungsbreite ε mit $\varepsilon = 0{,}05 \cdot t$. Dazu ist nun noch eine vernünftige Annahme über t zu treffen.

Bei der Anwendung der Ergebnisse der Berechnungen zum erforderlichen Stichprobenumfang ist zu beachten, dass darin Antwortausfälle nicht berücksichtigt werden. Tritt erfahrungsgemäß z. B. ein Nonresponse in der Höhe von 20 % auf, so ist der Umfang der tatsächlich zu Kontaktierenden dementsprechend anzupassen. Dann muss natürlich noch überlegt werden, ob die so entstandene Stichprobe der Antwortenden noch als repräsentativ für die betrachtete Population in Hinblick auf die interessierenden Variablen gelten kann (siehe dazu: Abschn. 3.2.4).

2.4 Die Schätzung eines Mittelwerts

2.4.1 Die Schätzung und ihre Genauigkeit

Soll in einer Stichprobenerhebung mittels einfacher Zufallsauswahl nicht die Merkmalssumme t eines Merkmals y, sondern sein Mittelwert $\overline{y} = \frac{t}{N}$ geschätzt werden, dann lässt sich ein unverzerrter Schätzer $\overline{y}_{SI}$ direkt aus dem „Horvitz-Thompson-basierten" Schätzer $\overline{y}_{HT} = \frac{t_{HT}}{N}$ nach (1.12) der Merkmalssumme bestimmen:

Satz 6

Bei einer einfachen Zufallsauswahl SI wird der Mittelwert $\overline{y}$ eines Merkmals y durch den Schätzer

$$\overline{y}_{SI} = \frac{1}{N} \cdot t_{SI} = \frac{1}{N} \cdot N \cdot \overline{y}_s = \overline{y}_s, \tag{2.7}$$

das ist der Mittelwert von y in der Stichprobe, unverzerrt geschätzt. Die theoretische Varianz von $\overline{y}_{SI}$ beträgt mit (1.17)

$$V(\overline{y}_{SI}) = V\left(\frac{1}{N} \cdot t_{SI}\right) = \frac{1}{N^2} \cdot V(t_{SI}) = (1-f) \cdot \frac{S^2}{n}. \tag{2.8}$$

Diese theoretische Varianz wird wegen der Unverzerrtheit von $\widehat{V}(t_{HT})$ nach (1.13) für $V(t_{HT})$ nach (1.12) durch

$$\widehat{V}(\overline{y}_{SI}) = \frac{1}{N^2} \widehat{V}(t_{SI}) = (1-f) \cdot \frac{S_s^2}{n} \tag{2.9}$$

ebenfalls unverzerrt geschätzt.

Beweise Diese ergeben sich direkt aus den Behauptungen von Satz 5 und den Formeln (1.12) und (1.17).

Für ausreichend große Stichprobenumfänge ist dann nach (1.7) bei einfacher Zufallsauswahl das Intervall

$$CI(s) = \overline{y}_s \pm u_{1-\alpha/2} \cdot \sqrt{(1-f) \cdot \frac{S_s^2}{n}} \qquad (2.10)$$

das näherungsweise Konfidenzintervall zur Überdeckungswahrscheinlichkeit $1 - \alpha$ für den Parameter $\overline{y}$.

Das Testen statistischer Hypothesen bedient sich der immer gleichen Handlungslogik und diese ist so wie bei der unter Abschn. 2.3.1 beschriebenen Anwendung bei Merkmalssummen somit auch auf das Testen von Hypothesen über Mittelwerte und des Weiteren über alle in den nachfolgenden Abschnitten noch folgenden Parameter umzulegen.

2.4.2 Der erforderliche Stichprobenumfang

Auch für den Schätzer eines Mittelwerts $\overline{y}$ kann ein erforderlicher Stichprobenumfang folgendermaßen berechnet werden: Das approximative Zufallsintervall zur Sicherheit $1 - \alpha$ für mögliche Schätzergebnisse $\overline{y}_{SI}$ errechnet sich nach

$$\overline{y} \pm \underbrace{u_{1-\alpha/2} \cdot \sqrt{(1-f) \cdot \frac{S^2}{n}}}_{\varepsilon} .$$

Daraus lässt sich durch Umformung der erforderliche Stichprobenumfang n_{erf} folgendermaßen bestimmen:

$$n_{erf} = \left\lceil \frac{u_{1-\alpha/2}^2 \cdot S^2}{\varepsilon^2 + \frac{1}{N} \cdot u_{1-\alpha/2}^2 \cdot S^2} \right\rceil \qquad (2.11)$$

Für die Anwendbarkeit von (2.11) in der Praxis zur Bestimmung des erforderlichen Stichprobenumfangs bei der Schätzung eines Mittelwerts gilt dieselbe Problematik in Hinblick auf die dazu benötigten Größen wie für die Anwendung von (2.6) bei der Schätzung einer Merkmalssumme.

Für große Populationen (mathematisch lässt sich dies durch $N \rightarrow \infty$ ausdrücken, dass also die Größe N der Population gegen unendlich geht) vereinfacht sich (2.11) zu

$$\lim_{N \rightarrow \infty} n_{erf} = \lim_{N \rightarrow \infty} \left\lceil \frac{u_{1-\alpha/2}^2 \cdot S^2}{\varepsilon^2 + \frac{1}{N} \cdot u_{1-\alpha/2}^2 \cdot S^2} \right\rceil = \left\lceil \frac{u_{1-\alpha/2}^2 \cdot S^2}{\varepsilon^2} \right\rceil$$

und ist nicht mehr von N abhängig.

2.5   Die Schätzung einer Anzahl

2.5.1   Die Schätzung und ihre Genauigkeit

Häufig ist das Untersuchungsmerkmal y ein binäres Merkmal (lat: *binus = zweifach*) zur Beschreibung einer Eigenschaft, die eine Erhebungseinheit aufweist oder nicht (z. B. „arbeitslos" oder „nicht arbeitslos"). Es interessiert dann entweder die *Anzahl* (oder die *Häufigkeit*) h oder der *Anteil* (oder die *relative Häufigkeit*) p derer, die in der Grundgesamtheit zur Teilmenge jener gehören, die diese Eigenschaft aufweisen. Bezeichnet man mit U_d genau jene Gruppe (engl: *domain*) der Population U, die die interessierende Eigenschaft aufweist, dann gilt für das k-te Element von U:

$$y_k = \begin{cases} 1 & \text{wenn } k \in U_d \\ 0 & \text{sonst} \end{cases}$$

($k = 1, 2, \ldots, N$). y ist eine *bernoulliverteilte* (oder *Null-Eins-* oder *Ja-Nein-*) *Variable*.
Für die Parameter h und p gilt dann:

$$h = \sum_U y_k$$

und

$$p = \frac{1}{N} \cdot \sum_U y_k$$

($h = N \cdot p$). Sie sind also die Merkmalssumme beziehungsweise der Mittelwert der y_k's in der Population. Damit sind die Sätze 5 und 6 aus den vorangegangenen Abschnitten über die Merkmalssummen- und Mittelwertsschätzung bei einfacher Zufallsauswahl direkt anwendbar.

Satz 7

Bei einer einfachen Zufallsauswahl SI schätzt man die Anzahl h von Erhebungseinheiten, die zu einer Teilmenge U_d aus U gehören, unverzerrt durch

$$h_{SI} = N \cdot p_s. \tag{2.12}$$

Darin ist

$$p_s = \frac{1}{n} \cdot \sum_s y_k$$

der Anteil an Erhebungseinheiten in der Stichprobe, die zur Teilmenge U_d gehören. Dieser Schätzer besitzt die theoretische Varianz

$$V(h_{SI}) = N^2 \cdot \frac{N-n}{N-1} \cdot \frac{p \cdot (1-p)}{n}. \tag{2.13}$$

Diese Varianz wird unverzerrt geschätzt durch

$$\widehat{V}(h_{SI}) = N^2 \cdot (1-f) \cdot \frac{p_s \cdot (1-p_s)}{n-1}. \tag{2.14}$$

Beweise Die Unverzerrtheit von h_{SI} für h folgt daraus, dass h_{SI} ein Horvitz-Thompson-Schätzer ist und ein solcher Schätzer nach Satz 2 in Abschn. 1.5 unverzerrt ist. Hinsichtlich der Bestimmung der theoretischen Varianz von h_{SI} ist es lediglich nötig, für die Darstellung der theoretischen Varianz des Merkmalssummenschätzers t_{SI} nach (2.2) die $(N-1)$-Varianz S^2 für ein bernoulliverteiltes Merkmal y zu entwickeln:

$$
\begin{aligned}
S^2 &= \frac{1}{N-1} \cdot \sum_U (y_k - \overline{y})^2 = \frac{1}{N-1} \cdot [(0-p)^2 \cdot (N-h) + (1-p)^2 \cdot h] \\
&= \frac{N}{N-1} \cdot \left[\frac{p^2 \cdot N}{N} + \frac{h}{N} - \frac{2 \cdot p \cdot h}{N} \right] = \frac{N}{N-1} \cdot [p^2 + p - 2 \cdot p^2] \\
&= \frac{N}{N-1} \cdot p \cdot (1-p)
\end{aligned}
$$

Einsetzen in (2.2) ergibt (2.13). Schließlich gilt nach analoger Entwicklung für die Stichprobenvarianz S_s^2 eines bernoulliverteilten Merkmals:

$$S_s^2 = \frac{1}{n-1} \cdot \sum_s (y_k - \overline{y}_s)^2 = \frac{n}{n-1} \cdot p_s \cdot (1-p_s)$$

Einsetzen in (2.3) ergibt sofort (2.14).

Mit (2.14) lässt sich für den Parameter h mit (1.7) aus Abschn. 1.4.2 das approximative Konfidenzintervall zur Überdeckungswahrscheinlichkeit $1-\alpha$ entwickeln:

$$CI(s) = N \cdot p_s \pm u_{1-\alpha/2} \cdot \sqrt{N^2 \cdot (1-f) \cdot \frac{p_s \cdot (1-p_s)}{n-1}} \tag{2.15}$$

Für ausreichende Stichprobenumfänge überdeckt dieses Konfidenzintervall den interessierenden Parameter h mit einer Wahrscheinlichkeit von $1-\alpha=0{,}95$.

2.5.2 Der erforderliche Stichprobenumfang

Zur Bestimmung des erforderlichen Stichprobenumfanges wird die oben bestimmte Varianz $S^2 = \frac{N}{N-1} \cdot p \cdot (1-p)$ eines bernoulliverteilten Merkmals in den Zufallsstreifen zur Sicherheit $1-\alpha$ für Merkmalssummen eingesetzt:

$$t \pm \underbrace{u_{1-\alpha/2} \cdot \sqrt{N^2 \cdot (1-f) \cdot \frac{S^2}{n}}}_{\varepsilon}$$

Daraus resultiert dann:

$$n_{erf} = \left\lceil \frac{u_{1-\alpha/2}^2 \cdot N^3 \cdot p \cdot (1-p)}{\varepsilon^2 \cdot (N-1) + u_{1-\alpha/2}^2 \cdot N^2 \cdot p \cdot (1-p)} \right\rceil \tag{2.16}$$

In großen Grundgesamtheiten ($\Rightarrow N - 1 \approx N$) gilt:

$$n_{erf} = \left\lceil \frac{u_{1-\alpha/2}^2 \cdot N^2 \cdot p \cdot (1-p)}{\varepsilon^2 + u_{1-\alpha/2}^2 \cdot N \cdot p \cdot (1-p)} \right\rceil$$

Wieder gilt es zur Bestimmung des erforderlichen Stichprobenumfanges n_{erf}, die Schwankungsbreite ε festzulegen, Kenntnis von der Größe N der Population zu besitzen und nun auch eine realistische Annahme über die Größe p, die relative Größe jener Gruppe der Population, zu treffen, deren Größe wir gerade schätzen wollen. Für die praktische Anwendbarkeit von (2.16) ist von besonderer Bedeutung, dass man für das Produkt $p \cdot (1-p)$ in S^2 eine theoretische Obergrenze von 0,25 angeben kann (Abb. 2.2).

Kann man den Anteil p nicht aus früheren Erhebungen bzw. einem Pretest abschätzen, so ist es auf diese Weise zumindest möglich, den erforderlichen Stichprobenumfang wegen $p \cdot (1-p) \leq 0{,}25$ so zu wählen, dass er für die erwünschte Genauigkeit in jedem Fall ausreicht. Das Maximum für $p \cdot (1-p)$ wird auch dann in (2.16) eingesetzt, wenn mehrere

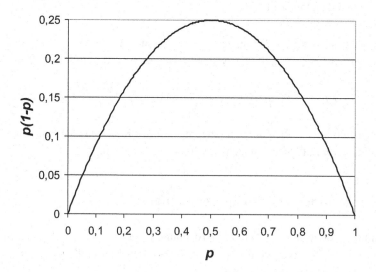

Abb. 2.2 Der Verlauf der Funktion $p \cdot (1-p)$

binäre Merkmale im Zentrum des Interesses stehen. Dies ist in der Meinungsforschung mit ihren häufigen Einstellungsfragen in Mehrthemenumfragen oft der Fall. Der maximal erforderliche Stichprobenumfang ist

$$n_{erf} = \left\lceil \frac{u_{1-\alpha/2}^2 \cdot N^3 \cdot 0{,}25}{\varepsilon^2 \cdot (N-1) + u_{1-\alpha/2}^2 \cdot N^2 \cdot 0{,}25} \right\rceil$$

und reicht zur Einhaltung der gewünschten Genauigkeit in jedem Fall aus.

2.6 Die Schätzung eines Anteils

2.6.1 Die Schätzung und ihre Genauigkeit

Ein *Anteil* $p = \frac{1}{N} \cdot \sum_U y_k$ (oder eine *relative Häufigkeit*) ist der Mittelwert einer bernoulliverteilten Variablen. Bei der Erhebung von Anteilen sind die in Satz 7 angegebenen Formeln deshalb beim Schätzer selbst wieder durch N und bei der theoretischen Varianz beziehungsweise dem Varianzschätzer wieder durch N^2 zu dividieren (siehe Abschn. 2.4.1):

Satz 8

Bei einer einfachen Zufallsauswahl (SI) schätzt man den Anteil p von Erhebungseinheiten, die zu einer Teilmenge U_d aus U gehören, unverzerrt durch

$$p_{SI} = \frac{1}{N} \cdot h_{SI} = \frac{1}{N} \cdot N \cdot p_s = p_s. \tag{2.17}$$

Darin ist p_s der Stichprobenanteil an Erhebungseinheiten, die zur Teilmenge U_d gehören. Dieser Schätzer besitzt die theoretische Varianz

$$V(p_{SI}) = \frac{1}{N^2} \cdot V(h_{SI}) = \frac{N-n}{N-1} \cdot \frac{p \cdot (1-p)}{n}. \tag{2.18}$$

Diese wird unverzerrt geschätzt durch

$$\widehat{V}(p_{SI}) = \frac{1}{N^2} \cdot \widehat{V}(h_{SI}) = (1-f) \cdot \frac{p_s \cdot (1-p_s)}{n-1}. \tag{2.19}$$

Beweise Diese Ergebnisse erhält man direkt aus den Sätzen 6 und 7.

In Hinblick auf die Intervallschätzung des Parameters p lässt sich mit (2.19) sofort das approximative Konfidenzintervall zur Überdeckungswahrscheinlichkeit $1 - \alpha$ angeben:

$$CI(s) = p_s \pm u_{1-\alpha/2} \cdot \sqrt{(1-f) \cdot \frac{p_s \cdot (1-p_s)}{n-1}} \tag{2.20}$$

Beispiel 12

Bei der Erhebung jenes Anteils an Erhebungseinheiten, die eine bestimmte Eigenschaft aufweisen, ergibt sich in einer SI-Stichprobe vom Umfang 400 aus einer großen Bevölkerung ein prozentueller Anteil von 64 %. Zu bestimmen ist das approximative Konfidenzintervall zur Überdeckungswahrscheinlichkeit $1 - \alpha = 0{,}95$ für diesen Anteil in der betreffenden Population.

Mit $p_s = 0{,}64$ und $f \approx 1$ folgt unmittelbar:

$$CI(s) = p_s \pm u_{1-\alpha/2} \cdot \sqrt{(1 - f) \cdot \frac{p_s \cdot (1 - p_s)}{n - 1}}$$

$$= 0{,}64 \pm 1{,}96 \cdot \sqrt{\frac{0{,}64 \cdot (1 - 0{,}64)}{400 - 1}} = 0{,}64 \pm 0{,}047.$$

Das Konfidenzintervall besitzt somit die Grenzen [0,593; 0,687]. Der interessierende Anteil p wird mit einer Wahrscheinlichkeit von 0,95 von diesem Intervall überdeckt.

2.6.2 Der erforderliche Stichprobenumfang

Ausgehend vom für Mittelwerte gültigen Zufallsstreifen (siehe Abschn. 2.4.2)

$$\underbrace{\bar{y} \pm u_{1-\alpha/2} \cdot \sqrt{(1 - f) \cdot \frac{S^2}{n}}}_{\varepsilon}$$

gilt für den erforderlichen Stichprobenumfang bei Anteilen mit $S^2 = \frac{N}{N-1} \cdot p \cdot (1 - p)$ durch Umformung:

$$n_{erf} = \left\lceil \frac{u_{1-\alpha/2}^2 \cdot N \cdot p \cdot (1 - p)}{\varepsilon^2 \cdot (N - 1) + u_{1-\alpha/2}^2 \cdot p \cdot (1 - p)} \right\rceil \tag{2.21}$$

Auch hier gilt wie bei Anzahlen, dass man die Größe $p \cdot (1 - p)$ durch 0,25 nach oben begrenzen kann. Somit liefert bei völliger Unkenntnis von p der Stichprobenumfang

$$n_{erf} = \left\lceil \frac{u_{1-\alpha/2}^2 \cdot N \cdot 0{,}25}{\varepsilon^2 \cdot (N - 1) + u_{1-\alpha/2}^2 \cdot 0{,}25} \right\rceil$$

eine in jedem Fall ausreichende Größe der Stichprobe. Für große Populationen ($N \rightarrow \infty$) vereinfacht sich (2.21) zur häufig verwendeten Darstellung:

$$\lim_{N\to\infty} n_{erf} = \lim_{N\to\infty} \left\lceil \frac{u_{1-\alpha/2}^2 \cdot \frac{N}{N} \cdot p \cdot (1-p)}{\varepsilon^2 \cdot \frac{N-1}{N} + \frac{u_{1-\alpha/2}^2 \cdot p \cdot (1-p)}{N}} \right\rceil = \left\lceil \frac{u_{1-\alpha/2}^2 \cdot p \cdot (1-p)}{\varepsilon^2} \right\rceil \qquad (2.22)$$

(2.22) beschränkt sich mit $p \cdot (1-p) = 0{,}25$ als in Hinblick auf den erforderlichen Stichprobenumfang schlechtesten Fall durch

$$\lim_{N\to\infty} n_{erf} = \left\lceil \frac{u_{1-\alpha/2}^2 \cdot 0{,}25}{\varepsilon^2} \right\rceil$$

nach oben. Letzteres wird deshalb in Mehrthemen-Bevölkerungsumfragen zu Einstellungs-merkmalen von Meinungsforschern häufig zur Bestimmung des erforderlichen Stichpro-benumfangs verwendet.

2.7 Zusammenfassung und neue Notationen

Die einfache Zufallsauswahl von Erhebungseinheiten aus einer Population ist die einfachste Vorgehensweise zur Ziehung einer für den Rückschluss von Stichprobenergebnissen auf die Parameter notwendigen Zufallsstichprobe. Sie ergibt sich durch Umsetzung des dies-bezüglichen Urnenmodells in die Praxis. Dazu sind etwa Zufallszahlen verwendbar, wie sie beispielsweise selbst in Excel generiert werden können. Systematische Auswahlen sind nur unter ganz bestimmten Bedingungen als uneingeschränkt zufällige Auswahlen aus einer interessierenden Population zu interpretieren.

In diesem Kapitel wurden die Formeln des bei allen Zufallsstichprobenverfahren ver-wendbaren Schätzers von Horvitz und Thompson (1952) für die Merkmalssumme, die theoretische Varianz und die Varianzschätzung aus Kap. 1 mit Hilfe der Aufnahmewahr-scheinlichkeiten 1. und 2. Ordnung für einfache Zufallsauswahlen für solche Stichproben adaptiert und der Design-Effekt zur Darstellung der Effizienz eines Stichprobenverfahrens bei gegebener Schätzmethode im Vergleich zur Referenzstrategie mit einfacher Zufallsaus-wahl bestimmungsgemäß eingeführt. Ferner wurde die praxisrelevante Frage des für eine Stichprobenerhebung erforderlichen Stichprobenumfangs diskutiert. Um einen solchen bestimmen zu können, sind neben der vorgegebenen Sicherheit, mit der ein Zufallsinter-vall das Stichprobenergebnis beinhalten soll, auch die Größe der Population, die Varianz des Erhebungsmerkmals und die erwünschte Genauigkeit in Hinblick auf die Stichproben-ergebnisse vorzugebende Größen.

Die intuitiv nachvollziehbare Schätzung von Mittelwerten basiert auf der Division des Horvitz-Thompson-Schätzers für die Merkmalssumme durch die Größe der Population. Die theoretische Varianz und der Varianzschätzer dieser Merkmalssummenschätzung sind demnach bei Mittelwertschätzungen einfach jeweils durch das Quadrat dieser Größen zu dividieren.

Anzahlen sind Merkmalssummen von sogenannten Null-Eins-Zufallsvariablen und Anteile deren Mittelwerte. Somit sind auch bei der Schätzung solcher Parameter die Formeln für die Horvitz-Thompson-Schätzung von Merkmalssummen und Mittelwerten anwendbar.

Folgende Notationen wurden in diesem Kapitel unter anderem eingeführt:

ε … Schwankungsbreite

SIR … einfache Zufallsauswahl mit Zurücklegen

$deff$ … Design-Effekt

n_{erf} … erforderlicher Stichprobenumfang

$\bar{y}_{SI}$ … „Horvitz-Thompson-basierter" unverzerrter Schätzer für $\bar{y}$ beim Verfahren SI

h … Populationsmerkmalssumme einer Null-Eins-Variablen (=Anzahl)

p … Populationsmittelwert einer Null-Eins-Variablen (=Anteil)

h_{SI} … Horvitz-Thompson-Schätzer für h in einer SI-Stichprobe

p_s … Stichprobenanteil

p_{SI} … Horvitz-Thompson-basierter Schätzer für p in einer SI-Stichprobe

---

Literatur[1]

Casella, G., & Berger, R. L. (2002). *Statistical inference* (2. Aufl.). Pacific Grove: Duxbury.

Horvitz, D. G., & Thompson, D. J. (1952). A generalization of sampling without replacement from a finite universe. *Journal of the American Statistical Association, 47*, 663–685.

Lohr, S. L. (2010). *Sampling: Design and analysis* (2. Aufl.). Hoboken: Wiley.*

Meng, X.-L. (2018). Statistical paradises and paradoxes in big data (I): Law of large populations, big data paradox, and the 2016 US Presidential Election. *The Annals of Applied Statistics, 12*(2), 685–726.

Särndal, C.-E., Swensson, B., & Wretman, J. (1992). *Model assisted survey sampling*. New York: Springer.*

---

[1]Die zur Vertiefung des Stoffes besonders empfehlenswerte Literatur ist mit einem Stern am Ende des Literaturhinweises gekennzeichnet.

Die Survey-Praxis – Schätzen unter Realbedingungen

3

3.1 Labor- versus Realbedingungen

Nach den Ausführungen zu den theoretischen Grundlagen der Survey-Statistik in Kap. 1 und ihrer Umsetzung im Ziehungsverfahren der einfachen Zufallsauswahl in Kap. 2, ist es nun Zeit dafür, in diesem Kapitel aus den *Labor*bedingungen des Urnenmodells herauszutreten und diese Vorgehensweisen auch unter *Real*bedingungen zu betrachten (vgl. Quatember 2019). Denn in der Theorie (siehe Abb. 2.1) ist beispielsweise nicht vorgesehen, dass zur Zielpopulation U gehörende Kugeln sich nicht in der Urne befinden, wenn sie gezogen wurden, bzw. gezogene Kugeln ihre Farbe nicht preisgeben oder dem Ziehenden nicht die korrekte Farbe anzeigen. In der Survey-Praxis jedoch kann möglicherweise ein Teil der Zielpopulation tatsächlich nicht ausgewählt werden, ein anderer Teil die Auskunft verweigern und ein weiterer bewusst oder unbewusst falsche Auskünfte zum Erhebungsgegenstand geben. Ferner kann ein (vielleicht sogar: „Big") Datensatz vorliegen, mit dem man auf eine interessierende Population rückschließen möchte, dessen Zustandekommen aber auf keiner zufälligen Ziehung aus dieser Population basiert (siehe Kap. 9).

Betrachten wir unter diesem Gesichtspunkt den im Kap. 1 eingeführten Horvitz-Thompson-Schätzer

$$t_{HT} = \sum_s d_k \cdot y_k$$

nach (1.11) mit den durch das vorgegebene Stichprobenverfahren für die Stichprobe s bestimmten Designgewichten d_k. Dieser Schätzer ist unter den Laborbedingungen des Urnenmodells – wie in Abschn. 1.5.1 gezeigt – design-unverzerrter Schätzer für die Merkmalssumme

$$t = \sum_U y_k.$$

A. Quatember, *Datenqualität in Stichprobenerhebungen*, Statistik und ihre Anwendungen, https://doi.org/10.1007/978-3-662-60274-4_3

Wie aber wirkt es sich auf die Qualität des Schätzers aus, wenn man diesen unter Realbedingungen z. B. bei Auftreten von Antwortausfällen betrachtet oder wenn man ihn verwendet, ohne dass tatsächlich die den vorgegebenen Designgewichten entsprechende Zufallsstichprobe vorliegt? – Unter Realbedingungen werden bei Anwendung des Horvitz-Thompson-Schätzers implizit tatsächlich verschiedene Annahmen bezüglich des Auftretens von Nichtstichprobenfehlern gemacht (wie dies in der Repräsentativitätsdefinition 2 in Abschn. 1.2 gefordert wird), die im Nachfolgenden im Einzelnen besprochen werden. Immer wenn in der Survey-Praxis gegen diese impliziten Annahmen verstoßen wird, besteht der Gesamterhebungsfehler, das ist die Differenz zwischen Schätzer und Parameter, nicht mehr nur aus einer Stichprobenfehlerkomponente, sondern auch aus einer verzerrenden Nichtstichprobenfehlerkomponente, welche im Allgemeinen die Nichtrepräsentativität der Stichprobe in Hinblick auf die Untersuchungsmerkmale nach sich zieht. In diesen Fällen können explizit statistische Modelle formuliert werden, welche die Abweichungen von den Laborbedingungen erklären und auf deren Basis deren negative Auswirkungen vermindert werden sollen.

3.2   Implizite Annahmen und explizite Modelle

3.2.1   Die Operationalisierungsannahme

Die erste der angesprochenen impliziten Annahmen bei Anwendung des universellen Schätzers

$$t_{HT} = \sum_s d_k \cdot y_k$$

für t auf einen – wie auch immer zustande gekommen – Datensatz ist, dass die Variable y das misst, was gemessen werden soll. Der Forschungsgegenstand muss also adäquat operationalisiert worden sein. So muss man sich zum Beispiel bei der PISA-Studie, einer Stichprobenerhebung der OECD zur Kompetenz von Schülerinnen und Schülern einer bestimmten Altersklasse in den Fächern Mathematik, Naturwissenschaften und Lesen (vgl. OECD 2018), die Frage stellen, ob durch das Bewältigen der verwendeten Testaufgaben tatsächlich diese Kompetenzen gemessen werden. Eine auf den ersten Blick ungewöhnliche, jedoch durchaus übliche Vorgehensweise zur Umgehung dieses Problems besteht darin, eine bestimmte individuelle Leistungsfähigkeit einfach mit dem Resultat einer zur Messung dieser Fähigkeit konzipierten Testanordnung gleichzusetzen wie dies etwa in der Psychologie bei der Gleichsetzung der individuellen Intelligenz von Menschen mit dem Ergebnis bei einem Intelligenztest der Fall ist.

Ein Beispiel für das Misslingen einer solchen Operationalisierung aus dem Bereich der „Big Data"-Analysen ist die Verwendung von Statistiken über eingegebene Google-Suchbegriffe mit Grippebezug zur Schätzung der Grippeprävalenz. Nach anfänglichen Erfolgen führten Veränderungen in den Algorithmen für die automatisch angezeigten

Suchvorschläge zusammen mit einer durch Medien berichte erzeugten Zunahme an einschlägigen Suchanfragen zu einer dauerhaften Fehlschätzung der tatsächlichen Gripperate durch diese Vorgehensweise, da diese Suchbegriffe ihren diesbezüglichen Vorhersagewert verloren (vgl. Lazer et al. 2014). Die große Stichprobe wurde mithin in Hinblick auf das Untersuchungsmerkmal nichtrepräsentativ.

3.2.2 Die Annahme über den Auswahlrahmen

Eine weitere Annahme, die in der Survey-Praxis bei Anwendung von

$$t_{HT} = \sum_s d_k \cdot y_k$$

auf einen Datensatz mit dem Ziel der Schätzung von t implizit gemacht wird, ist diejenige, dass für den Datensatz, also die Stichprobe s, gilt, dass sie aus der Zielpopulation U entnommen wurde. In anderen Worten bedeutet das, dass der tatsächlich verwendete *Auswahlrahmen* U_F (engl.: *sampling frame*), das ist eine verfügbare „Liste" von *Auswahleinheiten,* die dazu dient, die konkrete Auswahl der Stichprobenelemente durchführen zu können, mit der Zielpopulation übereinstimmen muss: $U_F = U$. Dabei müssen die Auswahleinheiten nicht unbedingt mit den Erhebungseinheiten übereinstimmen, über die Informationen erhoben werden sollen. So können etwa in der PISA-Studie einzelne Schulen die Auswahleinheiten sein, die aus einer diesbezüglichen Liste ausgewählt werden, und die diese Schulen besuchenden Schülerinnen und Schüler die Erhebungseinheiten. Ziehungen von Flächenstücken an Stelle von Erhebungseinheiten sind ebenso möglich wie eine zufällige Generierung von Telefonnummern (vgl. etwa: Gabler und Häder 2007). Im besten Fall sollte weder *Overcoverage* ($U \subset U_F$) noch *Undercoverage* ($U_F \subset U$) vorliegen bzw., falls doch $U_F \neq U$ gilt, nur ein vernachlässigbarer *Coveragefehler* auftreten, sich also in Hinblick auf die Verteilung der Untersuchungsvariablen y der Auswahlrahmen und die Zielpopulation nur gering unterscheiden.

Der *Coveragebias* (zum Begriff „Bias" siehe: Abschn. 1.4.1), das ist die durch den Coveragefehler verursachte Verzerrung des Schätzers in Bezug auf den Parameter, ist zum Beispiel *die* Herausforderung bei der Verwendung von t_{HT} bei der Analyse von großen Datensätzen („Big Data") in der Survey-Statistik. Im Allgemeinen werden bei Anwendung nichtzufälliger Stichprobenverfahren, bei denen man es also nicht dem Zufall überlässt, wer in die Stichprobe kommt und wer nicht, große Teile der Population, auf die rückgeschlossen werden soll, von der Auswahl ausgeschlossen (siehe Kap. 9).

Bei Overcoverage lässt sich eine Verzerrung dadurch vermeiden, dass man nicht zu U gehörende aus dem Auswahlrahmen U_F gezogene Einheiten im Rahmen der Erhebung einfach nicht zu einem Bestandteil der Stichprobe werden lässt. Bei Undercoverage lässt sich durch die Betrachtung von mit den Untersuchungsvariablen statistisch zusammenhängenden Kovariablen, deren Verteilungen in U_F und in U bekannt sind, die Annahme des fehlenden Coveragebias überprüfen.

Im Zweifel wird der Auswahlrahmen U_F häufig einfach zur Zielpopulation erklärt, was natürlich bei den gezogenen Rückschlüssen dokumentiert werden muss. Eine weniger problematische Möglichkeit besteht darin, aufgrund der Unterschiede in den Kovariablen explizit statistische Modelle über die Verteilungen von y in U_F und U zu formulieren und darauf basierend Adjustierungen vorzunehmen, die in die Schätzung von t einfließen (z.B. durch den Ansatz der Verhältnisschätzung in Abschn. 4.1.1).

3.2.3 Die Annahme über das Stichprobenverfahren

Bei Verwendung des Schätzers

$$t_{HT} = \sum_s d_k \cdot y_k$$

wird ferner implizit angenommen, dass die realisierte Stichprobe s mit den im Schätzer über ihre Reziprokwerte in die Designgewichte d_k einfließenden Aufnahmewahrscheinlichkeiten π_k gezogen wurde oder dass bei einem tatsächlich davon abweichenden Stichprobenverfahren P zumindest nur ein vernachlässigbarer *Selektionsfehler* auftritt. Von einem *Selektionsbias* spricht man folglich, wenn eine Verzerrung des verwendeten Schätzers t_{HT} durch eine von der Annahme über die Aufnahmewahrscheinlichkeiten abweichende Selektion der Stichprobeneinheiten verursacht wurde.

Um das ganze Ausmaß der Auswirkung der Verwendung von der Ziehungsrealität nicht entsprechenden Designgewichten (und demgemäß eines dem tatsächlich verwendeten Stichprobenverfahren nicht entsprechenden Schätzers) auf die Schätzergenauigkeit zu erfassen, betrachten wir den eigentlich für SI-Auswahlen konzipierten Horvitz-Thompson-Schätzer t_{SI} nach (2.1). Zu diesem Zweck entwickeln wir t_{SI} folgendermaßen (vgl. Ardilly und Tillé 2006, S. 111 ff., Meng 2018, S. 689 ff.):

$$t_{SI} = \frac{N}{n} \cdot \sum_s y_k = \frac{N}{n} \cdot \sum_s (\varepsilon_k + \overline{y}) = \frac{N}{n} \cdot \sum_U I_k \cdot \varepsilon_k + t$$

mit dem Aufnahmeindikator $I_k = \mathbf{1}(k \in s)$ aus Abschn. 1.3 und der Abweichung ε_k des y-Wertes der k-ten Populationseinheit vom Gesamtmittelwert $\overline{y}$ von y: $\varepsilon_k = y_k - \overline{y}\ (k \in U)$. Wegen $\sum_U \varepsilon_k = 0$ lässt sich die Populationssumme $\sum_U I_k \cdot \varepsilon_k$ mit dem auf Basis der gezogenen Stichprobe s festen Mittelwert $\overline{I} = \frac{n}{N}$ der Aufnahmeindikatoren darstellen als

$$\sum_U I_k \cdot \varepsilon_k = \sum_U (I_k - \overline{I}) \cdot \varepsilon_k = \sum_U (I_k - \overline{I}) \cdot (y_k - \overline{y}) = (N - 1) \cdot S_{Iy}.$$

Darin ist

$$S_{Iy} = \frac{1}{N-1} \cdot \sum_U (I_k - \overline{I}) \cdot (y_k - \overline{y})$$

die „$(N-1)$-Populationskovarianz" (vgl. etwa: Särndal et al. 1992, S. 186) von I und y bei der gegebenen Stichprobe s. Diese lässt sich mit der Populationskorrelation ρ_{Iy} nach (4.13) in Abschn. 4.2.4 und den entsprechenden $(N-1)$-Varianzen

$$\begin{aligned}
S_I^2 &= \frac{1}{N-1} \cdot \sum_U (I_k - \overline{I})^2 \\
&= \frac{1}{N-1} \cdot \left[\left(1 - \frac{n}{N}\right)^2 \cdot n + \left(0 - \frac{n}{N}\right)^2 \cdot (N-n) \right] \\
&= \frac{n}{N-1} \cdot \left(1 - \frac{n}{N}\right)
\end{aligned}$$

und

$$S_y^2 = \frac{1}{N-1} \cdot \sum_U (y_k - \overline{y})^2$$

von I und y bestimmen durch

$$S_{Iy} = S_I \cdot S_y \cdot \rho_{Iy}.$$

Damit lässt sich der Schätzer t_{SI} bei gegebener Stichprobe folgendermaßen darstellen:

$$\begin{aligned}
t_{SI} &= \frac{N}{n} \cdot (N-1) \cdot S_{Iy} + t \\
&= \frac{N}{n} \cdot (N-1) \cdot \sqrt{\frac{n}{N-1} \cdot \left(1 - \frac{n}{N}\right)} \cdot S_y \cdot \rho_{Iy} + t \\
&= \sqrt{N^2 \cdot (1-f) \cdot \frac{S_y^2}{n}} \cdot \sqrt{N-1} \cdot \rho_{Iy} + t \\
&= \sqrt{V_{SI}(t_{SI})} \cdot \sqrt{N-1} \cdot \rho_{Iy} + t
\end{aligned}$$

mit der theoretischen Varianz $V_{SI}(t_{SI})$ des Schätzers t_{SI} bei tatsächlicher SI-Auswahl nach Formel (2.2). Damit ergibt sich nach (1.4) als sein Bias beim Stichprobenverfahren P, das ist $B_P(t_{SI}) = E_P(t_{SI}) - t$, der Ausdruck

$$\begin{aligned}
B_P(t_{SI}) &= E_P\left(\sqrt{V_{SI}(t_{SI})} \cdot \sqrt{N-1} \cdot \rho_{Iy} + t\right) - t \\
&= \sqrt{V_{SI}(t_{SI})} \cdot \sqrt{N-1} \cdot E_P(\rho_{Iy})
\end{aligned}$$

Die Verzerrung durch Verwendung des Schätzers t_{SI} beim Stichprobenverfahren P ist somit bei gegebener Populationsgröße und theoretischer Varianz $V_{SI}(t_{SI})$ abhängig vom Erwartungswert der Korrelation ρ_{Iy} von I und y in der P-Stichprobe. Beim SI-Verfahren ist diese

Korrelation null, weil die Aufnahme in die Stichprobe von y statistisch unabhängig ist. Trifft diese Unabhängigkeit beim tatsächlichen Stichprobenverfahren P aber nicht zu, dann weist t_{SI} eine Verzerrung in Hinblick auf den Parameter t auf. Diese nimmt selbst bei nur gering von null verschiedener Korrelation ρ_{Iy} große Ausmaße an, weil sie sich (bei gegebener theoretischer Varianz $V_{SI}(t_{SI})$) um das $\sqrt{N-1}$-fache „aufschaukelt".

Der Design-Effekt eines Stichprobenverfahrens P beim Schätzer t_{SI} ist nach (2.5) gegeben durch

$$deff(\text{P}, t_{SI}) = \frac{MSE_P(t_{SI})}{MSE_{SI}(t_{SI})} = \frac{MSE_P(t_{SI})}{V_{SI}(t_{SI})}$$

mit den mittleren quadratischen Fehlern $MSE_P(t_{SI})$ und $MSE_{SI}(t_{SI})$ der Anwendung des Schätzers t_{SI} bei den Stichprobenverfahren P bzw. SI. Für $MSE_P(t_{SI})$ nach (1.6), das ist der Erwartungswert der quadrierten Abweichung von t_{SI} von t in den möglichen Stichproben beim tatsächlich verwendeten Stichprobenverfahren P, gilt:

$$MSE_P(t_{SI}) = E_P[(t_{SI} - t)^2]$$

$$= E_P\left[\left(\sqrt{V_{SI}(t_{SI})} \cdot \sqrt{N-1} \cdot \rho_{Iy} + t - t\right)^2\right]$$

$$= V_{SI}(t_{SI}) \cdot (N-1) \cdot E_P(\rho_{Iy}^2)$$

Darin ist $E_P(\rho_{Iy}^2)$ die erwartete quadrierte Korrelation der Aufnahmeindikatoren I_k und der Werte y_k der interessierenden Variablen y bei Auswahl nach dem Stichprobenverfahren P. Daraus ergibt sich als Design-Effekt $deff(P, t_{SI})$ für das Stichprobenverfahren P mit dem Schätzer t_{SI}:

$$deff(P, t_{SI}) = (N-1) \cdot E_P(\rho_{Iy}^2) \qquad (3.1)$$

Der Erwartungswert $E_P(\rho_{Iy}^2)$ ist ebenso wie der Erwartungswert $E_P(\rho_{Iy})$ eine Maßzahl für die Abweichung der wahren Aufnahmewahrscheinlichkeiten beim tatsächlich verwendeten Stichprobenverfahren P von den im Schätzer t_{SI} verwendeten SI-Aufnahmewahrscheinlichkeiten und somit für den von Nicht-SI-Auswahlen hervorgerufenen Selektionsbias, bei Verwendung von t_{SI} nach einem SI-Ziehungsmodell. Für SI-Auswahlen (P = SI) gilt offenkundig: $E_P(\rho_{Iy}^2) = \frac{1}{N-1}$.

Man sieht: Der Design-Effekt $deff(P, t_{SI})$ hängt nicht von der Größe des Stichprobenumfangs n ab, denn diese wirkt sich in $MSE_P(t_{SI})$ nur auf den Faktor $V_{SI}(t_{SI})$ aus. Er hängt also nicht davon ab, wie „big" die Daten sind, sondern bei gegebener Populationsgröße N nur davon, wie stark, gemessen an $E_P(\rho_{Iy}^2)$, die wahren Aufnahmewahrscheinlichkeiten beim verwendeten Stichprobenverfahren P von den im Schätzer t_{SI} verwendeten SI-Aufnahmewahrscheinlichkeiten abweichen. Denn für $E_P(\rho_{Iy}^2) > \frac{1}{N-1}$ übernimmt die Verzerrung $B_P(t_{SI})$ die Hauptrolle im mittleren quadratischen Fehler $MSE_P(t_{SI})$. Für $deff(P, t_{SI}) > 1$ gilt, dass die Verwendung von $\widehat{V}_{SI}(t_{SI})$ als Schätzer der theoretischen

Schätzervarianz $\widehat{V}_P(t_{SI})$ unter dem tatsächlich verwendeten Stichprobenverfahren P die wahre Stichprobenstreuung von t_{SI} (eventuell sogar massiv) unterschätzt. Dies führt zu folgenden Effekten:

- Bei Berechnung von Konfidenzintervallen mit gewünschtem Sicherheitsniveau $1 - \alpha = 0{,}95$ werden zu geringe Überdeckungswahrscheinlichkeiten realisiert und
- bei Durchführung von Signifikanztests wird das vorgegebene Signifikanzniveau α überschritten, was dazu führt, dass unter der Nullhypothese zu viele signifikante Testergebnisse auftreten.

Ist N groß, dann führt sogar schon eine kleine Abweichung des tatsächlichen Auswahlprozesses von der SI-Annahme zu einem großen Design-Effekt mit eben diesen Konsequenzen. Das gilt es zu bedenken, wenn man bei komplexen Stichprobenverfahren die Formeln der einfachen Zufallsauswahlen verwenden möchte (vgl. etwa: Bacher 2009). Aber auch bei nichtzufälligen Stichprobenauswahlen und im damit verwandten Big Data-Kontext der Survey-Statistik wird bei Verwendung des Schätzers t_{SI} die Plausibilität des somit unterstellten SI-Stichprobenmodells so gut wie immer zweifelhaft sein (Kap. 9).

Um den Selektionsbias zu verringern, sollten solche Datensätze in der Schätzphase der Erhebung noch an bekannte Populationsverteilungen von mit den Untersuchungsmerkmalen statistisch zusammenhängenden Hilfsvariablen angepasst werden. Ein Beispiel für eine dazu verwendbare statistische Methode ist jene der nachträglichen Schichtung (siehe Abschn. 5.8).

3.2.4 Die Nonresponseannahme

Eine weitere implizite Annahme der Verwendung des Horvitz-Thompson-Schätzers

$$t_{HT} = \sum_s d_k \cdot y_k$$

nach (1.11) in der Praxis betrifft die Verfügbarkeit und Auskunftsbereitschaft aller Elemente der gezogenen Stichprobe s. Es wird demnach vorausgesetzt, dass keine *Antwortausfälle* (engl.: *nonresponse*) auftreten (auch nicht bei Erhebungen zu sensitiven Themen oder bei Surveys von schwer erreichbaren Bevölkerungsgruppen wie Menschen auf der Flucht bzw. schwer zu interviewenden Zielpopulationen wie alten Personen) oder dass der *Nonresponsefehler,* der sich in einem durch die Antwortausfälle bedingten *Nonresponsebias* manifestiert, vernachlässigbar gering ist.

Die Survey-Praxis zeigt, dass der Nonresponse durch Nichtkontakt, Teilnahmeunwilligkeit und Antwortverweigerung selbst im Bereich der offiziellen Statistik bei häufig verpflichtender Teilnahme an Surveys wie dem „Labour Force Survey", das ist die EU-Arbeitskräfteerhebung, stetig zunimmt (vgl. etwa: de Leeuw et al. 2018). Bei Auftreten von Nonresponse wird eine gezogene Stichprobe s vom Umfang n hinsichtlich der interessierenden Variablen y zerlegt in eine *Responsemenge* r $(r \subseteq s)$ vom Umfang n_r, in der die y-Werte beobachtet werden, und eine *Missingmenge* m $(m = s - r)$ vom Umfang n_m, in der diese nicht beobachtet werden $(n = n_r + n_m)$. Dabei unterscheidet man zwischen *Unit-Nonresponse,* von dem man spricht, wenn von der betreffenden Erhebungseinheit zum Beispiel durch deren Nichtantreffen keinerlei Stichprobendaten einzuholen sind, und *Item-Nonresponse,* der dann auftritt, wenn eine an der Erhebung eigentlich teilnehmende Person bei einem oder mehreren, aber nicht bei allen Erhebungsmerkmalen (= Items), etwa wegen der Sensitivität bestimmter Merkmale die Auskunft verweigert. Dies zerlegt für solche Merkmale die Missingmenge m weiter in einen Teil m_u mit Unit- und einen Teil m_i mit Item-Nonresponse (siehe Abb. 3.1): $m = m_u \cup m_i$ $(m_u \cap m_i = \emptyset)$.

Für den Horvitz-Thompson-Schätzer (1.11) ergibt sich damit folgende Darstellung:

$$t_{HT} = \sum_s d_k \cdot y_k = \sum_r d_k \cdot y_k + \sum_m d_k \cdot y_k \tag{3.2}$$

Nur wenn die Menge m leer ist $(s = r)$ wird (3.2) zu $t_{HT} = \sum_s d_k \cdot y_k$ nach (1.11). Die völlige Absenz von Antwortausfällen wird damit zu einem Sonderfall der Miteinbeziehung von Nonresponse in die Schätzung. Ist m in (3.2) jedoch nicht leer, dann entsteht das Problem, dass der zweite Summand gar nicht bestimmt werden kann.

Die Responsemenge r der Antwortenden bei nichtleerer Missingmenge einfach für die Menge s aller Stichprobenelemente auszugeben *(Available Cases-Analyse),* kann sich, wenn sich die Antwortenden von den Nichtantwortenden bei den Erhebungsmerkmalen unterscheiden, in einer Verzerrung des Schätzers in unbekanntem Ausmaß niederschlagen, die

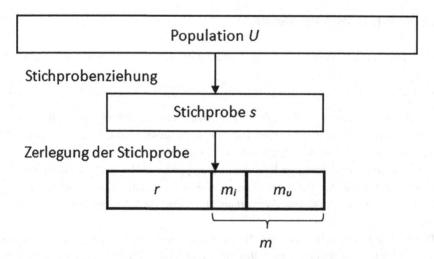

Abb. 3.1 Die Zerlegung einer Stichprobe s bei Vorliegen von Item- und Unit-Nonresponse in eine Responsemenge r und eine Missingmenge m

des Weiteren zum Beispiel die Validität von Konfidenzintervallen und das Signifikanzniveau von statistischen Hypothesentests massiv beeinträchtigen kann. Diese Verzerrung manifestiert sich z. B. im Design-Effekt (3.3) einer durch Antwortausfälle „kontaminierten" SI-Auswahl bei Verwendung des Schätzers t_{SI} auf den Datensatz der Responsemenge. Dieser Design-Effekt wurde in Abschn. 3.2.3 zur Darstellung der Auswirkung einer selektionsbedingten Verzerrung betrachtet. Bei Auftreten von Nonresponse wird darin der Aufnahmeindikator I als Responseindikator $R = \mathbf{1}(k \in r)$ der Populationseinheiten interpretiert. Ist die Teilnahmebereitschaft nicht statistisch unabhängig vom Untersuchungsmerkmal y, so gilt $E_P(\rho^2_{Ry}) > \frac{1}{N-1}$. Dies resultiert wegen der aufgetretenen Antwortausfälle (und einem dann jedenfalls nicht mehr zutreffenden Selektionsmodell) für den verbliebenen Datensatz P in einem Design-Effekt

$$deff(P, t_{SI}) = (N - 1) \cdot E_P(\rho^2_{Ry}) \tag{3.3}$$

mit $deff(P, t_{SI}) > 1$.

Die Menge r ist eben nur eine Stichprobe aus der Teilgesamtheit der teilnahmebereiten Erhebungseinheiten und keine aus der eigentlich interessierenden Population. Ein Beispiel für eine solche Auswirkung dieser Vorgehensweise dürfte die häufige Unterschätzung von Populationsanteilen an sozial nicht erwünschtem Verhalten sein.

Die beste Art und Weise, mit Abweichungen von der Nonresponseannahme umzugehen, ist selbstverständlich, Antwortausfälle überhaupt zu vermeiden. Keine noch so ausgeklügelte Methode der nachträglichen Kompensation von Antwortausfällen ist so gut wie die Beobachtung der richtigen Werte. Die von empirischen Sozialforschern diesbezüglich durchgeführten Untersuchungen aus dem Bereich der Survey-Methodologie reichen vom Sinn motivierender Ankündigungen, der Wahl der geeigneten Erhebungstechnik, der Bestimmung einer vernünftigen Anzahl von Kontaktversuchen bis hin zu Studien zur Auswirkung finanzieller und materieller Anreize (vgl. etwa: Groves et al. 2004, S. 189 ff. oder Lohr 2010, Abschn. 9.3). Schon Dillman (1978) integrierte solche „Design Features" in sein System der „totalen Designmethode" (engl.: *Total Design Method*), das bei Befragungen zu durchlaufen ist, um akzeptable Responseraten zu gewährleisten. Alle diesbezüglichen Möglichkeiten sollten jedenfalls zur Vermeidung von Antwortausfällen ausgeschöpft werden. Speziell bei nichtzufälligen Auswahlen (siehe Kap. 9), bei denen Nichtrespondierende üblicherweise einfach durch die nächste passende, kooperationsbereite Person ersetzt werden, wird Nonresponse aber häufig komplett ignoriert und der diesbezügliche einfachste Qualitätsindikator, die Nonresponserate, wird für solcherarts erhobene Datensätze nicht ausgewiesen.

Tritt trotz aller Bemühungen Nonresponse auf, dann gibt es nach (3.2) offenbar zwei Möglichkeiten, dennoch zu einer Schätzung des Parameters t zu gelangen (zur statistischen Auseinandersetzung mit Nonresponse siehe auch: Groves et al. 2002; Little und Rubin 2002; oder Särndal und Lundström 2006): Entweder man versucht, diese Schätzung nur auf Basis der Beobachtungen von y in r durchzuführen oder den zweiten Summanden von (3.2) zu schätzen. Beide Möglichkeiten benötigen zur Nutzung ein Modell über den *Nonresponsemechanismus*, womit eine Annahme über die Entstehung der Antwortausfälle gemeint ist.

Dabei spielen Hilfsvariable x wie zum Beispiel Alter, Geschlecht und Wohnort eine Rolle, die von Erhebungseinheiten selbst bei Unit-Nonresponse vorliegen können.

Little und Rubin (2002) unterscheiden drei Arten von Nonresponsemechanismen. Die fehlenden Daten sind *komplett zufällig fehlend* ($\equiv$ MCAR; engl.: *missing completely at random*), wenn die Teilnahmebereitschaft weder von Hilfsvariablen x, noch von der Studienvariablen y abhängt. Die Responsemenge r ist dann eine einfache Zufallsauswahl aus der Stichprobe s. Das Vorliegen dieses Nonresponsemechanismus wird offenbar dann unterstellt, wenn Nonresponse in einer Available Cases-Analyse einfach ignoriert und r für s ausgegeben wird. Wenn die Teilnahmebereitschaft der Erhebungseinheiten zwar von den beobachtbaren Hilfsvariablen x, aber nicht vom Erhebungsmerkmal y selbst abhängt, nennt man die Daten *zufällig fehlend* ($\equiv$ MAR; engl.: *missing at random*). Diese beiden Arten von Antwortausfällen werden auch als *ignorierbarer Nonresponse* bezeichnet, weil er durch geeignete Modellierung kompensiert werden kann. Wenn aber die Antwortwahrscheinlichkeit einer Erhebungseinheit beim Merkmal y nicht alleine durch die Werte bei den Hilfsvariablen erklärt werden kann, sondern auch von den Ausprägungen des interessierenden Merkmals y selbst abhängt, dann sind die fehlenden Daten *nicht zufällig fehlend* ($\equiv$ NMAR; engl.: *not missing at random*). Dies wäre beispielsweise beim Untersuchungsmerkmal Einkommen der Fall, wenn Menschen mit hohem Einkommen weniger auskunftsbereit wären als Menschen mit niedrigem. Die Schätzung z. B. durch t_{HT} wird dann auch bei Verwendung von Hilfsvariablen, die mit dem Untersuchungsmerkmal korrelieren, sehr problematisch, so dass eine Verzerrung in der Regel nicht verhindert, sondern allenfalls gelindert werden kann.

Die Schätzung der Merkmalssumme t nach (3.2) für $m \neq \emptyset$ alleine auf Basis der in der Responsemenge r beobachteten y-Werte durchzuführen, erfordert klarerweise eine Erhöhung der Gewichte der einzelnen Elemente dieser Menge. Man spricht deshalb in diesem Zusammenhang von einer *Gewichtungsanpassung* ($\equiv$ W) (engl.: *weighting adjustment*; siehe dazu etwa: Bethlehem 2002). Der Schätzer für die Merkmalssumme t ist dann

$$t_W = \sum_r w_k \cdot y_k \tag{3.4}$$

mit den Gewichten

$$w_k = \frac{1}{\pi_k \cdot \tau_k} = \frac{d_k}{\tau_k}.$$

Darin ist τ_k die *Antwortwahrscheinlichkeit* (engl.: *response probability*) des k-ten Elements der Menge r. Um von einer Person eine Auskunft zu erhalten, muss diese in die Stichprobe gelangen (Wahrscheinlichkeit π_k) und die Antwort geben (Wahrscheinlichkeit τ_k). Daraus folgt: $w_k \geq d_k$. Die Missingmenge m bleibt leer, wenn für alle $k \in U$ gilt: $\tau_k = 1$. Dann entspricht der Schätzer t_W dem Horvitz-Thompson-Schätzer t_{HT}. Dies ist der Ansatz der klassischen Stichprobentheorie, die sich als reine „Fullresponsetheorie" auffassen lässt. Ist m jedoch nicht leer, dann müssen die einzelnen Stichprobenelemente eine höhere Anzahl von Elementen der Population repräsentieren als dies ursprünglich geplant war. Sie haben durch den Nonresponse sozusagen eine höhere „Repräsentationslast" zu tragen.

Im Schätzer t_{HT} für die Merkmalssumme t ist bei SI-Auswahl und vollem Response das Designgewicht bei $N = 1000$ und $n = 200$ für alle $k \in U$ z. B. durch $d_k = 5$ gegeben. Gilt dann für die Größe der Responsemenge $n_r = 125$ (bzw. für jene der Missingmege $n_m = 75$) und wird ein MCAR-Nonresponse angenommen, dann lässt sich die Antwortwahrscheinlichkeit τ_k einer Erhebungseinheit für $w_k = \frac{d_k}{\tau_k}$ unter diesen Voraussetzungen z. B. plausibel durch die Responserate schätzen: $\tau_k = \frac{n_r}{n} = \frac{125}{200} = 0,625$. Das ergibt als Schätzer für die angepassten Gewichte w_k den Wert $w_k = \frac{5}{0,625} = 8$. Unter den gegebenen Bedingungen hat jedes respondierende Element acht statt ursprünglich fünf Populationseinheiten zu repräsentieren.

Die Problematik des Schätzers (3.4) liegt natürlich in der Schätzung der Antwortwahrscheinlichkeiten τ_k der respondierenden Elemente. Das diesen Wahrscheinlichkeiten zu Grunde liegende Antwortverhalten muss – wie oben beschrieben – modelliert werden. Die Frage, die sich dabei stellt, ist die nach der Adäquatheit des Modells, also nach der Übereinstimmung von Wirklichkeit und Modellierung dieser Wirklichkeit. Ein solcher Schätzer eines Parameters ist in der Terminologie der Survey-Statistik ein *modellbasierter Schätzer* (engl.: *model-based*). Er liefert bei Nichtzutreffen des bezüglich des Nonresponses angenommenen Modells verzerrte Schätzungen, wobei das Ausmaß der Verzerrung unbekannt bleibt. Solche Schätzungen müssen daher „unter den gegebenen Modellannahmen" berichtet werden und seriöserweise auch eine Modellbeschreibung als Information beinhalten. *Designbasierte* Schätzer wie der Horvitz-Thompson-Schätzer dagegen sind weder in Hinblick auf Unverzerrtheit noch auf Genauigkeit vom Zutreffen eines Modells abhängig. Allerdings darf dabei natürlich auch kein Nonresponse auftreten (zu dieser Kategorisierung von Schätzern siehe Def. 10 in Abschn. 4.1.2).

Beispiel 13

Nimmt man an, dass innerhalb von zwei unterschiedlichen, beobachtbaren Gruppen der Erhebungseinheiten (zum Beispiel unter den Frauen und unter den Männern) jeweils gleiche Antwortwahrscheinlichkeiten beim Erhebungsmerkmal y vorliegen, sich diese aber zwischen den beiden Gruppen unterscheiden, dann spricht man von *antworthomogenen Gruppen* (engl.: *response homogeneity groups*). Dabei wird den fehlenden Daten wegen der Beobachtbarkeit jenes Merkmals, das die Gruppen bildet, der MAR-Nonresponsemechanismus unterstellt. Für ein Element k der Gruppe i wird unter diesem Modell aus dem zu dieser Gruppe gehörenden Teil s_i der Stichprobe mit r_i, der Responsemenge aus s_i, durch

$$\widehat{\tau}_k = \frac{\sum_{r_i} d_k}{\sum_{s_i} d_k}$$

($i = 1, 2; k \in s_i$) eine intuitiv nachvollziehbare Schätzung für die Antwortwahrscheinlichkeiten der Elemente von s_i errechnet. Darin wird die Summe der Repräsentationslasten d_k der respondierenden Erhebungseinheiten durch die Summe der diesbezüglichen

Lasten aller Erhebungseinheiten der i-ten Stichprobengruppe dividiert. Bei einer einfachen Zufallsauswahl der Erhebungseinheiten aus U mit $d_k = \frac{N}{n}$ ergäbe dies mit n_{r_i}, der Anzahl der Antwortenden innerhalb von s_i,

$$\widehat{\tau}_k = \frac{\frac{N}{n} \cdot n_{r_i}}{\frac{N}{n} \cdot n_{s_i}} = \frac{n_{r_i}}{n_{s_i}}$$

($i = 1, 2$; $k \in s_i$). Das ist gerade die Responserate innerhalb von s_i, also etwa unter den Frauen oder unter den Männern der Stichprobe. Damit lassen sich die w_k's schätzen und darauf basierend t_W nach (3.4) berechnen:

$$t_W = \sum_r w_k \cdot y_k = \sum_{r_1} w_k \cdot y_k + \sum_{r_2} w_k \cdot y_k$$
$$\approx \frac{N}{n} \cdot \left(\frac{n_{s_1}}{n_{r_1}} \cdot \sum_{r_1} y_k + \frac{n_{s_2}}{n_{r_2}} \cdot \sum_{r_2} y_k \right) = \frac{N}{n} \cdot \sum_{i=1,2} n_{s_i} \cdot \bar{y}_{r_i}$$

mit $\bar{y}_{r_i}$, dem Stichprobenmittelwert von y in r_i, also unter den antwortenden Frauen beziehungsweise Männern.

Unterscheiden sich beim interessierenden Merkmal jedoch tatsächlich die Antwortenden von den Nichtantwortenden innerhalb der beiden Gruppen, dann ist das angenommene Nonresponsemodell falsch und der modellbasierte Schätzer, der damit berechnet wurde, verzerrt. Eine diesbezüglich plausible Modellierung ist jedenfalls von allerhöchster Wichtigkeit für die Qualität der gezogenen Rückschlüsse von der durch das Auftreten von Nonresponse „kontaminierten" Stichprobe auf die Zielpopulation.

Die zweite Möglichkeit, bei Auftreten von Antwortausfällen die Merkmalssumme t doch noch schätzen zu können, besteht im Versuch, den rechten Summanden in (3.2) zu schätzen. Dies erfolgt durch *Imputation* ($\equiv$ I) von Ersatzwerten y_k^i für die nicht beobachteten tatsächlichen Werte y_k ($k \in m$):

$$t_I = \sum_r d_k \cdot y_k + \sum_m d_k \cdot y_k^i \tag{3.5}$$

Die Basisidee dafür ist, dass man vorhandene Informationen x zu einer Erhebungseinheit, über die beim interessierenden Merkmal y keine Beobachtung vorliegt, nicht einfach ignorieren sollte. Wäre es nicht völlig absurd, wenn man den aufgetretenen Nonresponse bei der Frage nach dem aktuellen monatlichen Bruttoeinkommen in Euro einfach ignorieren und nur die beobachteten Daten zur Schätzung beispielsweise eines Mittelwerts heranziehen würde, wenn gleichzeitig über die Nichtantwortenden das vormonatliche Einkommen als Hilfsinformation zur Verfügung stünde?

Es sind verschiedene *Imputationsmethoden* zur Bestimmung geeigneter Ersatzwerte in Gebrauch, die auf unterschiedlichen Annahmen über den Nonresponsemechanismus basieren (vgl. etwa: Little und Rubin 2002, Kap. 5 und 6 oder Lohr 2010, Abschn. 8.6). Dabei werden Hilfsinformationen x über die nichtrespondierenden Erhebungseinheiten k ($k \in m$)

für eine „Schätzung" von y_k in verschiedenartiger Weise genutzt. Bei *deduktiver Imputation* werden z. B. logische Beziehungen zwischen Variablen wie zwischen Einkommensangaben in verschiedenen Währungen zur Schätzung der fehlenden Werte herangezogen. Eine *Cold-Deck-Imputation* verwendet Informationen zu fehlenden Werten aus anderen Quellen wie früheren Erhebungen (Einkommen des Vormonats). Der Name „Cold Deck" bezieht sich auf den dann schon kalten Stoß von Lochkarten, die bis in die 1970er-Jahre als Speichermedium für Daten verwendet wurden.

Bei der *Mittelwertsimputation* ersetzt der Mittelwert der interessierenden Variablen unter den Respondierenden die fehlenden Werte bei dieser Variablen unter den Nichtantwortenden. Je nachdem, ob den fehlenden Daten MCAR oder MAR unterstellt wird, wird der Mittelwert aller Respondierenden oder nur jener aus der gleichen als antworthomogen angenommenen Klasse wie der Nichtrespondierende imputiert. Um die Imputation des immer gleichen Wertes und die damit einhergehende Unterschätzung der Varianz der Variablen zu vermeiden, kann eine stochastische Mittelwertimputation angezeigt sein. Dabei werden beispielsweise aus einer Normalverteilung mit Mittelwert und Varianz der interessierenden Variablen unter allen Respondierenden beziehungsweise unter jenen einer bestimmten Klasse zufällige Ersatzwerte für die fehlenden Daten generiert.

Die *Zufalls-Hot-Deck-Imputation* verwendet im Modell MCAR als Spender für fehlende Daten beim interessierenden Merkmal die y-Werte von Respondierenden, die zufällig aus allen Erhebungseinheiten ausgewählt werden. Bei der Zufalls-Hot-Deck-Imputation innerhalb von Klassen liegt die MAR-Annahme zugrunde und es werden fehlende Werte y_k innerhalb unterschiedlicher Gruppen der Missingmenge (zum Beispiel innerhalb der Frauen und innerhalb der Männer) durch zufällige Auswahl von Ersatzwerten y_k^i aus den Werten von y derselben Gruppe in der Responsemenge ersetzt. Die Qualität der Berechnung von (3.5) in Hinblick auf die Schätzung des Parameters t ist dann davon abhängig, inwieweit diese Annahme zumindest annähernd zutrifft. Dabei können einem Empfänger gleich alle fehlenden Werte verschiedener Merkmale vom selben Datenspender zugeordnet werden, so dass die Korrelationsstruktur erhalten bleibt.

Die *Nächste-Nachbar-Imputation* wählt zu diesem Zweck keinen zufälligen, sondern einen in Hinblick auf vorab definierte Merkmale möglichst ähnlichen Spender aus.

Die aus der Sicht der Statistik naheliegendste Idee zur Datenimputation ist selbstverständlich die *Regressionsimputation*. Dabei werden die fehlenden Werte der Variablen y der Nichtrespondierenden aus einer mit den vorhandenen Daten (der Regressoren x und des Regressanden y) aller Antwortenden (beim MCAR-Nonresponsemodell) oder nur jener der gleichen Klasse (beim MAR-Modell) berechneten Regressionsgleichung prognostiziert. Bei der stochastischen Regressionsimputation wird zur Vermeidung der Unterschätzung der Varianz von y noch ein stochastischer Fehlerterm (engl.: *noise*) addiert.

Schließlich können mit ein und derselben stochastischen Imputationsmethode auch mehrere Ersatzwerte y_k^i für den tatsächlichen Wert y_k der Erhebungseinheit k imputiert werden (siehe: Rubin 1987). Durch diese *multiple Imputation* entstehen mehrere vollständige

Datensätze, in denen jeweils auf herkömmliche Weise (z. B. durch den Horvitz-Thompson-Schätzer t_{HT}) der interessierende Parameter (z. B. die Merkmalssumme t) geschätzt wird. Die unterschiedlichen Resultate der Schätzungen können als durch die Imputation der Daten verursachte, zusätzlich zum Stichprobenfehler auftretende Ungenauigkeit interpretiert und so additiv in die Berechnung der Varianzschätzung miteinbezogen werden (vgl. ebd., S. 76).

Gewichtungsanpassung und Datenimputation stehen zueinander nicht unbedingt in Konkurrenz. Die Gewichtungsanpassung eignet sich vor allem für die Kompensierung von Unit-Nonresponse während sich die Imputation fehlender Werte wegen der möglichen Verwendung von in der Erhebung eingeholten Hilfsinformationen mehr zur Kompensierung von Item-Nonresponse eignet. Da beide Nonresponsearten Bestandteil der meisten Erhebungen sind, können die beiden Methoden durchaus hintereinander ausgeführt werden, so dass zuerst für Item- und dann für Unit-Nonresponse kompensiert wird:

$$t_{IW} = \sum\nolimits_r w_k \cdot y_k + \sum\nolimits_{m_i} w_k \cdot y_k^i \tag{3.6}$$

In der nun schon vom Horvitz-Thompson- oder vom Verhältnisschätzer bekannten Veranschaulichung der Schätzprozedur als Generierung einer Pseudopopulation werden, nachdem die in der Item-Nonresponsemenge m_i fehlenden y-Werte durch imputierte Werte y^i zur Bildung der auf diese Weise ergänzten Responsemenge r_I ersetzt wurden, durch Gewichtungsanpassung diese y- und y^i-Werte w_k-mal statt nur d_k-mal repliziert ($k \in s$). Auf diese Weise entsteht vor unserem geistigen Auge eine Pseudopopulation U_{IW}^*, in der wir die Merkmalssumme t aus U durch die Merkmalssumme t_{IW} schätzen, indem die auf diese Weise replizierten y- und y^i-Werte aufsummiert werden (Abb. 3.2).

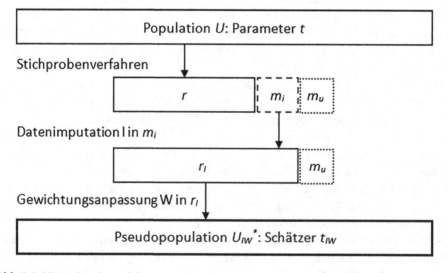

Abb. 3.2 Hintereinanderausführung von Datenimputation und Gewichtungsanpassung

3.2.5 Die Mess- und Datenverarbeitungsannahme

Mit der Anwendung des Schätzers

$$t_{HT} = \sum_s d_k \cdot y_k$$

nach (1.11) wird zudem implizit angenommen, dass es im Mess- und Datenverarbeitungsprozess zu keinen Fehlern kommt. *Messfehler* können durch bewusste oder unbewusste
falsche Angaben oder durch defekte Messgeräte (z. B. Waagen, deren Anzeigen inkorrekt
sind) verursacht werden. Auch beispielsweise durch falsch vorgenommene Kodierungen
erzeugte *Datenverarbeitungsfehler* treten unter Laborbedingungen nicht auf. Auch diese
Fehler beeinträchtigen selbstverständlich die Inferenzqualität der Stichprobenresultate.

Bei Surveys zu heiklen Themen wie z. B. Drogenmissbrauch, Sexualverhalten, häusliche
Gewalt oder Steuerdelikte wird die Responsemenge r möglicherweise unterteilt in eine
Menge w mit wahren und eine Menge f mit falschen Antworten: $r = w \cup f$ $(w \cap f = \emptyset)$.
Solche *Falschantworten* sind noch unangenehmer als Nichtantworten (Abschn. 3.2.4), weil
sie meist nicht von den wahren Antworten unterscheidbar sind und deshalb unerkannt in
den Daten zu verarbeitenden verbleiben.

Für den Horvitz-Thompson-Schätzer nach (1.11) ergibt sich damit folgende Darstellung:

$$t_{HT} = \sum_s d_k \cdot y_k = \sum_w d_k \cdot y_k + \sum_f d_k \cdot y_k \qquad (3.7)$$

Die Verfahren der Survey-Methodologie zur Gewährleistung einer guten Datenqualität
in Umfragen (vgl. etwa: Groves et al. 2004), die bereits im Abschn. 3.2.4 zur Vermeidung
von Nonresponse erwähnt wurden, sollten allesamt standardmäßig durchlaufen werden,
auch um bewusste Falschantworten zu vermeiden. Ferner können von den Respondierenden
Auskünfte auch unbewusst falsch oder ungenau gegeben werden wie dies z. B. bei der Frage
nach dem Einkommen wohl der Regelfall ist.

Auch statistische Methoden, wie zum Beispiel die *indirekten Befragungsdesigns,* zielen
gleichzeitig auf die Nonresponse- und die Falschantwortproblematik ab. Dabei handelt es
sich um alternative Befragungstechniken, die an Stelle der direkten Befragung zu einem heiklen Thema eine zufällig ausgewählte Frage setzen. Soll etwa der Anteil jener Studierenden
geschätzt werden, die an der Prüfung in einer Lehrveranstaltung des letzten Semesters gegen
die Prüfungsregeln verstoßen haben, so kann eine Befragungsperson instruiert werden, nach
einem vorgegebenen Zufallsmechanismus (zum Beispiel durch Würfeln), dessen Ausgang
dem Datenerheber verborgen bleibt, entweder die heikle Frage oder eine völlig harmlose wie
„Haben Sie in den ersten neun Monaten des Jahres Geburtstag?" zu beantowrten. Die Idee
ist, dass durch die für den Datenerhebenden vorhandene Nichtidentifizierbarkeit der Frage,
auf die geantwortet wird, und dem damit verbundenen erhöhten Schutz der Privatsphäre
der zu Befragenden deren Bereitschaft zur Kooperation steigt. Wegen des bekannten Wahr-
scheinlichkeitsmechanismus der Frageauswahl ermöglichen diese Methoden aber dennoch

eine Schätzung des interessierenden Parameters aus dem Aggregat der erhaltenen Antworten (vgl. etwa: Quatember 2009).

Treten Mess- oder Verarbeitungsfehler letztlich in nicht vernachlässigbarem Ausmaß auf, dann kann ein diesbezügliches explizit formuliertes statistisches Modell, das den Mechanismus erklärt, der zu den falschen Beobachtungen geführt hat (z. B. bei Defekt eines Messgeräts), zur Korrektur von Schätzern dienen (vgl. etwa: Särndal et al. 1992, S. 601 ff.).

In den nachfolgenden Kapiteln setzen wir zur Darstellung der Funktionsweise verschiedener Stichproben- und Schätzverfahren wieder Laborbedingungen voraus. Das bedeutet, dass wir davon ausgehen, dass die Variable y korrekt operationalisiert wurde, ein perfekter Auswahlrahmen vorliegt, die Stichprobenziehung nach dem gewünschten Stichprobenverfahren erfolgt, Antwortausfälle und Falschantworten vermieden werden und auch Verarbeitungsfehler nicht auftreten. Sind diese Bedingungen nicht alle erfüllt, dann können die in diesem Abschnitt beschriebenen modellbasierten Methoden verwendet werden, um unter den diesbezüglichen Annahmen dennoch interessierende Parameter schätzen zu können.

3.3   Zusammenfassung und neue Notationen

In der Survey-Praxis ist für den Gesamterhebungsfehler, der sich aus dem Stichproben- und dem Nichtstichprobenfehler zusammensetzt, auch diese zweite Komponente zu berücksichtigen. Der Fokus liegt dabei auf jenen Annahmen, die implizit getroffen werden, wenn ein designbasierter Schätzer wie der Horvitz-Thompson-Schätzer verwendet wird und auf den modell-basierten statistischen Reparaturmethoden, die bei Abweichungen von diesen Annahmen zum Einsatz kommen können. Diese unter Laborbedingungen erfüllten Annahmen betreffen die verschiedenen Aspekte des Erhebungsprozesses von der Operationalisierung der Forschungsfragen, dem Auswahlrahmen für die Stichprobenziehung, dem Stichprobenverfahren, dem Antwortverhalten bis hin zum Datenverarbeitungsprozess. Insbesondere wurde der Effekt einer Abweichung des angewendeten Selektionsprozesses von der im eingesetzten Schätzer durch die Vorgabe der Designgewichte impliziten diesbezüglichen Annahme diskutiert.

Folgende Notationen wurden in diesem Kapitel unter anderem eingeführt:

x … Vektor der Hilfsvariablen
r … Responsemenge
m … Missingmenge
m_u … Unit-Nonresponsemenge
m_i … Item-Nonresponsemenge
w … Menge mit wahren Antworten
f … Menge mit falschen Antworten
n_r … Umfang der Responsemenge
n_m … Umfang der Missingmenge

W	...	Gewichtungsanpassung
t_W	...	Merkmalssummenschätzer bei Gewichtungsanpassung
w_k	...	Gewicht des k-ten Elements bei Gewichtungsanpassung
τ_k	...	Antwortwahrscheinlichkeit des k-ten Elements
$\widehat{\tau}_k$	...	Schätzer für die Antwortwahrscheinlichkeit des k-ten Elements
I	...	Datenimputation
t_I	...	Merkmalssummenschätzer bei Datenimputation
y_k^i	...	imputierter Wert von y bei der k-ten Erhebungseinheit
t_{IW}	...	Merkmalssummenschätzer bei Hintereinanderausführung von Datenimputation und Gewichtungsanpassung

Literatur[1]

Ardilly, P., & Tillé, Y. (2006). *Sampling methods. Exercises and solutions*. New York: Springer.

Bacher, J. (2009). Analyse komplexer Stichproben. In M. Weichbold, J. Bacher, & C. Wolf (Hrsg.), *Umfrageforschung – Herausforderungen und Grenzen*. Wiesbaden: VS Verlag.

Bethlehem, J. (2002). Weighting nonresponse adjustments based on auxiliary information. In R. M. Groves, D. A. Dillman, J. L. Eltinge, & R. J. A. Little (Hrsg.), *Survey nonresponse*. New York: Wiley (Kap. 18).

de Leeuw, E., Hox, J., & Luiten, A. (2018). International nonresponse trends across countries and years: An analysis of 36 years of labour force survey data. *Survey Methods: Insights from the Field*. https://surveyinsights.org/?p=10452. Zugegriffen: 10. Juli 2019.

Dillman, D. A. (1978). *Mail and telephone surveys: The total design method*. New York: Wiley InterScience.

Gabler, S., & Häder, S. (2007). Mobilfunktelefonie – Eine Herausforderung für die Umfrageforschung. ZUMA-NACHRICHTEN Spezial, Bd. 13.

Groves, R. M., Dillman, D. A., Eltinge, J. L., & Little, R. J. A. (Hrsg.). (2002). *Survey nonresponse*. New York: Wiley.*

Groves, R. M., Fowler, F. J., Couper, M. P., Lepkowski, J. M., Singer, E., & Tourangeau, R. (2004). *Survey methodology*. Hoboken: Wiley.*

Lazer, D. M., Kennedy, R., King, G., & Vespignani, A. (2014). The parable of Google flu: Traps in big data analysis. *Science, 343*, 1203–1205.

Little, R. J. A., & Rubin, D. B. (2002). *Statistical analysis with missing data*. Wiley-Interscience. Hoboken: Wiley.*

Lohr, S. L. (2010). *Sampling: Design and analysis* (2. Aufl.). Boston: Brooks & Cole.*

Meng, X.-L. (2018). Statistical paradises and paradoxes in big data (I): Law of large populations, big data paradox, and the 2016 US presidential election. *The Annals of Applied Statistics, 12*(2), 685–726.*

OECD. (2018). PISA 2018 for development technical report. Paris: OECD Publishing. http://www.oecd.org/pisa/pisa-for-development/pisafordevelopment2018technicalreport/. Zugegriffen: 10. Juli 2019.

---

[1]Die zur Vertiefung des Stoffes besonders empfehlenswerte Literatur ist mit einem Stern am Ende des Literaturhinweises gekennzeichnet.

Quatember, A. (2009). A standardized technique of randomized response. *Survey Methodology, 35*(2), 153–163.

Quatember, A. (2019). Inferences based on probability sampling or nonprobability sampling – Are they nothing but a question of models? *Survey Methods: Insights from the Field.* https://surveyinsights.org/?p=11203. Zugegriffen: 10. Juli 2019.

Rubin, D. B. (1987). *Multiple imputation for nonresponse in surveys.* New York: Wiley.*

Särndal, C.-E., & Lundström, S. (2006). *Estimation in surveys with nonresponse.* Chichester: Wiley.*

Särndal, C.-E., Swensson, B., & Wretman, J. (1992). *Model assisted survey sampling.* New York: Springer.*

Es geht auch anders – Weitere Schätzmethoden für verschiedene Populationscharakteristika

4

4.1 Andere Schätzer für eine Merkmalssumme

4.1.1 Der Verhältnisschätzer

Betrachten wir in diesem Abschnitt Alternativen zum Horvitz-Thompson-Schätzer t_{HT} für die Merkmalssumme t von y. Diesen Schätzern ist gemeinsam, dass sie nicht wie der Horvitz-Thompson-Schätzer nur in der Designphase durch die Wahl des Stichprobenverfahrens und damit der Aufnahmewahrscheinlichkeiten für die Elemente der Population in die Stichprobe Hilfsinformationen verwenden, sondern dies auch in der *Schätzphase* der Erhebung (also erst nach Vorliegen der Daten) tun. Dabei wird die in Form weiterer Merkmale vorliegende Hilfsinformation explizit in die Schätzformel aufgenommen.

Wir bleiben bei unserer generellen Bezeichnung t für die interessierende Merkmalssumme von y in der Population U, obwohl wir im Nachfolgenden eine zweite (Hilfs-) Variable x in unsere Betrachtungen direkt miteinbeziehen. Für dieses zweite Merkmal x sei t_x die Merkmalssumme in U. Ferner sind t_{HT} beziehungsweise $t_{x,HT}$ die Horvitz-Thompson-Schätzer der Merkmalssummen von y und x in U.

Ein Beispiel eines solchen alternativen Schätzers für die Merkmalssumme t eines interessierenden Merkmals y ist der *Verhältnisschätzer* (oder *Quotientenschätzer*) t_{rat} (engl.: *ratio estimator*). Dieser errechnet sich auf folgende Weise:

$$t_{rat} = t_{HT} \cdot \frac{t_x}{t_{x,HT}} \tag{4.1}$$

Darin gilt nach (1.11)

$$t_{HT} = \sum_s d_k \cdot y_k$$

© Springer-Verlag GmbH Deutschland, ein Teil von Springer Nature 2019
A. Quatember, *Datenqualität in Stichprobenerhebungen*, Statistik und ihre Anwendungen,
https://doi.org/10.1007/978-3-662-60274-4_4

und

$$t_{x,HT} = \sum_s d_k \cdot x_k.$$

Dieser Verhältnisschätzer t_{rat} korrigiert (oder auch: *kalibriert*) den Horvitz-Thompson-Schätzer t_{HT} für t demnach an eine Hilfsvariable x bzw. an ihre bekannte Merkmalssumme t_x. Diesem Vorgehen liegt die plausible Vermutung zu Grunde, dass eine gezogene Stichprobe s, in der eine bekannte Merkmalssumme t_x durch den Horvitz-Thompson-Schätzer $t_{x,HT}$ unter- oder überschätzt wird, auch in Hinblick auf die Schätzung der eigentlich interessierenden Merkmalssumme t von y durch den Schätzer t_{HT} eine Unter- beziehungsweise Überschätzung liefern wird, falls die beiden Merkmale einen starken gleichsinnigen statistischen Zusammenhang aufweisen. Falls eine starke negative Korrelation vorliegt, kann statt des Verhältnisschätzers der sogenannte *Produktschätzer* verwendet werden, in dem in (4.1) der Quotient betreffend der Hilfsvariablen x umgedreht wird.

In Anlehnung an die Beschreibung der Vorgehensweise des Horvitz-Thompson-Schätzers durch die imaginäre Erzeugung einer artifiziellen oder Pseudopopulation (siehe Abschn. 1.5.1 und Abb. 1.5) lässt sich die Vorgehensweise des Verhältnisschätzers dadurch veranschaulichen, dass in t_{rat} der Schätzer t_{HT} noch mit dem konstanten Faktor $c \equiv \frac{t_x}{t_{x,HT}}$ multipliziert wird (Abb. 4.1):

$$t_{rat} = t_{HT} \cdot \frac{t_x}{t_{x,HT}} = \sum_s d_k \cdot y_k \cdot c$$

Im Gegensatz zur Idee von t_{HT} wird in t_{rat} der y-Wert jedes Stichprobenelements k nicht mit seinem Designgewicht d_k, sondern mit $d_k \cdot c$, also dem c-fachen des Designgewichts, multipliziert. Dem entspricht, dass der Wert y_1 des ersten Stichprobenelements $d_1 \cdot c$-mal repliziert wird, der Wert y_2 des zweiten Stichprobenelements $d_2 \cdot c$-mal und so fort bis

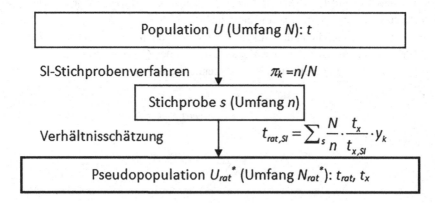

Abb. 4.1 Veranschaulichung der Idee des Verhältnisschätzers als Erzeugung einer Pseudopopulation

schließlich der Wert y_n des n-ten Stichprobenelements $d_n \cdot c$-mal repliziert wird. Es entsteht mit diesen „Klonen" der y-Werte der Stichprobe s demnach eine Pseudopopulation U_{rat}^*, in der jedes Element der Stichprobe c-mal so oft vorkommt wie in der Pseudopopulation U_{HT}^*, die der Horvitz-Thompson-Schätzer erzeugt (vgl. Abschn. 1.5.1). Ist $c < 1$, dann enthält U_{rat}^* weniger Elemente als U_{HT}^*, während für $c > 1$ der Umfang N_{rat}^* dieser artifiziellen Population größer als N_{HT}^* von U_{HT}^* ist. Die einzelnen Stichprobenelemente haben auf Basis der Über- bzw. Unterschätzung der Merkmalsumme t_x durch ihren Horvitz-Thompson-Schätzer $t_{x,HT}$ im Verhältnisschätzer weniger oder mehr Repräsentationslast zu tragen. Dadurch entsteht als Bild eine Pseudopopulation U_{rat}^*, in der die Merkmalsumme der replizierten x-Werte exakt der Merkmalsumme t_x der originalen x-Werte in der Population U entspricht. Deville und Tillé (2004) sprechen in diesem Zusammenhang von einem *balancierten Stichprobendesign* in Hinblick auf die Hilfsvariable x (S. 895). Der Verhältnisschätzer t_{rat} nach (4.1) schätzt somit die Merkmalsumme t von y in U durch die Merkmalsumme t_{rat} von y in U_{rat}^*.

Die Form des Schätzers (4.1) ist dabei ein Ergebnis der Anwendung eines wichtigen Prinzips der Schätzung von Parametern, die sich als eine Funktion mehrerer Populationsmerkmalsummen beschreiben lassen. Dieses Prinzip empfiehlt, die unbekannten Merkmalsummen durch ihre jeweiligen Horvitz-Thompson-Schätzer zu ersetzen (vgl. etwa: Särndal et al. 1992, S. 162 f.). Angenommen, man möchte den Quotienten $R = \frac{t}{t_x}$ (engl.: *ratio*) der Merkmalsummen der Variablen y und x schätzen. So könnte etwa das Pro-Kopf-Haushaltseinkommen in einer Haushaltserhebung oder der Ernteertrag pro Hektar in einer Erhebung von landwirtschaftlichen Betrieben von Interesse sein. Auch könnte in einer Stichprobenerhebung aus der erwerbstätigen Bevölkerung die Merkmalsumme der tatsächlichen Arbeitszeit innerhalb der Frauen und jene innerhalb der Männer geschätzt werden. Diesen Beispielen ist gemeinsam, dass sich bei Wiederholung der Stichprobenziehung nicht nur der Schätzer für den Zähler t (Summe aller Haushaltseinkommen, Gesamternteertrag, Gesamtarbeitszeit), sondern auch jener für den Nenner t_x (Anzahl der in allen Haushalten der Population lebenden Personen, Gesamthektaranzahl aller Betriebe, Anzahl der Frauen beziehungsweise Männer in der Population der Erwerbspersonen) ändern kann. Aus dem oben geschilderten Prinzip lässt sich nun als geeigneter Schätzer für R der Quotient

$$\widehat{R} = \frac{t_{HT}}{t_{x,HT}} \qquad (4.2)$$

der beiden Horvitz-Thompson-Schätzer für die Merkmalsummen t und t_x ableiten. Das Verhältnis $\widehat{R}$ der beiden Merkmalsummenschätzer soll also das tatsächliche Verhältnis R der wahren Merkmalsummen schätzen. Dabei ist t_{HT} als Horvitz-Thompson-Schätzer natürlich unverzerrt für t. Dieser Schätzer für die Merkmalsumme t wird nun noch multipliziert mit $\frac{1}{t_{x,HT}}$, also dem Reziprokwert des Merkmalsummenschätzers der Variablen x nach Horvitz-Thompson. Darin ist zwar $t_{x,HT}$ abermals unverzerrt für t_x, der Erwartungswert des Quotienten $\frac{1}{t_{x,HT}}$ ist jedoch nur nahe bei $\frac{1}{t_x}$, aber nicht exakt $\frac{1}{t_x}$. Deshalb ist $\widehat{R}$ nur ein annähernd unverzerrter Schätzer von R. Die Verzerrung wird dabei umso kleiner, desto größer der Stichprobenumfang wird (vgl. etwa: Särndal et al. 1992, S. 176 ff.). Dieser Schätzer $\widehat{R}$ wird in diesem Abschnitt bei der Varianzschätzung mittels Taylorlinearisierung von Schätzern weiter besprochen.

Für die Schätzung des Parameters t von y lässt sich der Verhältnisschätzer t_{rat} nach (4.1) direkt aus (4.2) ableiten: Wir schätzen nämlich die Merkmalssumme t von y, indem wir den Schätzer $\widehat{R} = \frac{t_{HT}}{t_{x,HT}}$, welcher den Quotienten $R = \frac{t}{t_x}$ schätzen soll, nur noch mit dem Parameter t_x multiplizieren:

$$t_{rat} = \widehat{R} \cdot t_x = t_{HT} \cdot \frac{t_x}{t_{x,HT}} = \sum_s d_k \cdot y_k \cdot \frac{t_x}{\sum_s d_k \cdot x_k}$$

In t_{rat} wird also der unverzerrte Schätzer t_{HT} multipliziert mit dem Quotienten $\frac{t_x}{t_{x,HT}}$, dessen Erwartungswert mit der eben für $\frac{1}{t_{x,HT}}$ gegebenen Argumentation zwar nahe bei, aber nicht exakt 1 ist. Somit ist also t_{rat} nicht unverzerrt für t. Die Verzerrung wird aber mit zunehmendem Stichprobenumfang geringer.

Bei einfacher Zufallsauswahl ist der Verhältnisschätzer t_{rat} nach (4.1) wegen $t_{SI} = N \cdot \overline{y}_s$ nach (2.1) gegeben durch:

$$t_{rat,SI} = t_{SI} \cdot \frac{t_x}{t_{x,SI}} = N \cdot \overline{y}_s \cdot \frac{t_x}{N \cdot \overline{x}_s} \tag{4.3}$$

Für die Veranschaulichung der Idee dieses Schätzers als Erzeugung einer Pseudopopulation (Abb. 4.1) gilt: $c = \frac{t_x}{N \cdot \overline{x}_s}$. Da man noch die Populationsgröße N aus (4.3) herauskürzen kann, ist also in einer SI-Stichprobe zur Berechnung des Verhältnisschätzers $t_{rat,SI}$ für die Merkmalssumme t die Merkmalssumme t_x von x in U lediglich im Verhältnis der Stichprobenmittelwerte von y und x zu korrigieren.

Beispiel 14

(vgl. Lohr 2010, S. 139 ff.) Um die Gesamtanzahl t der kranken Bäume in einer Waldfläche zu schätzen, wird diese in 100 gleich große Rechtecke zerlegt. 25 davon werden durch einfache Zufallsauswahl ausgewählt und in ihnen die aufwändige Feststellung des tatsächlichen Gesundheitszustands der Bäume durchgeführt und die wahre Anzahl y der kranken Bäume in jedem Rechteck erhoben. In den 25 zufällig ausgewählten Rechtecken ergibt sich bei diesen Messungen ein Mittelwert von $\overline{y}_s = 11,56$ tatsächlich kranken Bäumen pro Rechteck.

Ferner werden Expertinnen und Experten Luftaufnahmen aller 100 Rechtecke zur – im Vergleich zur Bestimmung des Gesundheitszustands – kostengünstigeren „Augenschätzung" x der tatsächlichen Anzahl y an kranken Bäumen in den einzelnen Rechtecken vorgelegt. Bezüglich dieser Hilfsinformation x besitzt der Mittelwert der Anzahl an krank vermuteten Bäumen pro Rechteck unter allen 100 Rechtecken den Wert 11,30 und unter den für die tatsächliche Messung 25 zufällig ausgewählten Rechtecken den Wert 10,60.

Die Horvitz-Thompson-Schätzung für die Gesamtanzahl t an kranken Bäumen ohne Verwendung der Hilfsinformation x lautet somit

$$t_{SI} = N \cdot \overline{y}_s = 100 \cdot 11{,}56 = 1156$$

Mit der Hilfsvariablen x, von der anzunehmen ist, dass sie stark mit y korreliert, ergibt sich nach (4.3) folgender Verhältnisschätzer für die Gesamtanzahl t an kranken Bäumen in der gesamten Waldfläche nach (4.3):

$$t_{rat,SI} = N \cdot \overline{y}_s \cdot \frac{t_x}{N \cdot \overline{x}_s} = 100 \cdot 11{,}56 \cdot \frac{100 \cdot 11{,}30}{100 \cdot 10{,}60} = 1232{,}3$$

Der Verhältnisschätzer hat die Horvitz-Thompson-Schätzung t_{SI} der Gesamtanzahl kranker Bäume durch Miteinbeziehung der in Hinblick auf y bedeutsamen und leichter beobachtbaren Information x nach oben korrigiert. Dies passiert rechnerisch dadurch, dass das Gewicht der einzelnen y-Werte in der SI-Stichprobe im Lichte der Hilfsinformation um das $(\frac{11,30}{10,60})$-fache von 4 auf $4 \cdot \frac{11,30}{10,60} = 4{,}264$ erhöht wird.

Bei der Anwendung eines solchen Schätzers wie des Verhältnisschätzers entsteht klarerweise gegenüber dem Horvitz-Thompson-Schätzer desselben Parameters zusätzlicher Aufwand durch die Notwendigkeit, eine geeignete Variable sowohl in der Stichprobe mitzuerheben als auch deren Merkmalssumme in der Population zu kennen. Außerdem ist der Verhältnisschätzer im Gegensatz zum Horvitz-Thompson-Schätzer nicht unverzerrt. Diese Nachteile können natürlich nur gerechtfertigt werden, wenn dadurch die Schätzgenauigkeit erhöht wird, wenn also die theoretische Varianz des so gewonnenen Schätzers geringer ist als jene des auf solche Hilfsinformationen verzichtenden Horvitz-Thompson-Schätzers.

Dabei ist die theoretische Varianz von t_{rat} formal nicht so leicht herleitbar, da t_{rat} im Gegensatz zu t_{HT} ein nichtlinearer Schätzer ist. Es gibt dafür aber eine Näherungslösung, denn bei einem Schätzer, der wie etwa der Schätzer $\widehat{R} = \frac{t_{HT}}{t_{x,HT}}$ nach (4.2) für einen Quotienten $R = \frac{t}{t_x}$ der beiden Merkmalssummen t_x und t der Merkmale x und y eine nichtlineare Funktion mehrerer Merkmalssummenschätzer ist, kann man sich zu diesem Zweck der Technik der *Taylorlinearisierung* bedienen. Dabei wird der nichtlineare Schätzer $\widehat{R}$ durch einen „Pseudoschätzer" $\widehat{R}_T$ approximiert, der eine lineare Funktion der Merkmalssummenschätzer ist. Der Pseudoschätzer ergibt sich dabei mathematisch als Lösung einer Taylorreihenentwicklung erster Ordnung des nichtlinearen Schätzers. In großen Stichproben wird sich der nichtlineare Schätzer $\widehat{R}$ annähernd so wie der so gewonnene lineare Pseudoschätzer $\widehat{R}_T$ verhalten. Für Letzteren lässt sich nun aber die theoretische Varianz leichter herleiten (siehe etwa: Särndal et al. 1992, Abschn. 6.6). Wenn die dafür nötigen partiellen Ableitungen durchgeführt werden können, dann kann die Methode bei allen Stichprobendesigns angewendet werden. Die Berechnungen sind jedoch für jeden nichtlinearen Schätzer eigens durchzuführen (siehe etwa: Lohr 2010, Abschn. 9.1).

Bei der Linearisierung des Schätzers $\widehat{R} = \frac{t_{HT}}{t_{x,HT}}$ ergibt sich beispielsweise folgende Taylorreihenentwicklung 1. Ordnung für den Pseudoschätzer $\widehat{R}_T$:

$$\widehat{R}_T = R + \left[\frac{\partial \widehat{R}}{\partial t_{HT}}(t, t_x) \right] \cdot (t_{HT} - t) + \left[\frac{\partial \widehat{R}}{\partial t_{x,HT}}(t, t_x) \right] \cdot (t_{x,HT} - t_x)$$

$$= R + \frac{1}{t_x} \cdot (t_{HT} - t) - \frac{t}{t_x^2} \cdot (t_{x,HT} - t_x) = R + \frac{t_{HT}}{t_x} - \frac{t \cdot t_{x,HT}}{t_x^2}$$

Darin bezeichnet $\frac{\partial \widehat{R}}{\partial t_{HT}}(t, t_x)$ die erste partielle Ableitung der Funktion $\widehat{R}$ nach t_{HT} an der Stelle (t, t_x). Die theoretische Varianz von $\widehat{R}_T$ beträgt mit den Parametern t und t_x:

$$V(\widehat{R}_T) = V\left(R + \frac{t_{HT}}{t_x} - \frac{t \cdot t_{x,HT}}{t_x^2} \right) = V\left(\frac{t_{HT}}{t_x} - \frac{t \cdot t_{x,HT}}{t_x^2} \right) = \frac{1}{t_x^2} \cdot V(t_{HT} - R \cdot t_{x,HT})$$

$$= \frac{1}{t_x^2} \cdot V\left(\sum_s d_k \cdot y_k - R \cdot \sum_s d_k \cdot x_k \right) = \frac{1}{t_x^2} \cdot V\left(\sum_s d_k \cdot \underbrace{(y_k - R \cdot x_k)}_{\equiv Z_k} \right)$$

$$= \frac{1}{t_x^2} \cdot V(t_{Z,HT})$$

$$(4.4)$$

Die Variable Z setzt sich zusammen aus den Differenzen des y-Wertes und des R-fachen x-Wertes aller Stichprobeneinheiten k. Somit gilt wegen $\widehat{R} \approx \widehat{R}_T$ bei einfachen Zufallsauswahlen mit der Varianzdarstellung (2.8) eines Horvitz-Thompson-Schätzers $t_{Z,HT}$ für die Merkmalssumme t_Z von Z:

$$V(\widehat{R}_{SI}) \approx \frac{N^2}{t_x^2} \cdot (1 - f) \cdot \frac{S_Z^2}{n}$$

Darin ist

$$S_Z^2 = \frac{1}{N-1} \cdot \sum_U (Z_k - \overline{Z})^2,$$

die $(N - 1)$-Varianz von Z.

In großen einfachen Zufallsstichproben gilt abgeleitet aus (4.4) folglich:

$$V(t_{rat,SI}) = V(\widehat{R} \cdot t_x) = t_x^2 \cdot V(\widehat{R}) \approx N^2 \cdot (1 - f) \cdot \frac{S_Z^2}{n} \qquad (4.5)$$

Demnach ist die theoretische Varianz des Verhältnisschätzers $t_{rat,SI}$ nach (4.5) kleiner als jene des Horvitz-Thompson-Schätzers t_{SI} nach (2.2) mit

$$V(t_{SI}) = N^2 \cdot (1 - f) \cdot \frac{S^2}{n},$$

wenn gilt: $S_Z^2 < S^2$. Dies ist offenbar dann der Fall, wenn die Differenzen zwischen den y-Werten und den mit dem Parameter R multiplizierten x-Werten bei den N Erhebungseinheiten der Population gering sind. Der Verhältnisschätzer $t_{rat,SI}$ ist also genauer als t_{SI}, wenn der statistische Zusammenhang zwischen der interessierenden Variablen y und der Hilfsvariablen x groß ist und sich durch eine Gerade durch den Ursprung des Koordinatensystems darstellen lässt (vgl. etwa: Lohr 2010, S. 133).

Diese Relevanz der Information von x in Bezug auf y ist ja auch die Grundidee der Verhältnisschätzung. Im perfekten Fall, wenn $y = t \cdot \frac{x}{t_x}$, ist $S_Z^2 = 0$ und es gilt tatsächlich: $V(t_{rat,SI}) = 0$. Das ist auch nachvollziehbar, denn bei einer solchen Beziehung zwischen y und x reicht die volle Information über x, um eine ebensolche von y zu erhalten. Ist der Zusammenhang zwischen y und x jedoch nicht auf diese Weise darstellbar, dann kann $t_{rat,SI}$ die Merkmalssumme t auch weniger genau schätzen als der Horvitz-Thompson-Schätzers t_{SI}.

Eine Schätzung $\widehat{V}(t_{rat,SI})$ der theoretischen Varianz (4.5) erhalten wir aus den Stichprobendaten einer SI-Stichprobe dadurch, dass die in (4.5) enthaltene Varianz S_Z^2 durch die Stichprobenvarianz $S_{z,s}^2$ der Variablen z mit Stichprobenmittelwert $\bar{z}_s$ ersetzt wird. In dieser wird im Vergleich zur Variablen Z statt dem Parameter R der Schätzer $\widehat{R} = \frac{t_{HT}}{t_{x,HT}}$ verwendet: $z_k = y_k - \frac{t_{HT}}{t_{x,HT}} \cdot x_k$. Für $S_{z,s}^2$ gilt:

$$S_{z,s}^2 = \frac{1}{N-1} \cdot \sum_U (z_k - \bar{z}_s)^2 \tag{4.6}$$

Eine besondere Anwendung des Verhältnisschätzers ergibt sich bei Verwendung der bekannten Größe N der Population als Hilfsinformation. Denn während für SI-Stichproben immer gilt: $\sum_s d_k = N$, ist dies nicht bei allen Stichprobenverfahren der Fall (siehe zum Beispiel das Verfahren in Kap. 6, in dem die Auswahl- und Erhebungseinheiten nicht identisch sind). Dies bedeutet, dass es Stichprobenverfahren gibt, die nicht mit Sicherheit eine Stichprobe liefern, in der durch die gezogenen Stichprobenelemente genau die korrekte Anzahl N an Elementen in der Population repräsentiert wird. Nun lässt sich aber vermuten, dass in Stichproben, für die gilt, dass die Summe der Designgewichte $\sum_s d_k$ kleiner als N ist, in denen also durch die Stichprobenelemente zufällig zu wenig Elemente der Population repräsentiert werden, die Merkmalssumme $t = \sum_U y_k$ der Variablen y durch den Horvitz-Thompson-Schätzer $t_{HT} = \sum_s d_k \cdot y_k$ durchschnittlich unterschätzt wird. Umgekehrt wird diese bei $\sum_s d_k > N$ im Mittel überschätzt.

Um solche Fehlschätzungen von N auszugleichen, verwenden wir eine Hilfsvariable x, die für jede Erhebungseinheit k in der Population die gleiche Merkmalsausprägung $x_k = 1$ aufweist ($k \in U$). Für die Merkmalssumme von x gilt dann: $t_x = \sum_U x_k = N$. Diese Merkmalssumme, das ist die Populationsgröße N, wird wegen $x_k = 1$ für alle $k \in U$ unverzerrt geschätzt durch den Horvitz-Thompson-Schätzer $t_{x,HT} = \sum_s d_k \cdot x_k = \sum_s d_k$, also durch die Summe der Designgewichte der Stichprobeneinheiten. Mit dieser Hilfsvariablen x gilt dann für den Verhältnisschätzer nach (4.1):

$$t_{rat} = t_{HT} \cdot \frac{t_x}{t_{x,HT}} = t_{HT} \cdot \frac{N}{\sum_s d_k}$$

Gilt nun für die gezogene Stichprobe $\sum_s d_k < N$, dann wird t_{rat} im Vergleich zu t_{HT} genau um das Verhältnis der Unterschätzung von N durch die Größe $\sum_s d_k$ angehoben. Bei $\sum_s d_k > N$ wird t_{rat} im Vergleich zu t_{HT} nach unten korrigiert. Das Stichprobendesign ist balanciert in Hinblick auf dieses besondere Hilfsmerkmal x. Bei $\sum_s d_k = N$, wie dies eben zum Beispiel in jeder SI-Stichprobe der Fall ist, gilt mit diesem Hilfsmerkmal, dass $t_{rat} = t_{HT}$, weil aus der Sicht der „Repräsentation" aller N Elemente der Population durch die Stichprobe in diesem Fall keine Korrekturnotwendigkeit besteht.

4.1.2 Der Regressionsschätzer

Der Verhältnisschätzer ist selber nur ein Spezialfall des *Regressionsschätzers* t_{reg} (engl.: *regression estimator*). Dieser kann im Gegensatz zum Verhältnisschätzer auch dann ohne Effizienzverlust angewendet werden, wenn sich die Daten von y und x im Streudiagramm an einer beliebigen Geraden orientieren. Diese muss also nicht durch den Nullpunkt des Koordinatensystems gehen.

Bei Verwendung nur einer Hilfsvariablen x in einer linearen Regression lässt sich dieser Schätzer folgendermaßen herleiten: Aus der Gleichung der Regressionsgeraden in der Population, $y = \beta_1 \cdot x + \beta_2$, wird für jede einzelne Ausprägung x_k der Schätzwert $\widehat{y}_k = \beta_1 \cdot x_k + \beta_2$ bestimmt. Danach wird zum Parameter t die Summe $\sum_U \widehat{y}_k$ einmal addiert und im Gegenzug auch einmal subtrahiert:

$$t = \sum_U y_k = \sum_U y_k + \sum_U \widehat{y}_k - \sum_U \widehat{y}_k = \sum_U \widehat{y}_k + \sum_U (y_k - \widehat{y}_k)$$

Der rechte Summand der Gleichung ist die Summe der Residuen $(y_k - \widehat{y}_k)$, also die Summe der Abweichungen der Realität vom geschätzten Wert $\widehat{y}_k$ aus dem Regressionsmodell (vgl. etwa: Quatember 2017, S. 78 ff.). Setzen wir nun darin konkret für $\widehat{y}_k$ die Größe $\beta_1 \cdot x_k + \beta_2$ ein. Dies ergibt:

$$t = \sum_U \widehat{y}_k + \sum_U (y_k - \widehat{y}_k) = \sum_U (\beta_1 \cdot x_k + \beta_2) + \sum_U (y_k - \beta_1 \cdot x_k - \beta_2)$$
$$= \sum_U (\beta_1 \cdot x_k + \beta_2) + \sum_U (y_k - \beta_1 \cdot x_k) - N \cdot \beta_2$$

Betrachten wir nun den mittleren Summanden dieser Gleichung selbst als Merkmalsausprägungen einer Variablen $(y - \beta_1 \cdot x)$, dann lässt sich die einzige unbekannte Summe in der Population, dies ist $\sum_U (y_k - \beta_1 \cdot x_k)$, mit dem diesbezüglichen Horvitz-Thompson-Schätzer $\sum_s d_k \cdot (y_k - \beta_1 \cdot x_k)$ schätzen. Damit erhalten wir folgenden Schätzer t' für t:

$$t' = \sum_U (\beta_1 \cdot x_k + \beta_2) + \sum_s d_k \cdot (y_k - \beta_1 \cdot x_k) - N \cdot \beta_2$$

$$= \beta_1 \cdot \sum_U x_k + N \cdot \beta_2 + \sum_s d_k \cdot y_k - \beta_1 \cdot \sum_s d_k \cdot x_k - N \cdot \beta_2$$

$$= \beta_1 \cdot t_x + t_{HT} - \beta_1 \cdot t_{x,HT} = t_{HT} + \beta_1 \cdot (t_x - t_{x,HT})$$

Schätzt man die Steigung β_1 der Regressionsgeraden in der Population nun noch durch die Steigung b_1 der Regressionsgeraden $y = b_1 \cdot x + b_2$ aus der Stichprobe, erhält man auf diese Weise den Regressionsschätzer für die lineare Regression von y auf x:

$$t_{reg} = t_{HT} + b_1 \cdot (t_x - t_{x,HT}) \tag{4.7}$$

In der Praxis steht möglicherweise ein ganzer Vektor x an Hilfsvariablen zur Verfügung, der für eine effiziente Regressionsschätzung zum Einsatz kommen kann (vgl. etwa: Särndal et al. 1992, Kap. 7).

Wie der Verhältnisschätzer t_{rat} für t setzt sich auch der Schätzer t_{reg} zusammen aus dem Horvitz-Thompson-Schätzer und einem „Korrekturterm", der auf Informationen zum Hilfsmerkmal x beruht. Auch dieser Schätzer ist nur annähernd unverzerrt, da sich β_1 nur annähernd unverzerrt schätzen lässt. Zur näherungsweisen Bestimmung der theoretischen Varianz von t_{reg} kann man sich wie bei der Verhältnisschätzung der Taylorlinearisierung bedienen (siehe dazu: Särndal et al. 1992, S. 192 ff.).

Bei einer einfachen Zufallsauswahl gilt:

$$t_{reg,SI} = t_{SI} + b_1 \cdot (t_x - t_{x,SI}) = N \cdot \bar{y}_s + N \cdot b_1 \cdot (\bar{x} - \bar{x}_s) \tag{4.8}$$

mit $b_1 = C_s(y,\, x)/S_{x,s}^2$, dem Schätzer für die tatsächliche Steigung β_1 der Regressionsgeraden. Darin ist $C_s(y, x)$ die Stichprobenkovarianz der beiden Variablen y und x und $S_{x,s}^2$ die Stichprobenvarianz von x jeweils in einer einfachen Zufallsstichprobe (vgl. etwa: Quatember 2017, Abschn. 3.11). In großen Stichproben gilt für die theoretische Varianz dieses Schätzers bei einfacher Zufallsauswahl (vgl. etwa: Lohr 2010, S. 139):

$$V(t_{reg,SI}) \approx N^2 \cdot (1 - f) \cdot \frac{S^2 \cdot (1 - \rho^2)}{n} \tag{4.9}$$

Die theoretische näherungsweise Varianz $V(t_{reg,SI})$ nach (4.9) des Regressionsschätzers $t_{reg,SI}$ in SI-Stichproben ist offenbar geringer als jene von t_{SI}, wenn nur der Korrelationskoeffizient $\rho \neq 0$ ist. Man erhält eine Schätzung $\widehat{V}(t_{reg,SI})$, in dem man in (4.9) in der SI-Stichprobe errechnete Schätzer für die beiden darin enthaltenen Parameter S^2 und ρ einsetzt.

Schließlich kommen wir noch zu folgender Definition, welche die verschiedenen Schätzmethoden kategorisiert:

Definition 10 Die verschiedenen Schätzmethoden lassen sich nach der Art der Verwendung von Hilfsinformationen folgendermaßen einteilen:

- Verhältnis- und Regressionsschätzer ((4.1) und (4.7)) sind Beispiele *modellunterstützter Schätzer* (engl.: *model-assisted*), deren Genauigkeit davon bestimmt wird, ob das Modell, das in der Form des Schätzers zum Ausdruck kommt, auch zutrifft. Hier wäre dies das Modell einer linearen Abhängigkeit zwischen der interessierenden Variablen und den Hilfsvariablen. Beide Schätzer sind annähernd unverzerrt, auch wenn das Modell nicht zutreffen sollte.
- Ein Schätzer wie z. B. der Merkmalssummenschätzer (3.4) durch Gewichtungsanpassung nach Auftreten von Nonresponse, der auch in Hinblick auf seine Verzerrung und nicht nur auf seine Varianz vom Zutreffen eine Modells abhängig ist, ist ein *modellbasierter Schätzer* (engl.: *model-based*). Schätzer dieser Art liefern bei Nichtzutreffen des angenommenen Modells verzerrte Schätzungen, wobei das Ausmaß der Verzerrung unbekannt bleibt. Solche Ergebnisse von Stichprobenerhebungen müssen daher „unter den gegebenen Modellannahmen" berichtet und die konkreten Annahmen auch dokumentiert werden.
- *Designbasierte Schätzer* (engl.: *design-based*) wie der Horvitz-Thompson-Schätzer nach (1.11) dagegen sind weder in Hinblick auf die Unverzerrtheit noch auf die Genauigkeit der Schätzung vom Zutreffen eines Modells abhängig.

4.1.3 Die Small Area-Schätzer

Insbesondere in der amtlichen (oder offiziellen) Statistik (engl.: *official statistics*) ist es von zunehmender Bedeutung, Parameter wie z. B. Merkmalssummen auch für verschiedene (häufig kleine) interessierende Teilpopulationen U_h (z. B. Regionen eines Landes), den sogenannten „Small Areas", der Population U zu schätzen. Beispiele dafür sind Arbeitslosenquoten in einzelnen Bezirken oder innerhalb der unter 25-jährigen Wohnbevölkerung mit einer bestimmten Nationalität und Ähnliches. Dies kann dadurch erfolgen, dass man U schon in der Designphase der Erhebung in einzelne Teilmengen, sogenannte „Schichten", zerlegt, aus denen dann jeweils Stichproben gewünschten Umfanges gezogen werden (siehe Abschn. 5.1). Wird vorab jedoch keine solche Zerlegung von U vorgenommen, sondern die Stichprobe nach einem Zufallsstichprobenverfahren direkt aus U entnommen, dann wird es dem Zufall überlassen, wie viele Stichprobenelemente jeweils aus den interessierenden Teilgesamtheiten stammen. Die Merkmalssumme t_h von y in U_h,

$$t_h = \sum\nolimits_{U_h} y_k,$$

lässt sich dann unverzerrt schätzen mit dem *direkten Small Area-Schätzer* (engl.: *direct small area estimator*)

$$t_{dir,h} = \sum_{s_h} d_k \cdot y_k \qquad (4.10)$$

(vgl. etwa: Rao und Molina 2015, Kap. 2), wobei darin eben nur über all jene Elemente k der Stichprobe aufsummiert wird, die zur Teilgesamtheit U_h gehören ($s_h : k \in s \cap U_h$). Die Summe $\sum_{s_h} d_k \cdot y_k$ ist somit ein Teil des Horvitz-Thompson-Schätzers $t_{HT} = \sum_s d_k \cdot y_k$ und zwar jener, der zu den Elementen von s gehört, die in s_h liegen.

Der nach Definition 10 design-basierte direkte Small Area-Schätzer (4.10) für die interessierende Merkmalssumme t_h einer bestimmten Teilgesamtheit U_h ist natürlich ungenau, wenn die Stichprobe s selbst oder die „Small Area" U_h klein ist. Denn in solchen Fällen werden nur wenige Elemente von U_h in s liegen und die Varianz von $t_{dir,h}$ wird natürlich groß sein. Sie kann mit der herkömmlichen Varianzformel (1.13) des Horvitz-Thompson-Schätzers berechnet werden, wobei sich aber die Doppelsumme in diesem Fall ausschließlich auf jene Elemente von U bezieht, die sich in U_h befinden.

Um eine genauere Schätzung als durch den direkten Schätzer zu ermöglichen, ist man demnach gezwungen, sich zusätzliche Genauigkeit durch Verwendung von Informationen zu beschaffen, die zu diesem Zweck (über eine Hilfsvariable x) vorliegen müssen. Diesen Ansatz verfolgt ein *synthetischer Small Area-Schätzer* (engl.: *synthetic small area estimator*) wie

$$t_{syn,h} = t_{HT} \cdot \frac{t_{x,h}}{t_{x,HT}} \qquad (4.11)$$

(vgl. mit dem Verhältnisschätzer t_{rat} nach (4.1) und Rao und Molina 2015, Kap. 3). Während der direkte Small Area-Schätzer ausschließlich Informationen aus jenem Teil der Gesamtstichprobe s verarbeitet, der aus der „Small Area" U_h stammt, gibt es in $t_{syn,h}$ nach (4.11) eine solche Beschränkung nicht. Denn t_{HT} und $t_{x,HT}$ sind die Horvitz-Thompson-Schätzer für die Merkmalssumme t bzw. t_x (von y bzw. x) in der Population und $t_{x,h}$ ist die bei Verwendung von (4.11) eben vorliegen müssende Hilfsinformation in Form der Merkmalssumme von x in U_h. Die Streuung von $t_{syn,h}$ hängt also, da t_{HT} und $t_{x,HT}$ mit der gesamten Stichprobe s geschätzt werden, vom Gesamtstichprobenumfang n ab und nicht wie bei $t_{dir,h}$ davon, wie viele (bzw. wenige) Elemente aus U_h zufällig in die Stichprobe s gelangen.

Die Verwendung des synthetischen Small Area-Schätzers beruht allerdings auf der Unterstellung, dass das Verhältnis der Merkmalssummen von y und x in der Teilgesamtheit U_h jenem der Merkmalssummen dieser beiden Variablen in der Grundgesamtheit U entspricht. Trifft dieses Modell nicht zu, dann ist $t_{syn,h}$ verzerrter Schätzer für t. Der synthetischen Small Area-Schätzer ist mithin nach Definition 10 modell-basiert. Die Varianz dieses Schätzers kann auf jene Art und Weise entwickelt werden wie dies für jene des Verhältnisschätzers in Abschn. 4.1.1 erfolgt ist.

Der designbasierte Small Area-Schätzer $t_{dir,h}$ ist also unverzerrt, aber häufig sehr ungenau. Der modellbasierte Schätzer $t_{syn,h}$ besitzt hingegen eine vergleichsweise geringere Varianz bei einer (möglicherweise sogar starken) Verzerrung, falls die Modellannahme nicht zutrifft. Der folgende *zusammengesetzte Small Area-Schätzer* (engl.: *composite small area estimator*) soll die Vorteile der beiden Ansätze vereinen:

$$t_{com,h} = \phi_h \cdot t_{dir,h} + (1 - \phi_h) \cdot t_{syn,h}$$

$(0 \leq \phi_h \leq 1)$. Ist jener Teil von s, der zur Teilgesamtheit U_h gehört, klein, dann sollte das Gewicht ϕ_h nahe bei null gewählt werden. Ist er aber groß genug, um auf diesem Teil von s basierend die Merkmalssumme t_h effizient schätzen zu können, dann sollte ϕ_h nahe bei eins gewählt werden (vgl. etwa: Rao und Molina 2015, Abschn. 3.3).

Bei einfacher Zufallsauswahl ist der direkte Small Area-Schätzer nach (4.10) gegeben durch

$$t_{dir,h,SI} = \frac{N}{n} \cdot \sum_{s_h} y_k.$$

Darin wird die Merkmalssumme von y in jenem Teil s_h der Stichprobe s, die aus der „Small Area" U_h stammt, mit dem einheitlichen Designgewicht $\frac{N}{n}$ hochgerechnet.

Der synthetische Small Area-Schätzer wird in SI-Stichproben zu

$$t_{syn,h,SI} = t_{SI} \cdot \frac{t_{x,h}}{t_{x,SI}} = N \cdot \bar{y}_s \cdot \frac{t_{x,h}}{N \cdot \bar{x}_s}.$$

Nach dem Wegkürzen von N ist darin somit die bekannte Merkmalssumme von x in der „Small Area" U_h durch das Verhältnis $\frac{\bar{y}_s}{\bar{x}_s}$ der Stichprobenmittelwerte von y und x zu korrigieren, um einen Schätzer für die Merkmalssumme von y in U_h zu erhalten (vgl. mit $t_{rat,SI}$ nach (4.3)).

Neben diesen Small Area-Schätzern gibt es noch eine weitere Gruppe von Prozeduren, die explizit formulierte Modelle z. B. über den Zusammenhang zwischen vorliegenden Hilfsinformationen x und dem interessierenden Merkmal y in verschiedenen „Small Areas" bei der Parameterschätzung für eine kleine Region U_h verwenden. Diese (Regressions-)Modelle können durchaus auch aus früheren Erhebungen abgeleitet werden. Die Hilfsinformationen kann dabei für die verschiedenen „Small Areas" aggregiert oder auf Ebene der Erhebungseinheiten vorliegen (vgl. etwa: Rao und Molina 2015, Kap. 5 und 6). Auch bayesianische Schätzmethoden sind bei dieser Aufgabenstellung einsetzbar (vgl. ebd., Kap. 9 und 10).

4.2   Schätzer für andere statistische Populationscharakteristika

Es sind natürlich nicht nur Merkmalssummen, Mittelwerte, Anzahlen und Anteile der Population, die durch Stichprobenerhebungen geschätzt oder über die auf Basis der Daten einer Stichprobe Hypothesen getestet werden sollen. Es kann auch die Größe der Population selbst oder die ganze Verteilung eines Merkmals in einer Population von Interesse sein, ferner Kennzahlen wie der Median, die Varianz, Zusammenhangsmaße wie Chiquadrat oder der

Korrelationskoeffizient und auch die Koeffizienten einer Regressionsgleichung. Insbesondere die Behandlung multivariater Beziehungen auf Basis komplexer Stichprobendesigns ist äußerst problematisch, worauf schon in Abschn. 2.1 bei den Beweggründen für einfache Zufallsauswahlen hingewiesen wurde. Betrachten wir nun nachfolgend einige dieser Schätzprobleme und deren Lösungen.

4.2.1 Die Schätzung der Populationsgröße

Zur Schätzung der Größe N einer interessierenden Population U lässt sich eine Schätzmethode verwenden, die ein weiterer Spezialfall der Verhältnisschätzung aus Abschn. 4.1 ist. Diese Prozedur wird *Fangen und Wiederfangen-Methode* (engl.: *capture-recapture method*) genannt (vgl. etwa: Lohr 2010, Kap. 13). Stellen wir uns zur Darstellung ihrer grundlegenden Idee eine Urne mit einer unbekannten Anzahl N an Kugeln vor (vgl. Abb. 2.1). Daraus werden in zwei Stufen jeweils Kugeln entnommen. In der ersten Stufe werden der Urne A Kugeln uneingeschränkt zufällig entnommen und diese A Kugeln allesamt markiert und zurückgelegt. In der darauf folgenden und von der ersten SI-Stichprobe unabhängig gezogenen zweiten Zufallsstichprobe s vom Umfang n mit beliebigen Aufnahmewahrscheinlichkeiten π_k für die Erhebungseinheiten der Population wird an jeder gezogenen Kugel k beobachtet, ob sie markiert ist oder nicht. Auf Basis dieser Beobachtungen soll nun die Größe N der interessierenden Population zum Zeitpunkt der zweiten Stichprobenziehung geschätzt werden.

Betrachten wir zu diesem Zweck diesmal das Untersuchungsmerkmal y als eine Variable, die für jede Erhebungseinheit k in der Population die gleiche Merkmalsausprägung $y_k = 1$ aufweist ($k \in U$). Für die Merkmalssumme t von y gilt somit: $t = \sum_U y_k = N$. Diese Merkmalssumme wird nach (1.11) unverzerrt geschätzt durch den Horvitz-Thompson-Schätzer $t_{HT} = \sum_s d_k \cdot y_k$, für den hier wegen $y_k = 1$ für alle $k \in U$ gilt: $t_{HT} = \sum_s d_k$.

Die Hilfsvariable x soll nun anzeigen, ob ein in der Zufallsstichprobe der zweiten Stufe gezogenes Element k zu den A markierten Elementen der ersten Stufe gehört ($x_k = 1$) oder nicht ($x_k = 0$). Mit dieser Hilfsvariablen gilt nach (4.1) für den Verhältnisschätzer $t_{rat(F\text{-}W)}$ der Merkmalssumme von y beim Fangen und Wiederfangen-Verfahren:

$$t_{rat(F-W)} = t_{HT} \cdot \frac{t_x}{t_{x,HT}} = \sum_s d_k \cdot \frac{\sum_U x_k}{\sum_s d_k \cdot x_k} = \sum_s d_k \cdot \frac{A}{\sum_s d_k \cdot x_k} \tag{4.12}$$

Voraussetzung für die Anwendung von (4.12) ist offenbar, dass die Designgewichte d_k für alle Stichprobeneinheiten bekannt oder – falls nicht – zumindest gleich groß sind, wodurch man sie wegkürzen kann.

Da es sich um einen Verhältnisschätzer handelt, ist die Schätzung von N durch $t_{rat(F\text{-}W)}$ nicht unverzerrt. In Hinblick auf die Varianz der Schätzung gelten dieselben Ausführungen wie in Abschn. 4.1.1. Die Größe der Varianz hängt insbesondere von der Varianz der Summe der Designgewichte ab. Diese sollten demnach nicht zu stark streuen, um eine genaue

Schätzung zu ermöglichen. Dies spricht für eine SI-Stichprobe auch auf der zweiten Stufe des Verfahrens. Dafür ergibt sich wegen $d_k = \frac{N}{n}$:

$$t_{rat(F-W),SI} = \sum_s d_k \cdot \frac{A}{\sum_s d_k \cdot x_k} = n \cdot \frac{A}{\sum_s x_k}$$

Beispiel 15

Angenommen, es werden zur Schätzung der Schwarmgröße in einer ersten SI-Stichprobe $A = 100$ fische aus einem Fischschwarm entnommen und markiert. Ferner werden nach einer Zeit, in der sich der Fischschwarm wieder durchmischen konnte, in der nachfolgenden zweiten SI-Stichprobe vom Umfang $n = 200$ insgesamt 40 markierte Fische, das sind 20 % der gezogenen Fische, beobachtet. Wir schätzen demnach, dass auch 20 % der Population markiert sein müssten. Wenn die 100 markierten Fische 20 % der Population sein müssten, muss man nur noch schlussfolgern, wie viele Elemente dann 100 % sein müssten:

$$t_{rat(F-W),SI} = n \cdot \frac{A}{\sum_s x_k} = 200 \cdot \frac{100}{40} = 500$$

Voraussetzungen für die Umsetzung dieser im Urnenmodell formulierten Vorgehensweise zur Schätzung der aktuellen Größe einer Population in die Praxis der Stichprobenerhebungen sind ergo eine Population, der zwischen den beiden unabhängigen Stichproben kein markiertes Element entnommen wird und die auch kein weiteres aufnimmt, und die Durchführbarkeit einer uneingeschränkt zufälligen auf der ersten und einer beliebigen Zufallsauswahl mit bekannten Designgewichten auf der zweiten Stufe des Prozesses.

Ursprünglich wurde das Fangen und Wiederfangen-Verfahren zur Schätzung von Populationsgrößen tatsächlich im Tierreich verwendet. In den letzten Jahren wurde seine Anwendung auch auf Bereiche wie die Epidemiologie und die empirische Sozialforschung zur Schätzung der Größe bestimmter Subpopulationen ausgedehnt (vgl. etwa: International Working Group for Disease Monitoring and Forecasting 1995a, b).

4.2.2   Die Schätzung der gesamten Populationsverteilung

Eine weitere häufig interessierende Fragestellung betrifft die *Schätzung der Populationsverteilung* einer interessierenden Variablen *y*. Diese erfolgt in selbstgewichtenden Stichproben wie beispielsweise in einfachen Zufallsstichproben mit ihren gleichen Aufnahmewahrscheinlichkeiten $\frac{n}{N}$ für alle Erhebungseinheiten durch einfache Umlegung der beobachteten Stichprobenverteilung auf die Population. So liefert etwa in Beispiel 9 aus Abschn. 2.3.1 die in einer einfachen Zufallsauswahl von $n = 1000$ aus den 3 Mio. Haushalten eines Landes erhobene und in nachfolgender Tabelle nochmals wiedergegebene Stichprobenverteilung der Variablen *y*, das ist die Anzahl der TV-Geräte eines Haushalts, sofort eine Schätzung dieser Verteilung in der Population aller Haushalte:

Anzahl y_i	Häufigkeit h_i
0	200
1	600
2	180
3	20

Es wird also (punkt-)geschätzt, dass 20 % aller Haushalte TV-los sind, sich in weiteren 60 % genau ein TV-Gerät befindet und so weiter. Mit diesen Prozentzahlen sind also in solchen selbstgewichtenden Stichproben aus den Stichprobendaten direkt Säulen- oder Kreisdiagramme generierbar, die diese Schätzung der Populationsverteilung der Variablen *y* grafisch darstellen (Abb. 4.2).

In nichtselbstgewichtenden Stichproben mit nichtgleichen Aufnahmewahrscheinlichkeiten für alle Elemente der Population jedoch lässt sich die Stichprobenverteilung nicht einfach auf die Population umlegen. Dies wird durch das nachfolgende Beispiel 16 eindrucksvoll dokumentiert. Angenommen, wir teilen die Population aller Haushalte vor der Haushaltsziehung nämlich in zwei Teile, zum Beispiel die Haushalte in ländlichen und in städtischen Regionen. Beide Regionen umfassen jeweils 1,5 Mio. Haushalte. Werden dann (zum Beispiel wegen der kürzeren Fahrtwege) in den städtischen Bereichen gleich 800 und in ländlichen Regionen nur 200 jeweils aus diesen Regionen uneingeschränkt zufällig ausgewählte Haushalte aufgesucht, dann haben Haushalte in städtischen Bereichen eine viermal so hohe Aufnahmewahrscheinlichkeit 1. Ordnung als die ländlichen Haushalte (siehe zu dieser Art der Stichprobenziehung Kap. 5). Die sich dabei ergebende Häufigkeitsverteilung in der gesamten Stichprobe kann deshalb nicht wie bei selbstgewichtenden Stichproben einfach als

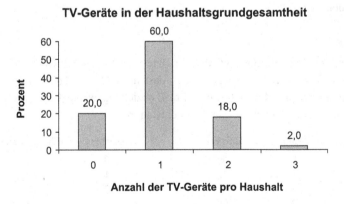

Abb. 4.2 Schätzung der Verteilung der Variablen *y* in der selbstgewichtenden SI-Stichprobe von Beispiel 9

Schätzung der Populationsverteilung herangezogen werden. Denn wenn in den städtischen Regionen die Anzahl an TV-Geräten höher ist als in den ländlichen, dann werden solche höheren y-Werte natürlich auch öfter in einer solchen Stichprobe mit ihrem städtischen „Überhang" auftreten als es in der Population tatsächlich der Fall wäre. Die notwendige Korrektur dieses „Ungleichgewichts" kann aber durch die Miteinbeziehung der Designgewichte in die Schätzung der Verteilung erfolgen. Diese Designgewichte sind ja gerade für jene Erhebungseinheiten größer, die kleinere Aufnahmewahrscheinlichkeiten aufweisen und umgekehrt. Dadurch erfolgt gerade jener Ausgleich, der etwa auch beim Horvitz-Thompson-Schätzer für eine Merkmalssumme nach (1.11) oder beim Horvitz-Thompson-basierten Schätzer nach (1.12) für den Mittelwert unverzerrte Schätzungen ermöglicht.

Eine unverzerrte Schätzung der relativen Häufigkeit in der Population für eine bestimmte Merkmalsausprägung y_0 der Variablen y erfolgt somit allgemein durch Aufsummierung der Designgewichte aller Erhebungseinheiten der Stichprobe, die diese Merkmalsausprägung aufweisen und Division dieser Summe durch die Summe der Designgewichte aller Erhebungseinheiten, die in die Stichprobe gelangt sind. Die Summe der Designgewichte der Erhebungseinheiten der Stichprobe mit Ausprägung y_0 gibt ja gerade an, wie viele Erhebungseinheiten der Population durch die betreffenden Stichprobenelemente mit eben dieser Ausprägung repräsentiert werden. So repräsentieren die 800 urbanen Haushalte der Stichprobe jeweils 1875 Haushalte der insgesamt 1,5 Mio. Haushalte in Städten. Die 200 ruralen Stichprobenhaushalte dagegen tragen jeweils die „Repräsentationslast" von gleich 7500 ländlichen Haushalten. Die Schätzung der relativen Häufigkeit zum Beispiel an TV-losen Haushalten der gesamten Haushaltspopulation erfolgt nun dadurch, dass die Anzahl an solchen Stichprobenhaushalten in städtischen Bereichen mit 1875 und jene in ländlichen Bereichen mit 7500 multipliziert wird und die so entstehende Summe durch die Gesamtsumme aller Designgewichte in der Stichprobe, das ist $1875 \cdot 800 + 7500 \cdot 200 = 3.000.000$, dividiert wird. Und dies sind nun die relativen Häufigkeiten, die in grafischen Darstellungen der Schätzung der Häufigkeitsverteilung eines Merkmals y aufgetragen werden können. Nur in selbstgewichtenden Stichproben ist diese geschätzte Verteilung mit jener in der Gesamtstichprobe identisch.

Beispiel 16

Verwenden wir dazu als Basis wieder die Daten aus Beispiel 9. Gehen wir aber nun – wie oben im Text beschrieben – davon aus, dass diese Gesamtdaten aus zwei einfachen Zufallsstichproben aus der städtischen (links) beziehungsweise der ländlichen Bevölkerung (rechts) mit Umfängen 800 und 200 entstammen:

Anzahl y_i	Häufigkeit h_i	Anzahl y_i	Häufigkeit h_i
0	80	0	120
1	540	1	60
2	160	2	20
3	20	3	0

Zusammengefasst ergeben diese Daten wieder die Tabelle aus Beispiel 9. Um aber die Verteilung dieses Merkmals in der Population aller Haushalte schätzen zu können, müssen diesmal die Designgewichte die ungleichen Stichprobenumfänge aus den eigentlich gleich großen beiden Regionen ausgleichen. Wir schätzen also die Anzahl der Haushalte ohne TV-Geräte durch $1875 \cdot 80 + 7500 \cdot 120 = 1.050.000$. Das ergibt bei einer Summe von 3 Mio. Haushalten einen Prozentsatz von 35 %. Die Anzahl der Haushalte mit genau einem TV-Gerät wird demnach geschätzt durch $1875 \cdot 540 + 7500 \cdot 60 = 1.462.500$. Das sind 48,75 %. Insgesamt ergibt sich dann – verglichen mit denselben in einer einfachen Zufallsauswahl aus der Gesamtheit aller Haushalte (egal ob städtisch oder ländlich) erhobenen Daten – ein anderes Bild als Schätzung für die Verteilung in der Gesamtheit aller Haushalte des Landes (Abb. 4.3). Es wird also nun geschätzt, dass 35 % aller Haushalte (und nicht 20 %) TV-los sind, sich in 48,75 % (und nicht in 60 %) davon genau ein TV-Gerät befindet, in 15 % zwei TV-Geräte und in 1,25 % drei.

4.2.3   Die Schätzung von Quantilen

Aus einer solchen Schätzung der Häufigkeitsverteilung einer interessierenden Variablen y durch Berücksichtigung der Designgewichte der Stichprobenelemente aus Abschn. 4.2.2 lassen sich natürlich auch Lagekennzahlen wie die *Quantile* bestimmen. Der *Median* (oder das 0,5-Quantil) eines Merkmals y ist jene Merkmalsausprägung, die die Population teilt in eine Hälfte mit y-Werten, die höchstens so groß wie der Median, und eine mit y-Werten, die mindestens so groß wie der Median sind (vgl. etwa: Quatember 2017, S. 47 ff.). In nichtselbstgewichtenden Stichproben müssen dazu für die Schätzung des Medians wieder die Designgewichte berücksichtigt werden. Hat man die Gesamtverteilung wie oben beschrieben geschätzt, ist aus dieser Verteilungsschätzung auch der Median oder jedes andere Quantil zu schätzen. Der Medianschätzer ist dann einfach jene Merkmalsausprägung, für die gilt,

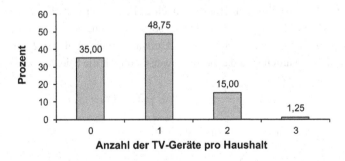

Abb. 4.3 Schätzung der Verteilung der Variablen y in der nichtselbstgewichtenden Stichprobe von Beispiel 16

dass in der geordneten Reihe der Merkmalsausprägungen des Merkmals y, die Summe der mit Berücksichtigung der Designgewichte geschätzten relativen Häufigkeiten erstmals 0,5 überschreitet. Im Falle, dass 0,5 exakt erreicht wird, ist der Median definiert als der Mittelpunkt zwischen der Merkmalsausprägung, bei der dies passiert, und der nächst größeren. In selbstgewichtenden Stichproben führt diese Vorgehensweise dazu, dass der Median der Population einfach durch den Median der Daten der Stichprobe geschätzt werden kann.

So ist etwa mit der selbstgewichtenden Stichprobe aus Beispiel 9 das *untere Quartil*, das ist das *0,25-Quantil*, der interessierenden Variablen y die Zahl 1. Es wird demnach aus der Stichprobe geschätzt, dass mindestens ein Viertel der Haushalte höchstens ein TV-Gerät und mindestens drei Viertel mindestens eines besitzen. In Beispiel 16 ist bei gleichen Daten in der Gesamtstichprobe diese Schätzung aber anders. In dieser nichtselbstgewichtenden Stichprobe wird das untere Quartil durch die Zahl 0 geschätzt.

4.2.4   Die Schätzung des Korrelationskoeffizienten

Soll der Populationskorrelationskoeffizient ρ zur Messung des linearen statistischen Zusammenhangs zwischen zwei metrischen Merkmalen (vgl. etwa. Quatember 2017, S. 72 ff.) mittels einer beliebigen Zufallsstichprobe geschätzt werden, so liegt eine ganz andere Problemstellung vor. Der *Korrelationskoeffizient* ρ ist folgendermaßen definiert:

$$\rho = \frac{S_{xy}}{S_x S_y} \tag{4.13}$$

Darin ist

$$S_{xy} = \frac{1}{N-1} \cdot \sum_U (x_k - \overline{x}) \cdot (y_k - \overline{y})$$

die „$(N-1)$-Kovarianz" zwischen den Variablen x und y. Ferner sind S_x und S_y als Standardabweichungen die positiven Wurzeln aus den $(N-1)$-Varianzen von x und y. Es liegt also ein Schätzproblem vor, das der Schätzung des Verhältnisses R aus Abschn. 4.1 ähnlich ist. Es wird wiederum dadurch gelöst, dass für die einzelnen Parameter von (4.13) geeignete Schätzer eingesetzt werden. Benötigt werden diesmal sogar drei Schätzer – jene für die Kovarianz und für die beiden Standardabweichungen (vgl. etwa: Särndal et al. 1992, Abschn. 5.9). In einfachen Zufallsauswahlen sind das beispielsweise einfach die Stichprobenkovarianz

$$S_{xy,s} = \frac{1}{n-1} \cdot \sum_s (x_k - \overline{x}_s) \cdot (y_k - \overline{y}_s)$$

und die beiden Wurzeln aus den Stichprobenvarianzen

$$S_s^2 = \frac{1}{n-1} \cdot \sum_s (y_k - \overline{y}_s)^2$$

der Variablen y und

$$S_{x,s}^2 = \frac{1}{n-1} \cdot \sum_s (x_k - \overline{x}_s)^2$$

der Variablen x.

Die Bestimmung der Varianz des so berechneten, nichtlinearen, nur asymptotisch unverzerrten Schätzers

$$\widehat{\rho} = \frac{S_{xy,s}}{S_s \cdot S_{x,s}}$$

für ρ stellt uns vor jene Problematik nichtlinearer Schätzer, die schon in Abschn. 4.1.1 beschrieben wurde. Für die Berechnung von approximativen Konfidenzintervallen muss der Stichprobenkorrelationskoeffizient $\widehat{\rho}$ selbst in SI-Stichproben transformiert werden (zur Z-Transformation siehe etwa: Hartung 1989, S. 546 ff.). Gleiches gilt für das Testen von Hypothesen über den statistischen Zusammenhang zweier metrischer Variablen. Für normalverteilte Variable y und x gilt etwa für den zweiseitigen Test der Hypothesen

$$H_0: \rho = 0 \text{ und } H_1: \rho \neq 0,$$

dass die Testgröße

$$t = \widehat{\rho} \cdot \sqrt{\frac{n-2}{1 - \widehat{\rho}^2}}$$

t-verteilt ist mit $n-2$ Freiheitsgraden. Somit gilt das Intervall $[-t_{n-2;1-\alpha/2}; t_{n-2;1-\alpha/2}]$ auf dem Signifikanzniveau α als Beibehaltungsregion der Nullhypothese $\rho = 0$. Für große Stichprobenumfänge n gilt ferner $t_{n-2;1-\alpha/2} \approx u_{1-\alpha/2}$, wobei $u_{1-\alpha/2}$ das $(1 - \alpha/2)$-Quantil der Standardnormalverteilung ist (vgl. etwa: Quatember 2017, Abschn. 3.10). Für andere Stichprobenverfahren als einfache Zufallsauswahlen gestaltet sich die Theorie zur Schätzung von ρ und zum Testen von Hypothesen über ρ als äußerst schwierig. Dieser Umstand wurde bereits in Abschn. 2.1 unter den Gründen, die für eine einfache Zufallsauswahl sprechen, angeführt. Dabei kann man bei der Schätzung von ρ, da sowohl Kovarianzen als auch Varianzen spezielle gewichtete Merkmalssummen sind, wiederum auf jenes Prinzip zur Schätzung von Parametern, die sich als eine Funktion mehrerer Merkmalssummen ergeben, zurückgreifen, das uns in Abschn. 4.1.1 eine Schätzung des Verhältnisses zweier Populationsmerkmalssummen lieferte.

Wie bei Säulendiagrammen zur Darstellung von Häufigkeitsverteilungen einzelner Variablen müssen auch bei der Darstellung multivariater Beziehungen in Streudiagrammen bei selbstgewichtenden Stichproben lediglich die Stichprobendaten in diese Diagramme übertragen werden. Bei nichtselbstgewichtenden Stichproben aber sollten die unterschiedlichen Designgewichte der Erhebungseinheiten dadurch zum Ausdruck gebracht werden, dass die Punkte des Streudiagramms unterschiedlich dunkel oder in einem sogenannten

„Bubbleplot" durch unterschiedlich große Kreise dargestellt werden, deren Flächen proportional zu den Designgewichten gewählt werden. Eine solche Darstellung weist auf diese Weise den Koordinaten von Erhebungseinheiten mit höheren Designgewichten auch bildlich höhere Bedeutung zu als solchen mit niedrigeren Designgewichten.

4.3   Varianzschätzung auf Basis von Computersimulationen

4.3.1   Der Simulationsansatz der Survey-Statistik

Eine weitere, intuitiv besonders gut nachvollziehbare und unter bestimmten Bedingungen gut funktionierende Methode zur Schätzung der theoretischen Varianz eines Schätzers neben der schon in Abschn. 4.1.1 besprochenen Taylorlinearisierung basiert auf den Simulationsansatz in der Survey-Statistik (vgl. zum Thema Varianzschätzmethoden etwa: Wolter 2007). Unter einer *Computersimulation* versteht man generell das Durchlaufen eines zu untersuchenden Prozesses auf einem Computer mit dem Zweck, interessierende Aspekte des Prozesses auf diese Weise zu studieren anstatt ihn in der realen Welt, der er entstammt, durchzuspielen. Ein Beispiel für eine solche Vorgehensweise ist die Untersuchung der Auswirkung der baustellenbedingten Sperre bestimmter Straßen und verschiedener möglicher Umleitungen auf die Verkehrsströme.

Im Bereich der Survey-Statistik werden Computersimulationen z. B. zum „virtuellen" Vergleich verschiedener Stichprobendesigns eingesetzt, wenn dies etwa auf Grund ihrer Komplexität formal nicht möglich ist. Dabei handelt es sich in der Regel um sogenannte *Mikrosimulationen* auf Individualebene. Im besten Fall stehen dafür die Daten des Untersuchungsmerkmals y und benötigter Hilfsvariablen x auf der „Mikroebene" aller Erhebungseinheiten in der tatsächlichen Population U am Computer zur Verfügung. Aus dieser Simulationspopulation U^*_{sim}, für die in diesem Fall $U^*_{sim} = U$ gilt, wird im nächsten Schritt auf Basis des vorgegebenen Stichprobenverfahrens (also zum Beispiel der SI-Auswahl) eine Stichprobe gewünschten Umfanges gezogen und darin der erste simulierte Wert $\widehat{\theta}_1$ eines Schätzers $\widehat{\theta}$ für das interessierende Populationscharakteristikum θ berechnet (zum Beispiel ein Horvitz-Thompson-Schätzer t_{SI} für die Merkmalssumme t). Dieser gesamte Zufallsvorgang wird insgesamt B-mal (zum Beispiel $B = 10.000$) durchgeführt *(Monte-Carlo-Methode)*, wodurch B unabhängige simulierte Stichproben erzeugt werden (siehe Abb. 4.4). Dabei sollte B auf Basis der vorhandenen Rechnerkapazität und der Komplexität der Problemstellung möglichst groß gewählt werden. Denn für großes B gilt, dass die empirische Verteilung der Schätzer $\widehat{\theta}_1, \widehat{\theta}_2, \dots, \widehat{\theta}_B$ aus den B simulierten Stichproben sich der Stichprobenverteilung über alle tatsächlich möglichen Stichproben (siehe Abb. 1.2) annähert. Werden auch Auswirkungen durch Nichtstichprobenfehler, verursacht beispielsweise durch das Auftreten von Nonresponse (siehe Abschn. 3.2.4), untersucht, dann müssen diese Fehlerquellen durch plausible diesbezügliche Modelle in die simulierten Stichproben miteingebaut werden, um auf die reale Welt übertragbare Schlüsse aus den Simulationsergebnissen ableiten zu können.

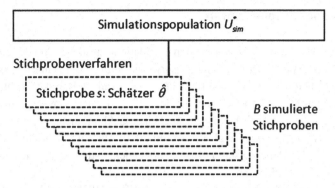

Abb. 4.4 Der Simulationsansatz in der Survey-Statistik zur Schätzung der Stichprobenverteilung eines Schätzers oder diesbezüglicher Kennzahlen

Stehen die dafür benötigten Daten aus der Originalpopulation U nicht zur Verfügung, dann kann für die Simulationen an ihrer Stelle bei Vorliegen einer aus der Population U gezogenen Stichprobe s mit relevanten Informationen eine *artifizielle Simulationspopulation* (oder *synthetische Simulationspopulation* oder *Pseudopopulation*) U^*_{sim} erzeugt werden. Diese Pseudopopulation U^*_{sim} soll in Hinblick auf die für die Berechnung des Schätzers benötigten Variablen die Originalpopulation möglichst wirklichkeitsgetreu nachbilden. Denn gilt bezüglich der relevanten Merkmale, dass $U^*_{sim} \approx U$ ist, dann wird in Hinblick auf die zu untersuchende Problemstellung gewährleistet, dass Simulationen basierend auf U^*_{sim} ausreichend ähnliche Ergebnisse liefern wie Simulationen, die auf U basiert hätten.

Eine Möglichkeit für die Generierung einer plausiblen Pseudopopulation U^*_{sim} aus einer gezogenen Stichprobe s bietet zum Beispiel der Horvitz-Thompson-Ansatz der Schätzung einer Merkmalssumme wie er im Abschn. 1.5.1 durch die Vorstellung der Generierung einer Pseudopopulation U^*_{HT} veranschaulicht wurde. U^*_{sim} wird auf diese Weise wie U^*_{HT} dadurch erzeugt, dass jedes einzelne Element k der Stichprobe s entsprechend seinem Designgewicht d_k repliziert (= geklont) wird. Ist der Replikationsfaktor d_k nicht ganzzahlig, dann kann die für die Simulationspopulation notwendigerweise ganzzahlige Anzahl an Replikation des k-ten Stichprobenelements z. B. jeweils durch zufälliges Auf- oder Abrunden von d_k festgelegt werden. Sollten für die zu untersuchende Problemstellung zusätzlich relevante Hilfsinformationen x vorliegen (wie die Geschlechtsverteilung in der Population U), dann kann die artifizielle Simulationspopulation U^*_{sim} in Hinblick darauf angepasst werden, indem beispielsweise die Designgewichte d_k so verändert werden, dass die Verteilung von x in U^*_{sim} der Verteilung dieser Merkmale in U entspricht (vgl. dazu das Verfahren der nachträglichen Schichtung in Abschn. 5.8).

4.3.2 Das Bootstrapverfahren

Eine auf den in Abschn. 4.3.1 beschriebenen Simulationsansatz basierende Varianzschätz-methode ist das *Bootstrapverfahren* (engl.: *bootstrap method*). Der Name des Verfahrens ist zurückzuführen auf die Stiefelschlaufe (engl.: *bootstrap*), an der Baron Münchhausen in der englischsprachigen Version der Geschichten des „Lügenbarons" sich selbst und sein Pferd aus dem Sumpf gezogen hat. Es gehört wie auch die „Jackknifemethode" zu den computer-intensiven *Resamplingverfahren* (vgl. etwa: Lohr 2010, Abschn. 9.3), welche zur Genauig-keitsschätzung Rechnerleistung statt Formeln verwenden, und hat ein breites Anwendungs-feld (siehe etwa: Chernick 1999).

Ursprünglich wurde das Bootstrapverfahren von Efron (1979) entwickelt, um die Stich-probenverteilung eines Schätzers $\widehat{\theta}$ für den interessierenden Parameter θ einer unbekannten Wahrscheinlichkeitsverteilung ϕ zu schätzen. Dazu sind n Beobachtungen unter „i. i. d.-Bedingungen" (= *independent and identically distributed;* vgl. etwa: Casella und Berger 2002, S. 207) aus ϕ zu erheben. Dieses entspricht in der Terminologie der Stichprobentheo-rie der Ziehung einer einfachen Zufallsauswahl mit Zurücklegen (SIR; siehe Abschn. 2.3.1 nach Beispiel 10). Aus der so beobachteten, empirischen Verteilung ϕ^* der interessierenden Variablen y werden nun so wie ursprünglich aus der Wahrscheinlichkeitsverteilung ϕ wie-der nach dem i. i. d.-Prinzip sogenannte „Bootstrapstichproben" gezogen. In jeder einzelnen dieser aus der Originalstichprobe gezogenen SIR-Stichproben wird der Schätzer $\widehat{\theta}$ errech-net (zum Maximum-Likelihood-Hintergrund des Bootstrapverfahrens vgl. etwa: Chao und Lo 1994). Die tatsächliche Stichprobenverteilung des Schätzers $\widehat{\theta}$ wird durch seine theo-retische Verteilung über alle möglichen Bootstrapstichproben angenähert. Die theoretische Herleitung dieser Bootstrapverteilung ist im Allgemeinen nicht möglich. Als Alternative kann aus der Originalstichprobe s eine Anzahl B an Bootstrapstichproben gezogen und die theoretische Verteilung von $\widehat{\theta}$ durch die beobachtete Verteilung von $\widehat{\theta}_1, \widehat{\theta}_2, \ldots, \widehat{\theta}_B$ in diesen B Bootstrapstichproben geschätzt werden. Durch die Ziehung dieser B Bootstrapstichpro-ben aus der ursprünglich erhobenen einen Stichprobe zieht man sich auf Simulationsbasis sozusagen an seinem eigenen Stiefel aus dem Sumpf.

Die Herausforderungen der Adaptierung dieses ursprünglichen i. i. d.-Bootstrapver-fahrens auf die Genauigkeitsbetrachtungen in der Survey-Statistik bestehen in der Berück-sichtigung

- der Ziehung von Erhebungseinheiten aus endlichen Grundgesamtheiten ohne Zurückle-gen (somit nicht i. i. d.),
- der Verwendung komplexer Stichprobenverfahren,
- der Anwendung komplexer Schätzer und
- von Nichtstichprobenfehlern (wie den durch Nonresponse verursachten).

Zur Umsetzung der Aufgabenstellung der Schätzung der Stichprobenverteilung und ins-besondere der Varianz eines Schätzers unter Berücksichtigung dieser Punkte durch das

Bootstrapverfahren gibt es ausgehend von den Basisideen von Efron (1979) verschiedene Ansätze, die nachfolgend kurz anhand einfacher Zufallsauswahlen und dem linearer Schätzer t_{SI} beschrieben werden sollen (vgl. Wolter 2007, Abschn. 5.2). Beim „SIR-Bootstrappen" etwa erfolgt die Ziehung der B Bootstrapstichproben mit – wie sich zeigen lässt – für die Unverzerrtheit der Varianzschätzung zu verwendenden Stichprobenumfängen $n - 1$ wie bei Efron mit dem SIR-Verfahren, obwohl die ursprüngliche Stichprobe s per SI-Auswahl gezogen wurde, direkt aus s. Die empirische Varianz der dabei gewonnenen Schätzer $\widehat{\theta}_1, \widehat{\theta}_2, \ldots, \widehat{\theta}_B$ aus den B SIR-Resamples wird am Ende zur Korrektur noch mit $(1 - f)$ multipliziert. Beim „reskalierten Bootstrappen" werden B SIR-Bootstrapstichproben ebenfalls direkt aus s gezogen, wobei jedoch bei Berechnung der Schätzer $\widehat{\theta}_1, \widehat{\theta}_2, \ldots, \widehat{\theta}_B$ die Designgewichte so verändert werden, dass die Varianz der Schätzer jene bei SI-Auswahl unverzerrt schätzt (vgl. Rao et al. 1992). Beim „Mirror-Match-Bootstrappen" werden i SI-Subsamples vom Umfang $m > n$ aus s gezogen und zur Bootstrapstichprobe zusammengelegt, wobei m und i dabei vorab so festgelegt werden, dass die erwartete Schätzerstreuung jene bei SI-Auswahl aus U unverzerrt widerspiegelt.

Gross (1980) schlug für den Fall von einfachen Zufallsauswahlen ohne Zurücklegen (SI) bei ganzzahligen Designgewichten $d_k = \frac{N}{n}$ vor, durch $\frac{N}{n}$-fache Replikation der n Elemente der Stichprobe s eine *Bootstrappopulation* U_{boot}^* als Schätzung für U in Hinblick auf y zu generieren (vgl. ebd., S. 184). Dieser Vorschlag entspricht exakt der in Abschn. 1.5 geschilderten Veranschaulichungsidee für die Beschaffenheit des Horvitz-Thompson-Schätzers auf Basis der Erzeugung einer Pseudopopulation (siehe Abb. 1.5). Die so erzeugte Population U_{boot}^* übernimmt damit beim Bootstrapverfahren in endlichen Grundgesamtheiten die Rolle der empirischen Verteilung ϕ^* im ursprünglichen Bootstrapverfahren nach Efron (1979) bzw. von U_{sim}^* im Simulationsansatz der Survey-Statistik (siehe Abschn. 4.4). Aus U_{boot}^* wird folglich im nächsten Schritt mit dem SI-Stichprobenverfahren eine Anzahl von B Resamples $s_1, s_2, \ldots, s_B$ erzeugt und in jeder solchen SI-Stichprobe der Schätzer $\widehat{\theta}$ berechnet: $\widehat{\theta}_1, \widehat{\theta}_2, \ldots, \widehat{\theta}_B$. Die beobachtete Verteilung dieser B Schätzer wird schließlich zur Schätzung der Stichprobenverteilung von $\widehat{\theta}$ verwendet (siehe Abb. 4.4).

Es ist offensichtlich, dass die Qualität der Schätzung der interessierenden Stichprobenverteilung eines Schätzers $\widehat{\theta}$ für einen Parameter θ durch das Bootstrapverfahren von der Qualität der Schätzung der Population U durch die Bootstrappopulation U_{boot}^* in Hinblick auf die interessierenden Variablen und von der Anzahl B der Resamples abhängt. Gilt nämlich $U_{boot}^* = U$, dann entspricht das Bootstrappen einer B-fachen Wiederholung, also einer Simulation, des tatsächlichen Stichprobendesigns.

Die theoretische Varianz $V(\widehat{\theta})$ des Schätzers $\widehat{\theta}$ für den Parameter θ lässt sich durch die *Bootstrapvarianz*

$$\widehat{V}(\widehat{\theta}_b) = \frac{1}{B-1} \cdot \sum_{b=1}^{B} \left(\widehat{\theta}_b - \overline{\widehat{\theta}} \right)^2 \qquad (4.14)$$

mit $\overline{\widehat{\theta}} = \frac{1}{B} \cdot \sum\limits_{b=1}^{B} \widehat{\theta}_b$, dem Mittelwert der B berechneten Bootstrapschätzer $\widehat{\theta}_1, \widehat{\theta}_2, \ldots, \widehat{\theta}_B$, approximativ schätzen. Diese Schätzung ist für große n annähernd unverzerrt (vgl. etwa: Sitter 1992, S. 138 f.).

Mit (4.14) lässt sich dann unter der Voraussetzung, dass die Bootstrapschätzer $\widehat{\theta}_b$ annähernd normalverteilt sind, nach (1.7) auch ein approximatives Konfidenzintervall zur Überdeckungswahrscheinlichkeit $1 - \alpha$ für θ bestimmen:

$$CI(s) = \widehat{\theta} \pm u_{1-\alpha/2} \cdot \sqrt{\widehat{V}(\widehat{\theta}_b)} \tag{4.15}$$

Mit dem Bootstrapverfahren lässt sich selbst bei nichtnormaler Verteilung der Bootstrapschätzer (für sehr großes B) ein solches Intervall auf das $\alpha/2$- und $(1-\alpha/2)$-Quantil der beobachteten Bootstrapverteilung $(\widehat{\theta}_1, \widehat{\theta}_2, \ldots, \widehat{\theta}_B)$ aufbauen (zu Quantilen einer Verteilung vgl. etwa: Quatember 2017, S. 47 f.). Diese *Perzentilmethode* (oder *Quantilmethode*) liefert somit bei Nichteinhaltung der Normalverteilungsannäherung eine Möglichkeit, dennoch die Ungenauigkeit eines Schätzers in Form eines Konfidenzintervalls anzugeben (Efron 1981, S. 317 f.).

Beispiel 17

Betrachten wir zur Veranschaulichung der Vorgehensweise beim Bootstrapverfahren mit einer Bootstrappopulation U_{boot}^* die Schätzung einer uns schon formal bekannten Varianz eines Schätzers: Zu schätzen sei damit die Varianz $V(t_{SI})$ des Horvitz-Thompson-Schätzers t_{SI} für die Merkmalssumme t bei einer einfachen Zufallsauswahl der Erhebungseinheiten vom Umfang n aus der Population nach (2.2).

Um eine Bootstrappopulation U_{boot}^* zu erzeugen, „klonen" wir jede Erhebungseinheit k aus der SI-Stichprobe s genau $\frac{N}{n}$-mal (zur Vereinfachung nehme man an, dass $\frac{N}{n}$ ganzzahlig ist). Jeder dieser Klone weist hernach die einheitliche Merkmalsausprägung y_k beim interessierenden Merkmal y auf. Damit besteht U_{boot}^* wie U aus N Elementen. Als Nächstes ziehen wir B SI-Bootstrapstichproben vom Umfang n jeweils aus U_{boot}^* und bestimmen in jeder dieser Stichproben $s_1, s_2, \ldots, s_B$ den Horvitz-Thompson-Schätzer

$$t_b = \frac{N}{n} \cdot \sum\limits_{s_b} y_k = N \cdot \overline{y}_{s_b}$$

für die Merkmalssumme t mit dem Mittelwert $\overline{y}_{s_b} = \frac{1}{n} \cdot \sum\limits_{s_b} y_k$ von y in der b-ten Bootstrapstichprobe. Mit dem Gesamtmittelwert $\overline{t} = \frac{1}{B} \cdot \sum\limits_{b=1}^{B} t_b$ der B Merkmalssummenschätzer t_b der Bootstrapstichproben berechnet man durch

$$\widehat{V}(t_b) = \frac{1}{B-1} \cdot \sum\limits_{b=1}^{B} (t_b - \overline{t})^2$$

nach (4.14) einen approximativen Schätzer für die theoretische Varianz $V(t_b)$ aller möglichen Bootstrapstichproben. Für diesen Schätzer $\widehat{V}(t_b)$ lässt sich bei SI-Stichproben mit $S_{U_{boot}^*} = \frac{1}{N-1} \cdot \sum_{U_{boot}^*} (y_k^* - \overline{y}^*)^2$, der $(N-1)$-Varianz der replizierten Werte y^* in U_{boot}^* zeigen, dass er asymptotisch unverzerrter Schätzer für die theoretische Varianz $V(t_{SI})$ ist:

$$\widehat{V}(t_b) = N^2 \cdot (1-f) \cdot \frac{S_{U_{boot}^*}^2}{n}$$

$$= N^2 \cdot (1-f) \cdot \frac{1}{n} \cdot \frac{1}{N-1} \cdot \sum_{U_{boot}^*} (y_k^* - \overline{y}^*)^2$$

$$= N^2 \cdot (1-f) \cdot \frac{1}{n} \cdot \frac{1}{N-1} \cdot \frac{N}{n} \cdot \sum_s (y_k - \overline{y})^2$$

$$= \frac{N}{N-1} \cdot \frac{n-1}{n} \cdot N^2 \cdot (1-f) \cdot \frac{S_s^2}{n}$$

$$= \frac{N}{N-1} \cdot \frac{n-1}{n} \cdot \widehat{V}(t_{SI})$$

Der Bootstrapschätzer $\widehat{V}(t_b)$ unterschätzt also den unverzerrten Varianzschätzer $\widehat{V}(t_{SI})$. Dieser Bias der Bootstrapvarianz $\widehat{V}(t_b)$ für SI-Stichproben ist gegeben durch (vgl. etwa: Wolter 2007, S. 202):

$$B[\widehat{V}(t_b)] = E[\widehat{V}(t_b)] - V(t_{SI})$$

$$= \frac{N}{N-1} \cdot \frac{n-1}{n} \cdot V(t_{SI}) - V(t_{SI}) \qquad (4.16)$$

$$= \left(\frac{N}{N-1} \cdot \frac{n-1}{n} - 1 \right) \cdot V(t_{SI})$$

Somit ist bei SI-Stichproben der Bootstrapvarianzschätzer $\widehat{V}(t_b)$ selbst nur asymptotisch unverzerrt für $V(t_{SI})$ (mit $n \to N$). Erst das Multiplizieren mit $\frac{N-1}{N} \cdot \frac{n}{n-1}$ macht aus ihm demnach einen unverzerrten Schätzer.

Aus dem formal beweisbaren Funktionieren des Verfahrens bei solch einfachen Stichprobendesigns wird nun geschlossen, dass die Methode im Allgemeinen auch bei komplexeren Stichprobendesigns anwendbar sein sollte. Verschiedene Autoren beschäftigen sich zum einen mit der Problematik der Erzeugung geeigneter Bootstrappopulationen bei SI-Stichproben mit nichtganzzahligen Designgewichten $\frac{N}{n}$ (vgl. etwa: Booth et al. 1994) und zum anderen mit ihrer Generierung bei Stichprobenverfahren mit unterschiedlichen Designgewichten d_k wie z. B. den größenproportionalen Zufallsauswahlen aus Kap. 8 (vgl. etwa: Holmberg 1998; Quatember 2014; oder Ranalli und Mercatti 2012). Dabei wird zur Erzeugung einer Pseusopopulation wie bei SI-Auswahlen auf den Horvitz-Thompson-Ansatz mit d_k Replikationen zurückgegriffen, wobei dies nur bei sich wenig unterscheidenden Designgewichten geeignet erscheint. Eine Alternative sind Bootstrapstichproben, die mit

Zurücklegen gezogen werden und somit im Allgemeinen Überschätzungen der „Ohne-Zurücklegen-Varianzen" liefern.

Um auch Nonresponse und Datenimputation (siehe Abschn. 3.2.4) in die Bootstrapprozedur integrieren zu können, schlugen Shao und Sitter (1996) für einfache Zufallsstichproben vor, in den einzelnen Bootstrap-Resamples die in der ursprünglichen Stichprobe fehlenden Werte durch dieselbe Imputationsmethode zu ersetzen, mit welcher dies in der Originalstichprobe geschehen ist. Diese „Reimputation" der imputierten Werte berücksichtigt somit auch die Imputationsunsicherheit in der Genauigkeitsschätzung durch die Bootstrapmethode.

4.4   Zusammenfassung und neue Notationen

In diesem Kapitel wurden als Ergänzung zum Horvitz-Thompson-Schätzer für Merkmalssummen zuerst mit den Verhältnis- und Regressionsschätzern Möglichkeiten präsentiert, wie durch Zuhilfenahme von Hilfsinformationen über ein anderes Merkmal die Genauigkeit der Schätzung im Vergleich zu Horvitz-Thompson-Schätzern (ohne Hilfsinformation) in der Schätzphase der Erhebung erhöht werden kann. Ferner wurde beispielhaft auf weitere Methoden eingegangen, die Verwendung finden, wenn andere Parameter als Merkmalssummen, Mittelwerte, Anzahlen oder Anteile zu schätzen sind. Dazu gehört auch die Schätzung einer Populationsgröße mittels eines Verhältnisschätzers, wenn das Fangen und Wiederfangen-Verfahren angewendet wird. Ist eine Populationsverteilung selbst oder ein Quantil davon zu schätzen, dann sind in nichtselbstgewichtenden Stichproben die Designgewichte der Stichprobenelemente miteinzubeziehen.

Bei komplexen Schätzern und komplexen Stichprobenverfahren sind Schätzer für die theoretischen Varianzen von Schätzern formal oft nicht oder nur sehr schwer bestimmbar. In solchen Fällen kann man auf alternative Varianzschätzungen ausweichen. Neben der Taylorlinearisierung des Schätzers sind Resamplingverfahren eine computerintensive Möglichkeit, dies in Angriff zu nehmen. Mit der Bootstrapmethode wurde ein solches, intuitiv zugängliches, statistisches Verfahren vorgestellt, das auf den Simulationsansatz in der Survey-Statistik basiert. Darin ist der wichtigste Schritt die Erzeugung einer plausiblen Schätzung der Originalpopulation. Aus dieser Pseudopopulation werden in der Folge Stichproben gezogen und in jeder einzelnen davon der interessierende Schätzer beobachtet. Die Variabilität dieser Schätzer in den Bootstrapstichproben wird als Schätzung der Streuung des tatsächlichen Schätzers interpretiert.

Folgende Notationen wurden in diesem Kapitel unter anderem eingeführt:

x	...	Hilfsmerkmal
t_{rat}	...	Verhältnisschätzer
t_x	...	Merkmalssumme eines Hilfsmerkmals x in der Population
R	...	Verhältnis zweier Merkmalssummen in der Population
$\widehat{R}$	...	Schätzer für R

$t_{rat,SI}$	... Verhältnisschätzer beim Verfahren SI
t_{reg}	... Regressionsschätzer
$t_{reg,SI}$	... Regressionsschätzer beim Verfahren SI
$t_{dir,h}$	... direkter Small Area-Schätzer
$t_{syn,h}$	... synthetischer Small Area-Schätzer
$t_{com,h}$	... zusammengesetzter Small Area-Schätzer
$t_{dir,h,SI}$	... direkter Small Area-Schätzer in SI-Stichproben
$t_{syn,h,SI}$	... synthetischer Small Area-Schätzer in SI-Stichproben
$t_{rat(F-W)}$	... Verhältnisschätzer beim Fangen-Wiederfangen-Verfahren bei allgemeinem Stichprobenverfahren auf der zweiten Ziehungsstufe
$t_{rat(F-W),SI}$	... Verhältnisschätzer beim Fangen-Wiederfangen-Verfahren in SI-Stichproben auf beiden Stufen
ρ	... Korrelation zweier Variablen in der Population
$\widehat{\rho}$	... Schätzung der Korrelation ρ beim Verfahren SI
S_{xy}	... $(N-1)$-Kovarianz in der Population
$S_{xy,s}$	... Stichprobenkovarianz
$S_{x,s}^2$	... Stichprobenvarianz von x
U_{sim}^*	... Simulationspopulation
U_{boot}^*	... Bootstrappopulation
s_b	... simulierte (Bootstrap-)Stichprobe
$\widehat{\theta}_b$	... Schätzer für θ in s_b
$\overline{\widehat{\theta}}$	... Mittelwert der Bootstrapschätzer $\widehat{\theta}_b$
$\widehat{V}(\widehat{\theta}_b)$	... Bootstrapschätzer für die theoretische Varianz des Schätzers $\widehat{\theta}$
t_b	... Horvitz-Thompson-Schätzer für t in s_b
$\overline{y}_{s_b}$	... Stichprobenmittelwert von y in s_b
$\widehat{V}(t_b)$	... Bootstrapschätzer für die theoretische Varianz von t_b

Literatur[1]

Booth, J. G., Butler, R. W., & Hall, P. (1994). Bootstrap methods for finite populations. *Journal of the American Statistical Association, 89,* 1282–1289.

Casella, G., & Berger, R. L. (2002). *Statistical inference* (2. Aufl.). Pacific Grove: Duxbury.

Chao, M.-T., & Lo, S.-H. (1994). Maximum Likelihood Summary and the Bbootstrap Method in Structured Finite Populations. *Statistica Sinica, 4,* 389–406.

Chernick, M. R. (1999). *Bootstrap methods*. New York: Wiley Series.

Deville, J.-C., & Tillé, Y. (2004). Efficient balanced sampling: The cube method. *Biometrika, 91*(4), 893–912.

Efron, B. (1979). Bootstrap methods: Another look at the jackknife. *Annals of Statistics, 7,* 1–26.

---

[1]Die zur Vertiefung des Stoffes besonders empfehlenswerte Literatur ist mit einem Stern am Ende des Literaturhinweises gekennzeichnet.

Efron, B. (1981). Censored data and the bootstrap. *Journal of the American Statistical Association, 76*(374), 312–319.

Gross, S. (1980). Median estimation in sample surveys. In *Proceedings of the Survey Research Methods Section* (S. 181–184). American Statistical Association.

Hartung, J. (1989). *Statistik* (7. Aufl.). München: Oldenbourg.

Holmberg, A. (1998). A bootstrap approach to probability proportional-to-size sampling. In *Proceedings of the Survey Research Methods Section* (S. 378–383). American Statistical Association.

International Working Group for Disease Monitoring and Forecasting. (1995a). Capture-recapture and multiple-record system estimation I: History and theoretical development. *American Journal of Epidemiology, 142*(10), 1047–1058.

International Working Group for Disease Monitoring and Forecasting. (1995b). Capture-recapture and multiple-record system estimation I: History and theoretical development. *American Journal of Epidemiology, 142*(10), 1059–1068.

Lohr, S. L. (2010). *Sampling: Design and analysis* (2. Aufl.). Boston: Brooks/Cole.*

Quatember, A. (2014). The finite population bootstrap – From the maximum likelihood to the Horvitz-Thompson approach. *Austrian Journal of Statistics, 43*(2), 93–102.

Quatember, A. (2015). *Pseudo-Populations – A basic concept in statistical surveys*. Berlin: Springer.

Quatember, A. (2017). *Statistik ohne Angst vor Formeln* (5. Aufl.). Hellbergmoos: Pearson.

Ranalli, M. G., & Mecatti, F. (2012). Comparing recent approaches for bootstrapping sample survey data: A first step towards a unified approach. In *Proceedings of the Survey Research Methods Section of the American Statistical Association* S. 4088–4099.

Rao, J. N. K., & Molina, I. (2015). *Small area estimation* (2. Aufl.). Hoboken: Wiley.*

Rao, J. N. K., Wu, C. F. J., & Yue, K. (1992). Some recent work on resampling methods for complex surveys. *Survey Methodology, 18,* 209–217.

Särndal, C.-E., Swensson, B., & Wretman, J. (1992). *Model assisted survey sampling*. New York: Springer.*

Shao, J., & Sitter, R. R. (1996). Bootstrap for imputed survey data. *Journal of the American Statistical Association, 91,* 1278–1288.

Sitter, R. R. (1992). Comparing three bootstrap methods for survey data. *The Canadian Journal of Statistics, 20*(2), 135–154.

Wolter, K. M. (2007). *Introduction to variance estimation* (2. Aufl.). Berlin: Springer.*

Zerlegen macht's genauer – Die geschichtete einfache Zufallsauswahl

5.1 Das Ziehungsmodell

Bei der einfachen (oder uneingeschränkten) Zufallsauswahl aus Kap. 2 werden die Erhebungseinheiten ohne Einschränkung direkt aus der Population gezogen. Verschiedene Gründe können jedoch dafür sprechen, die Population durch Verwendung von kategorialen Hilfsinformationen in der Designphase der Erhebung nach diesen Kategorien zuerst in sich nicht überschneidende Teilmengen bekannter Größe zu zerlegen und dann aus jeder dieser Teilmengen nach einem beliebigen Zufallsstichprobenverfahren (siehe dazu Definition 4 aus Abschn. 1.3) eine Stichprobe zu ziehen.

Solche Gründe können sein, dass Schätzer bestimmter Genauigkeit innerhalb jeder dieser verschiedenen Teilmengen benötigt werden oder dass die Population aus organisatorischen Gründen in zum Beispiel geografisch abgegrenzte Teile mit eigener Stichprobenorganisation zerlegt werden soll. Ferner bietet eine solche Vorgehensweise die Möglichkeit, dass bei geeigneter Aufteilung des Gesamtstichprobenumfangs auf die einzelnen Teile ein Genauigkeitsgewinn hinsichtlich der Stichprobenergebnisse im Vergleich zu einer einfachen Zufallsauswahl erzielt wird (siehe die nachfolgenden Abschn. 5.5 und 5.6). Man könnte etwa schon vor der Durchführung einer Erhebung wissen, dass Männer im Allgemeinen mehr verdienen als Frauen oder dass Landbewohner andere Parteipräferenzen als Stadtbewohner haben. Daher würde eine einfache Zufallsstichprobe, in der die Anteile der Männer und Frauen beziehungsweise der Land- und Stadtbewohner jedenfalls korrekt wiedergegeben werden, hinsichtlich der Einkommen oder der Parteipräferenz wohl präzisere Ergebnisse liefern als eine, in der auch diese Proportionen uneingeschränkt dem Zufall überlassen werden.

Schließlich kann es in Hinblick auf einen Genauigkeitsgewinn beziehungsweise das Kompensieren von Antwortausfällen zweckmäßig erscheinen, die Population noch nachträglich in Gruppen zu zerlegen (siehe: Abschn. 5.8 und 3.2.4). Beispielsweise könnten bei einer Erhebung des Merkmals Einkommen Elemente der Gruppe mit höheren Einkommen niedrigere Antwortwahrscheinlichkeiten aufweisen als Elemente der Gruppe mit

© Springer-Verlag GmbH Deutschland, ein Teil von Springer Nature 2019
A. Quatember, *Datenqualität in Stichprobenerhebungen,* Statistik und ihre Anwendungen,
https://doi.org/10.1007/978-3-662-60274-4_5

niedrigeren Einkommen. Nach der nachträglichen Zerlegung der Grundgesamtheit in diese Teilgesamtheiten könnte die Kompensierung innerhalb dieser beiden Einkommenskategorien auf unterschiedliche Weise erfolgen (vgl. hierzu auch: Särndal et al. 1992, S. 577 ff.).

Formal lässt sich die Zerlegung einer Population in einzelne Teile folgendermaßen beschreiben: Die Population U wird durch ein beliebig dimensionales Hilfsmerkmal x auf H verschiedene sich nicht überschneidende (oder „elementfremde" oder „disjunkte") Teilmengen U_h von U aufgeteilt ($h = 1, 2, ..., H$). Es ist also $U = \{U_1, U_2, ..., U_H\}$ mit den bekannten Umfängen $N_1, N_2, ..., N_H$ ($\sum_h N_h = N$). Das für diese Zerlegung der Population verwendete kategoriale Merkmal x heißt das *Schichtmerkmal* und die Teilmengen U_h sind die *Schichten*. Diese Begriffe entstammen so wie auch der Begriff Stichprobe selbst dem Bergbauwesen.

Definition 11 Bei einer *geschichteten Zufallsauswahl* werden aus jeder der durch Zerlegung der Population entstandenen Schichten voneinander statistisch unabhängige Zufallsstichproben entnommen.

Für die Gesamtstichprobe s gilt dann wie für die Population: $s = \{s_1, s_2, ..., s_H\}$ mit s_h, der Zufallsstichprobe aus der h-ten Schicht. Die Eigenschaften des Horvitz-Thompson-Schätzers t_{HT} (1.11) bei geschichteten Zufallsauswahlen (mit beliebigen Zufallsauswahlverfahren innerhalb der Schichten) beschreibt folgender

---

Satz 9

Der Horvitz-Thompson-Schätzer für die Merkmalssumme t nimmt bei geschichteter Zufallsauswahl ($\equiv$ ST; engl.: *stratified random sampling*) der Stichprobe aus der Population die Form

$$t_{ST} = \sum_{h=1}^{H} t_{HT,h} \tag{5.1}$$

an. Darin ist $t_{HT,h}$ der Horvitz-Thompson-Schätzer für die Merkmalssumme t_h in der h-ten Schicht. Die theoretische Varianz des Schätzers nach (5.1) ist

$$V(t_{ST}) = \sum_{h=1}^{H} V(t_{HT,h}) \tag{5.2}$$

mit $V(t_{HT,h})$, der Varianz von $t_{HT,h}$. Der unverzerrte Schätzer dieser Varianz ist, wenn $\widehat{V}(t_{HT,h})$ unverzerrt für $V(t_{HT,h})$ ist, gegeben durch:

$$\widehat{V}(t_{ST}) = \sum_{h=1}^{H} \widehat{V}(t_{HT,h}) \tag{5.3}$$

Beweise Die Form des Horvitz-Thompson-Schätzers bei ST-Stichproben ergibt sich durch folgende Gruppierung der Summe aller Produkte $d_k \cdot y_k$ der Gesamtstichprobe s nach den H Schichten:

$$t_{HT} = \sum_s d_k \cdot y_k = \sum_{h=1}^{H} \sum_{s_h} d_k \cdot y_k = \sum_{h=1}^{H} t_{HT,h}$$

Darin werden diese Produkte jeweils in den Stichproben aus einer Schicht s_h addiert, $\sum_{s_h} d_k \cdot y_k$, und dann aufsummiert. Dabei ergibt sich für den Horvitz-Thompson-Schätzer $t_{HT} = \sum_s d_k \cdot y_k$, dass bei Aufteilung der Gesamtstichprobe s auf die H Schichten zuerst in jeder Schicht die Schichtmerkmalssumme t_h durch $t_{HT,h} = \sum_{s_h} d_k \cdot y_k$ geschätzt wird und diese H Schätzer dann einfach addiert werden.

Hinsichtlich der theoretischen Varianz (5.2) bzw. der geschätzten Varianz (5.3) reicht es für den Beweis, dass die Zufallsvariablen $t_{HT,h}$ ($h = 1, 2, \ldots, H$) statistisch unabhängig voneinander sind. Dies wiederum folgt aus dem Umstand, dass die Stichproben s_h voneinander unabhängig gezogen werden. Da die Varianz einer Summe (von Horvitz-Thompson-Schätzern) der Summe der Varianzen und Kovarianzen entspricht (vgl. etwa: Casella und Berger 2002, S. 171 f.), bleibt bei statistischer Unabhängigkeit nur die Varianzensumme übrig.

Satz 9 ist allgemein bei geschichteten Zufallsauswahlen anwendbar, da er die in den verschiedenen Schichten verwendeten Zufallsstichprobenverfahren völlig offen lässt. Somit sind ST-Stichproben bei Anwendung des Horvitz-Thompson-Schätzers und Erfüllen der Voraussetzungen in Hinblick auf Genauigkeit und Vermeidung von Nichtstichprobenfehlern (siehe Kap. 3) für die Merkmalssummen aller Merkmale repräsentativ. Eine häufig verwendete Vorgehensweise besteht jedoch darin, aus jeder Schicht eine einfache Zufallsauswahl zu ziehen. Einer solchen Vorgehensweise liegt das folgende Urnenmodell zu Grunde:

Definition 12 Bei einer *geschichteten einfachen Zufallsauswahl* werden aus jeder der durch Zerlegung der Gesamturne mit N Kugeln entstandenen H Teilurnen mit $N_1, N_2, ..., N_H$ Kugeln $n_1, n_2, ..., n_H$ Kugeln nacheinander ohne Zurücklegen gezogen ($n_h > 0$; $h = 1, 2, \ldots, H$).

5.2 Die praktische Umsetzung

Die praktische Umsetzung dieses Modells erfolgt durch Anwendung einer der Umsetzungsmethoden zur einfachen Zufallsauswahl aus Abschn. 2.2 innerhalb jeder der H gebildeten Schichten (Abb. 5.1) bzw. durch entsprechende Funktionen in Statistikprogrammen wie der Freeware R (siehe dazu Abschn. 10.3.5).

Manchmal ist es nicht möglich, die Untersuchungsobjekte schon vor der Ziehung den Schichten zuzuordnen. Dies ist zum Beispiel dann der Fall, wenn man die Population in die

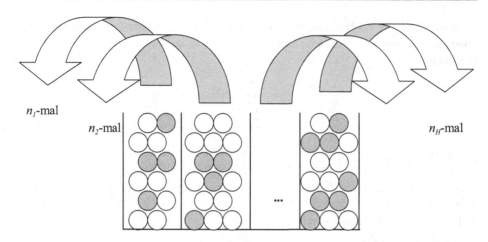

Abb. 5.1 Das Urnenmodell bei einer geschichteten einfachen Zufallsauswahl

Teile der Männer und Frauen trennen möchte, um aus jedem der beiden Teile SI-Stichproben vorgegebener Größe zu ziehen, aber der vorhandene Auswahlrahmen nur aus Telefonnummern und nicht aus den Namen der Populationseinheiten besteht (vgl. etwa: Häder et al. 2012). Man kann demnach gar nicht aus den einzelnen Urnen ziehen. Als Alternative lässt sich dann folgendermaßen vorgehen: Man zieht fortlaufend uneingeschränkt zufällig Erhebungseinheiten aus der Grundgesamtheit (eine Telefonnummer nach der anderen) bis die gewünschten Stichprobenumfänge in jeder Schicht erreicht werden. Dabei wird gegen Ende der Auswahl mit zunehmender Wahrscheinlichkeit der Fall eintreten, dass ein gezogenes Objekt nicht in die Stichprobe aufgenommen wird, weil in der Schicht, der es zugeordnet wird, bereits genügend Objekte vorhanden sind, also weil man zum Beispiel keinen weiteren Mann in der Erhebung mehr braucht, sondern nur noch Frauen. Eine andere Möglichkeit, im Falle der Nichtidentifizierbarkeit des Schichtmerkmals bei den Populationseinheiten die Idee der Schichtung zumindest in der Schätzphase der Erhebung anwenden zu können, bietet die Methode der nachträglichen Schichtung, der sich Abschn. 5.8 widmet. Auch dafür müssen jedoch für die Schätzung die Schichtgrößen bekannt sein.

5.3   Die Schätzung einer Merkmalssumme

Wir setzen nun die Aussagen von Satz 9 um in den nachfolgenden

Satz 10

Der Horvitz-Thompson-Schätzer für die Merkmalssumme t nimmt bei geschichteter einfacher Zufallsauswahl ($\equiv$ STSI; engl.: *stratified simple random sampling*) folgende Form an:

$$t_{STSI} = \sum_{h=1}^{H} N_h \cdot \overline{y}_{s_h} \tag{5.4}$$

Dabei ist $\overline{y}_{s_h} = \frac{1}{n_h} \cdot \sum_{s_h} y_k$ der Stichprobenmittelwert von y in der h-ten Schicht. Die theoretische Varianz des Horvitz-Thompson-Schätzers t_{STSI} ist dann

$$V(t_{STSI}) = \sum_{h=1}^{H} N_h^2 \cdot (1 - f_h) \cdot \frac{S_h^2}{n_h} \tag{5.5}$$

mit $f_h = \frac{n_h}{N_h}$, dem Auswahlsatz innerhalb der h-ten Schicht und der $(N_h - 1)$-Varianz S_h^2 von y in der Schicht U_h:

$$S_h^2 = \frac{1}{N_h - 1} \cdot \sum_{U_h} (y_k - \overline{y}_h)^2$$

Der unverzerrte Schätzer für die theoretische Varianz nach (5.5) ist

$$\widehat{V}(t_{STSI}) = \sum_{h=1}^{H} N_h^2 \cdot (1 - f_h) \cdot \frac{S_{s_h}^2}{n_h} \tag{5.6}$$

mit der Stichprobenvarianz $S_{s_h}^2$ von y in der Stichprobe s_h aus der h-ten Schicht:

$$S_{s_h}^2 = \frac{1}{n_h - 1} \cdot \sum_{s_h} (y_k - \overline{y}_{s_h})^2$$

Beweise Die Beweise für (5.4) bis (5.6) ergeben sich ganz einfach aus der Kombination der Aussagen des Satzes 9 mit jenen von Satz 5 aus Abschn. 2.3.1.

Beispiel 18

Gegeben sei ein stetiges Erhebungsmerkmal y, das sich mit folgenden Mittelwerten $\overline{y}_h$ und $(N_h - 1)$-Varianzen S_h^2 innerhalb der durch ein binäres Schichtmerkmal x gebildeten Schichten einer Population vom Umfang $N = 10.000$ verteilt:

	N_h	$\overline{y}_h$	S_h^2
x_1	4000	2	9
x_2	6000	4	1

Es soll nun eine nach dem Schichtmerkmal x geschichtete einfache Zufallsauswahl mit Gesamtstichprobenumfang $n = 1000$ gezogen werden. Die theoretische Varianz (5.5) des Merkmalssummenschätzers t_{STSI} bei allen möglichen Aufteilungen von n auf die beiden Schichten beinhaltet Abb. 5.2. Als horizontale Linie ist zum Vergleich die theoretische

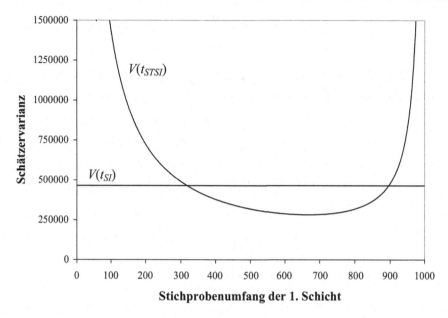

Abb. 5.2 Die theoretische Varianz von t_{STSI} in Beispiel 18 bei unterschiedlichen Aufteilungen des Gesamtstichprobenumfangs auf die beiden Schichten

Varianz des Horvitz-Thompson-Schätzers t_{SI} bei einfacher Zufallsauswahl von $n = 1000$ Erhebungseinheiten aus der gegebenen Population eingetragen.

Es offenbart sich bei Betrachtung von Abb. 5.2, dass eine STSI-Stichprobe aus der gegebenen Population hinsichtlich der Schätzung einer Merkmalssumme nicht in jedem Fall genauer als eine SI-Stichprobe sein muss. Die Genauigkeit der STSI-Stichprobe hängt vielmehr davon ab, wie der Gesamtstichprobenumfang n auf die beiden Schichten verteilt wird. Werden der 1. Schicht weniger als $n_1 = 318$ Elemente entnommen (und der 2. Schicht mehr als $n_1 = 682$ mit $n_1 + n_2 = 1000$), dann liegen wir mit der STSI-Stichprobe genauso über der theoretischen Schätzervarianz der SI-Stichprobe wie wenn der 1. Schicht mehr als 895 Erhebungseinheiten entnommen werden. Wenn wir aber einen Stichprobenumfang der 1. Schicht festlegen, der von ca. 318 bis 895 liegt, dann liefert die STSI-Stichprobe genauere Schätzungen als die SI-Stichprobe.

Das Minimum der theoretischen Varianz $V(t_{STSI})$ wird erreicht, wenn etwa 660 Elemente aus der 1. Schicht entnommen werden. Der Frage der Bestimmung des für einen Genauigkeitsgewinn zu wählenden Stichprobenumfanges n_h in den einzelnen Schichten bei gegebenem Gesamtstichprobenumfang n widmen wir uns in den Abschn. 5.5 und 5.6.

Als approximatives Konfidenzintervall zur Überdeckungswahrscheinlichkeit $1 - \alpha$ für den Parameter t ergibt sich nach Formel (1.7) aus Abschn. 1.4.2:

$$CI(s) = \sum_{h=1}^{H} N_h \cdot \overline{y}_s \pm u_{1-\alpha/2} \cdot \sqrt{\sum_{h=1}^{H} N_h^2 \cdot (1 - f_h) \cdot \frac{S_{s_h}^2}{n_h}} \qquad (5.7)$$

Außer bei der proportionalen Schichtung (vgl. Abschn. 5.5) sind geschichtete einfache Zufallsstichproben keine selbstgewichtenden Stichproben, da die Aufnahmewahrscheinlichkeiten 1. Ordnung nicht für alle Erhebungseinheiten der Population gleich groß sind. Entnimmt man einer Schicht in der Stichprobe überproportional viele Erhebungseinheiten, dann werden diese mit einem verhältnismäßig kleinen Designgewicht ausgestattet, und vice versa. Bei der Horvitz-Thompson-Schätzung der Merkmalssumme fließen diese unterschiedlichen Repräsentationslasten in den Schätzer ein.

Bei der grafischen Darstellung der Stichprobenergebnisse müssen die unterschiedlichen Designgewichte bei nicht selbstgewichtenden Stichproben natürlich wieder berücksichtigt werden, wenn man Rückschlüsse (auf die Häufigkeitsverteilung von interessierenden Variablen in der Population) beispielsweise mit Säulen-, Kreis- oder Streudiagrammen darstellen möchte. In Säulen- und Kreisdiagrammen müssen dazu beispielsweise die Säulenhöhen beziehungsweise die Größe der Kreissegmente proportional zur Summe der Designgewichte jener Stichprobeneinheiten gewählt werden, die in die jeweilig darzustellende Kategorie fallen (vgl. Abschn. 4.2.2, Beispiel 16 und Abb. 4.3). Auch bei der Schätzung von Quantilen sind die Designgewichte zu berücksichtigen.

5.4 Die Schätzung eines Mittelwerts

Soll durch eine geschichtete einfache Zufallsauswahl der Mittelwert $\overline{y}$ des Merkmals y geschätzt werden, dann folgt aus Satz 10 aus Abschn. 5.3 über die Schätzung der Merkmalssumme in einer STSI-Stichprobe und Formel (2.7) aus Abschn. 2.4.1 über die Mittelwertschätzung in SI-Stichproben:

Satz 11

Bei einer geschichteten einfachen Zufallsauswahl wird der Mittelwert des Merkmals y durch

$$\overline{y}_{STSI} = \frac{1}{N} \cdot t_{STSI} = \frac{1}{N} \cdot \sum_{h=1}^{H} N_h \cdot \overline{y}_{s_h} \qquad (5.8)$$

geschätzt. Die theoretische Varianz von $\overline{y}_{STSI}$ beträgt:

$$V(\overline{y}_{STSI}) = V\left(\frac{1}{N} \cdot t_{STSI}\right) = \frac{1}{N^2} \cdot \sum_{h=1}^{H} N_h^2 \cdot (1 - f_h) \cdot \frac{S_h^2}{n_h} \qquad (5.9)$$

Diese wird unverzerrt geschätzt durch

$$\widehat{V}(\overline{y}_{STSI}) = \frac{1}{N^2} \sum_{h=1}^{H} N_h{}^2 \cdot (1 - f_h) \cdot \frac{S_{s_h}^2}{n_h}. \tag{5.10}$$

Beweise Die Behauptungen von Satz 11 ergeben sich aus jenen von Satz 10.

Damit ergibt sich durch

$$CI(s) = \frac{1}{N} \cdot \sum_{h=1}^{H} N_h \cdot \overline{y}_{s_h} \pm u_{1-\alpha/2} \cdot \sqrt{\frac{1}{N^2} \cdot \sum_{h=1}^{H} N_h{}^2 \cdot (1 - f_h) \cdot \frac{S_{s_h}^2}{n_h}} \tag{5.11}$$

ein approximatives Konfidenzintervall zur Überdeckungswahrscheinlichkeit $1 - \alpha$ für $\overline{y}$.

Beispiel 19

(vgl.: Stenger 1986, S. 117 f.). Eine Universität umfasst drei Fakultäten:

Fakultät	Zahl der Absolvierenden
TNF	3000
SoWi	5000
Jus	2000

Aus jeder Fakultät liegt eine einfache Zufallsstichprobe vor, in der das Alter y der Studierenden beim Studienabschluss erhoben wurde:

Fakultät	n_h	$\overline{y}_{s_h}$	S_{s_h}
TNF	40	25,8	1,5
SoWi	80	27,0	2,0
Jus	30	26,1	1,2

Als Konfidenzintervall zur Überdeckungswahrscheinlichkeit $1 - \alpha = 0{,}95$ für das Durchschnittsalter beim Abschluss an dieser Universität ergibt sich mit (5.11)

$$CI(s) = \frac{1}{N} \cdot \sum_{h=1}^{H} N_h \cdot \overline{y}_{s_h} \pm u_{1-\alpha/2} \cdot \sqrt{\frac{1}{N^2} \cdot \sum_{h=1}^{H} N_h{}^2 \cdot (1 - f_h) \cdot \frac{S_{s_h}^2}{n_h}}$$

$$= \frac{1}{10.000} \cdot (3000 \cdot 25{,}8 + \ldots) \pm 1{,}96 \cdot \sqrt{\frac{1}{10.000^2} \cdot \left(3000^2 \cdot \left(1 - \frac{40}{3000}\right) \cdot \frac{2{,}25}{40} + \ldots\right)}$$

$$= 26{,}46 \pm 0{,}27.$$

Es besitzt somit die Grenzen [26,19; 26,73]. Der Mittelwert des Alters der Absolvierenden wird mit einer (annähernd) 95 %-igen Wahrscheinlichkeit von diesem Intervall überdeckt.

Mit Hilfe der Abschn. 5.3 und 5.4 bzw. der Abschn. 2.5 und 2.6 über die Schätzung von Anzahlen und Anteilen beim Stichprobenverfahren SI lassen sich nach Satz 9 genauso einfach die Schätzer für Anzahlen und Anteile beim Stichprobenverfahren STSI und ihre theoretischen Varianzen bzw. die Varianzschätzer herleiten.

Offen ist jetzt aber noch die nicht unwesentliche Frage der in Hinblick auf die Genauigkeit der Stichprobenergebnisse optimalen einzelnen Stichprobenumfänge n_h in den H Schichten bei gegebenem Gesamtstichprobenumfang n ($h = 1, 2, \ldots, H$).

5.5 Die proportionale Aufteilung

Abb. 5.2 zu Beispiel 18 zeigt, dass die Genauigkeit bei gegebenem Schichtmerkmal x wesentlich von der Aufteilung des vorgegebenen Gesamtstichprobenumfangs n auf die Schichten abhängt. Welche der möglichen Aufteilungen aber ist hinsichtlich der Genauigkeit der Stichprobenergebnisse optimal? Eine nahe liegende Idee ist es, den Stichprobenumfang n mit

$$n_h = \frac{N_h}{N} \cdot n \tag{5.12}$$

($h = 1, 2, \ldots, H$) proportional zu den tatsächlichen Schichtgrößen auf die einzelnen Schichten aufzuteilen, so dass diese in der Stichprobe mit den gleichen Anteilen wie in der Population vertreten sind. Wird etwa nach dem Geschlecht der Erhebungseinheiten geschichtet, dann würde dadurch gewährleistet werden, dass in der Stichprobe die Anteile der Männer und Frauen genau denen in der Population entsprechen. Dabei müssen in der Praxis alle nach (5.12) errechneten Schichtstichprobenumfänge n_h, sofern sie nicht ganzzahlig sind, auf ganze Zahlen gerundet werden, wodurch eine proportionale Aufteilung von n auf die Schichten doch nicht ganz exakt gewährleistet wird.

Definition 13 Bei Berechnung der H Schichtstichprobenumfänge n_h nach (5.12) spricht man von *proportionaler Aufteilung* ($\equiv$ p; engl.:*proportional allocation*) des Stichprobenumfangs n auf die H Schichten.

Die Berechnung des Horvitz-Thompson-Schätzers, seiner theoretischen Varianz und des Varianzschätzers bei *proportional geschichteten einfachen Zufallsauswahlen* (STSIp) kann wieder durch die allgemein bei STSI-Stichproben gültigen Ausdrücke (5.4), (5.5) und (5.6) erfolgen. Zur Bestimmung des Design-Effekts *deff* $(STSIp, t_{HT})$ der STSIp-Auswahl beim Horvitz-Thompson-Schätzer t_{HT} (siehe Definition 9 in Abschn. 2.3.1) wird eine Umformung der theoretischen Varianz benötigt. Diese ist Gegenstand von Satz 12.

Satz 12

Bei proportionaler Aufteilung des Stichprobenumfangs n auf die H Schichten mittels Rundung der nach (5.12) errechneten Schichtstichprobenumängen n_h können die Ausdrücke (5.4), (5.5) und (5.6) für Horvitz-Thompson-Schätzer, theoretische Varianz und Varianzschätzer nach Umformung auch folgendermaßen dargestellt werden:

$$t_{STSIp} \approx N \cdot \overline{y}_s, \tag{5.13}$$

$$V(t_{STSIp}) \approx \frac{N}{n} \cdot (1 - f) \cdot \sum_{h=1}^{H} N_h \cdot S_h^2 \tag{5.14}$$

und

$$\widehat{V}(t_{STSIp}) \approx \frac{N}{n} \cdot (1 - f) \cdot \sum_{h=1}^{H} N_h \cdot S_{s_h}^2 \tag{5.15}$$

Beweise Um diese Aussagen zu beweisen, müssen in (5.4) bis (5.6) aus Satz 10 lediglich die exakten, ungerundeten Schichtstichprobenumfänge der proportionalen Aufteilung, $n_h = \frac{N_h}{N} \cdot n$, für n_h eingesetzt werden. Nach kurzer Entwicklung erhalten wir sofort die Ergebnisse (5.13) bis (5.15), die nur dann den Ergebnissen mit den korrekten Ausdrücken (5.4), (5.5) und (5.6) exakt entsprechen, wenn die n_h's nach (5.12) selbst schon ganzzahlig sind und nicht gerundet werden müssen. Für t_{STSIp} muss also lediglich der Mittelwert $\overline{y}_s$ der gesamten STSIp-Stichprobe mit der Größe N der Population multipliziert werden. Dies ist die Folge davon, dass die Anzahl der jeder Schicht zu entnehmenden Erhebungseinheiten beim STSIp-Zufallsstichprobenverfahren proportional zur tatsächlichen Schichtgröße ist. Wegen $n_h = \frac{N_h}{N} \cdot n$ gilt für jedes Element k einer bestimmten Schicht h für dessen Aufnahmewahrscheinlichkeit 1. Ordnung: $\pi_k = \frac{n_h}{N_h} = \frac{1}{N_h} \cdot \frac{N_h}{N} \cdot n = \frac{n}{N}$. Eine mit diesem Stichprobenverfahren gezogene Stichprobe ist demnach (annähernd) selbstgewichtend, da – wie schon beim Stichprobenverfahren SI – die Aufnahmewahrscheinlichkeiten für alle Elemente von U unabhängig von deren Schichtzugehörigkeit gleich groß sind. Die Verteilung des Erhebungsmerkmals y in der Gesamtstichprobe schätzt somit diejenige der Population unverzerrt (siehe dazu auch Abschn. 4.2.2).

Der Design-Effekt $deff$(STSIp, t_{HT}) der STSIp-Auswahl beim Horvitz-Thompson-Schätzer t_{HT} gibt an das Verhältnis zwischen der theoretischen Varianz von t_{STSIp} und jener von t_{SI} (siehe Definition 9 in Abschn. 2.3.1). Um diesen konkret bestimmen zu können, ist es nun noch nötig, die in der Formel für $V(t_{SI})$ vorkommende Varianz S^2 unter Berücksichtigung der bei geschichteten Zufallsauswahlen vorgenommenen Zerlegung der Population U in Schichten ebenfalls zerlegt darzustellen. Eine solche Varianzzerlegung wird beispielsweise auch in der Varianzanalyse verwendet (vgl. etwa: Quatember 2017, Abschn. 3.12). Es gilt folgende Beziehung:

$$S^2 = \sum_{h=1}^{H} \frac{N_h - 1}{N - 1} \cdot S_h^2 + \sum_{h=1}^{H} \frac{N_h}{N - 1} \cdot (\overline{y}_h - \overline{y})^2 \tag{5.16}$$

Die Gesamtvarianz von y in U ist demnach zerlegbar in eine Komponente der Streuung inner-halb (linker Summand) und eine Komponente der Streuung zwischen den Schichten (rechter Summand). Somit ergibt sich als Design-Effekt der proportional geschichteten einfachen Zufallsauswahl bei Horvitz-Thompson-Schätzung der Merkmalssumme t mit (5.13):

$$deff(\text{STSIp}, t_{HT}) = \frac{V(t_{STSIp})}{V(t_{SI})} \approx \frac{\frac{N^2}{n} \cdot (1 - f) \cdot \sum\limits_{h=1}^{H} \frac{N_h}{N} \cdot S_h^2}{\frac{N^2}{n} \cdot (1 - f) \cdot S^2} =$$

$$= \frac{\sum\limits_{h=1}^{H} \frac{N_h}{N} \cdot S_h^2}{\sum\limits_{h=1}^{H} \frac{N_h-1}{N-1} \cdot S_h^2 + \sum\limits_{h=1}^{H} \frac{N_h}{N-1} \cdot (\overline{y}_h - \overline{y})^2}$$

Betrachtet man (5.19) näher, dann wird deutlich, dass es zwar theoretisch möglich ist, dass $deff > 1$. Dies ist der Fall, wenn alle Schichtmittelwerte von y gleich sind. Ist jedoch $\frac{N_h - 1}{N - 1} \approx \frac{N_h}{N}$, was bei nicht zu kleinen relativen Schichtgrößen der Fall ist, dann gilt:

$$\sum_{h=1}^{H} \frac{N_h - 1}{N - 1} \cdot S_h^2 \approx \sum_{h=1}^{H} \frac{N_h}{N} \cdot S_h^2$$

und somit grundsätzlich $deff \leq 1$, wobei $deff = 1$ nur gilt, wenn die Summe $\sum\limits_{h=1}^{H} \frac{N_h}{N-1} \cdot$ $(\overline{y}_h - \overline{y})^2 = 0$ ist. Unterscheiden sich die Schichtmittelwerte $\overline{y}_h$ aber voneinander, dann stellt sich bei Anwendung des Stichprobenverfahrens STSIp ein Design-Effekt ein, der klei-ner als eins ist. Eine geschichtete einfache Zufallsauswahl mit proportionaler Aufteilung des Stichprobenumfanges auf die Schichten liefert dann also bei der Schätzung einer Merk-malssumme mit dem Horvitz-Thompson-Schätzer im Vergleich zu einer reinen einfachen Zufallsauswahl einen Genauigkeitsgewinn. Aus diesem Grund ist es sinnvoll, als Schicht-merkmal x ein Merkmal zu verwenden, das mit dem Untersuchungsmerkmal y einen mög-lichst starken statistischen Zusammenhang aufweist. Dieser genauigkeitsfördernde Effekt des Stichprobenverfahrens STSIp wird als *Schichtungseffekt* bezeichnet.

Beispiel 20

Gegeben sei das stetige Untersuchungsmerkmal y von Beispiel 18, das sich innerhalb der durch ein dichotomes Schichtmerkmal x gebildeten Schichten einer Population vom Umfang $N = 10.000$ mit folgendem Mittelwert $\overline{y}_h$ und folgender $(N_h - 1)$-Varianz S_h^2 verteilt hat:

	N_h	$\bar{y}_h$	S_h^2
x_1	4000	2	9
x_2	6000	4	1

Bei proportionaler Aufteilung des Stichprobenumfangs $n = 1000$ auf die beiden Schichten ergeben sich mit (5.12) die Stichprobenumfänge $n_1 = 400$ und $n_2 = 600$. Berechnet man für die in diesem Beispiel gegebene Population mit Hilfe von (5.5) die theoretische Varianz des Schätzers der Merkmalssumme von y beim Verfahren STSIp, dann ergibt das:

$$
\begin{aligned}
V(t_{STSIp}) &= \sum_{h=1}^{H} N_h^2 \cdot (1 - f_h) \frac{S_h^2}{n_h} \\
&= 4000^2 \cdot \left(1 - \frac{400}{4000}\right) \frac{9}{400} + 6000^2 \cdot \left(1 - \frac{600}{6000}\right) \frac{1}{600} \\
&= 378.000
\end{aligned}
$$

Dasselbe Resultat würde sich hier auch bei Berechnung von $V(t_{STSIp})$ nach (5.14) ergeben, da die mit (5.12) errechneten proportionalen Schichtstichprobenumfänge ganze Zahlen sind. Vergleichen wir dies nun mit der theoretischen Varianz, die bei einer einfachen Zufallsauswahl von 1000 Erhebungseinheiten aus dieser Population aufgetreten wäre. Dazu verwenden wir zur Berechnung von S^2 aus den zur Verfügung stehenden Schichtinformationen die Varianzzerlegung nach (5.16):

$$
\begin{aligned}
V(t_{SI}) &= \frac{N^2}{n} \cdot (1 - f) \cdot S^2 \\
&= \frac{N^2}{n} \cdot (1 - f) \cdot \left(\sum_{h=1}^{H} \frac{N_h - 1}{N - 1} \cdot S_h^2 + \sum_{h=1}^{H} \frac{N_h}{N - 1} \cdot (\bar{y}_h - \bar{y})^2 \right) \\
&= \frac{10.000^2}{1000} \cdot \left(1 - \frac{1000}{10.000}\right) \cdot \left(\left(\frac{3999}{9999} \cdot 9 + \ldots\right) + \left(\frac{4000}{9999} \cdot (2 - 3{,}2)^2 + \ldots\right) \right) \\
&= 464.356{,}44
\end{aligned}
$$

Bei Verwendung des STSIp-Stichprobenverfahrens ist die theoretische Varianz des Schätzers t_{HT} deutlich kleiner als bei einem SI-Design. Die Varianz $V(t_{SI})$ ist in Abb. 5.2 als Horizontale eingetragen. Sie trennt jene Aufteilungen n_h des Stichprobenumfangs n auf die Schichten, bei denen sich ein hinsichtlich der Genauigkeit des Horvitz-Thompson-Schätzers positiv auswirkender Design-Effekt (*deff* < 1) einstellt, von jenen Aufteilungen, bei denen eine einfache Zufallsauswahl genauere Ergebnisse als eine STSI-Stichprobe liefert (*deff* > 1).

Die (nahezu) selbstgewichtenden proportional geschichteten einfachen Zufallsstichproben sind hinsichtlich der Verteilung des kategorialen Schichtmerkmals exakt repräsentativ. Bei einer Horvitz-Thompson-Schätzung der Merkmalssummen anderer Merkmale (wie des Erhebungsmerkmals y) sind STSIp-Stichproben bei Vermeidung von Nichtstichprobenfehlern repräsentativ, wenn ausreichende Stichprobenumfänge gewählt werden. Für eine solche Einhaltung von Genauigkeitsforderungen an die Stichprobenergebnisse ist bei diesem Verfahren – wie gezeigt wurde – ein geringerer Stichprobenumfang nötig als bei einfacher Zufallsauswahl.

Die Formeln, die beim Stichprobenverfahren STSIp für die Erhebung von Mittelwerten, Anzahlen und Anteilen benötigt werden, ergeben sich nach einfachen Berechnungen mit den allgemeinen STSI-Formeln aus den Sätzen 10 und 11 und den diesbezüglichen Ausführungen aus Kap. 2.

Eine solch proportionale Schichtung nach einem Merkmal lässt sich auch durch systematische Auswahl aus einer gegebenen Liste der Population erzeugen, wenn diese nach dem Schichtmerkmal (z. B. dem Alter der Populationseinheiten) sortiert wird. Man spricht dann von einer *impliziten Schichtung*. Die Schätzung der damit verbundenen Schätzervarianz ist jedoch aus jenen Gründen, die bereits in Abschn. 2.2 geschildert wurden, problematisch.

Zusammenfassend kann man sagen, dass die theoretische Varianz $V(t_{STSIp})$ umso mehr abnimmt, umso stärker der Zusammenhang zwischen dem Erhebungsmerkmal y und dem Schichtmerkmal x ist (vgl. hierzu bei Anteilschätzung: Quatember 1994). Abb. 5.2 macht allerdings deutlich, dass die proportionale Aufteilung des Stichprobenumfangs in Beispiel 20 offenbar in Hinblick auf die Schätzervarianz noch nicht optimal war.

5.6 Die optimale Aufteilung

Unter Anderen hat Neyman (1934) die varianz-optimale Aufteilung des Gesamtstichprobenumfanges n auf die H Schichten bestimmt, weswegen diese auch *Neyman-Allokation* genannt wird. Die Aufgabe, jene Stichprobenumfänge der Schichten zu bestimmen, die bei gegebenem Gesamtstichprobenumfang n die theoretische Varianz $V(t_{STSI})$ minimieren, ist eine Extremwertaufgabe mit der Nebenbedingung $\sum_{h=1}^{H} n_h = n$. Die zu minimierende theoretische Varianz (5.5) von t_{STSI} lässt sich durch inneres Ausmultiplizieren folgendermaßen darstellen ($f_h = \frac{n_h}{N_h}$):

$$V(t_{STSI}) = \sum_{h=1}^{H} N_h{}^2 \cdot (1 - f_h) \cdot \frac{S_h^2}{n_h} = \sum_{h=1}^{H} N_h{}^2 \cdot \frac{S_h^2}{n_h} - \sum_{h=1}^{H} N_h \cdot S_h^2 \rightarrow Min!$$

Eine solche Extremwertaufgabe mit Nebenbedingung wird gelöst durch partielles Ableiten der Funktion f der Schichtstichprobenumfänge $n_1, n_2, \ldots n_H$

$$f(n_1, n_2, \ldots, n_H) = \sum_{h=1}^{H} N_h{}^2 \cdot \frac{S_h^2}{n_h} - \sum_{h=1}^{H} N_h \cdot S_h^2 + \lambda \cdot \left(\sum_{h=1}^{H} n_h - n \right)$$

nach den einzelnen n_h und darauf folgendes Nullsetzen dieser Ableitungen (λ ...der Lagrangemultiplikator). Dies ergibt für $h = 1, 2, \ldots, H$

$$f'(n_1, n_2, \ldots, n_H) = -N_h{}^2 \cdot \frac{S_h^2}{n_h{}^2} + \lambda.$$

Nach dem Nullsetzen ergibt sich daraus:

$$\lambda \cdot n_h^2 = N_h^2 \cdot S_h^2$$

Somit ist erstens

$$\sqrt{\lambda} \cdot n_h = N_h \cdot S_h \tag{5.17}$$

und zweitens durch Summierung über alle H Schichten

$$\sum_{h=1}^{H} \sqrt{\lambda} \cdot n_h = \sum_{h=1}^{H} N_h \cdot S_h$$

und daraus

$$\sqrt{\lambda} \cdot n = \sum_{h=1}^{H} N_h \cdot S_h \tag{5.18}$$

Löst man die Gleichungen der Schicht h nach (5.17) und über alle Schichten nach (5.18) jeweils nach $\sqrt{\lambda}$ auf und setzt dies dann gleich, ergibt sich:

$$\frac{N_h \cdot S_h}{n_h} = \frac{\sum\limits_{h=1}^{H} N_h \cdot S_h}{n}$$

Daraus folgt schließlich für den varianzoptimalen Stichprobenumfang n_h in der h-ten Schicht:

$$n_h = \frac{N_h \cdot S_h}{\sum\limits_{h=1}^{H} N_h \cdot S_h} \cdot n \tag{5.19}$$

Dies ist die optimale Allokation des Stichprobenumfangs n auf die Schichten. In der h-ten Schicht sind demnach im Vergleich zu anderen Schichten umso mehr Elemente zu ziehen, desto größer die Schicht ist beziehungsweise desto größer die Streuung von y innerhalb der Schicht gemessen mit der Schichtstandardabweichung S_h ist. Die optimale Aufteilung nach (5.19) entspricht nur dann der proportionalen Aufteilung nach (5.12), wenn diese H Schichtstandardabweichungen S_h alle gleich sind ($h = 1, 2, \ldots, H$). Im Allgemeinen müssen die errechneten optimalen n_h nach (5.19) vor der Stichprobenziehung in der Praxis noch auf ganze Zahlen gerundet werden.

Definition 14 Bei Berechnung der H Schichtstichprobenumfänge n_h nach (5.19) spricht man von *optimaler Aufteilung* ($\equiv$ o; engl.: *optimum allocation*) des Stichprobenumfangs n auf die H Schichten.

Die Berechnung des Horvitz-Thompson-Schätzers, seiner theoretischen Varianz und des Varianzschätzers bei *optimal geschichteten einfachen Zufallsauswahlen* (STSIo) kann wieder durch die allgemein bei STSI-Stichproben gültigen Ausdrücke (5.4), (5.5) und (5.6) erfolgen.

Das Stichprobenverfahren STSIo erzeugt allerdings im Allgemeinen im Gegensatz zum STSIp-Verfahren nicht selbstgewichtende Stichproben. Dies hat zur Folge, dass zum Beispiel zur Schätzung der Populationsverteilung des Erhebungsmerkmals y die erhobenen Daten nicht einfach wie bei SI-Stichproben in ein Säulendiagramm übernommen werden dürfen. Zu diesem Zweck sind die Designgewichte zu berücksichtigen (vgl. dazu Abschn. 4.2.2).

Die Optimalität der Allokation bedeutet, dass gilt: $V(t_{SI}) \geq V(t_{STSIp}) \geq V(t_{STSIo})$. Gegenüber dem Stichprobenverfahren SI lässt sich durch das Stichprobenverfahren STSIp ein Genauigkeitsgewinn erzielen, wenn die Schichtmittelwerte nicht alle gleich sind. Ein weiterer Genauigkeitszuwachs stellt sich durch das Stichprobenverfahren STSIo dann ein, wenn auch noch die Schichtstandardabweichungen nicht alle identisch sind.

Beispiel 21

Gegeben sei wiederum das stetige Untersuchungsmerkmal y aus den Beispiel 18 und 20, das sich innerhalb der durch ein binäres Schichtmerkmal x gebildeten Schichten einer Population vom Umfang $N = 10.000$ mit folgendem Mittelwert $\bar{y}_h$ und folgender $(N_h - 1)$-Varianz S_h^2 verteilt:

	N_h	$\bar{y}_h$	S_h^2
x_1	4000	2	9
x_2	6000	4	1

Für eine optimale Aufteilung des Stichprobenumfangs $n = 1000$ auf die beiden Schichten errechnen sich nach (5.19) die Stichprobenumfänge $n_1 = 666{,}\dot{6}$ und $n_2 = 333{,}\dot{3}$.

Berechnet man mit Hilfe von (5.5) die theoretische Varianz des Schätzers der Merkmalssumme von y, dann ergibt sich:

$$V(t_{STSIo}) = \sum_{h=1}^{H} N_h{}^2 \cdot (1 - f_h) \cdot \frac{S_h^2}{n_h}$$

$$= 4000^2 \cdot \left(1 - \frac{667}{4000} \cdot \frac{9}{667}\right) + 6000^2 \cdot \left(1 - \frac{333}{6000} \cdot \frac{1}{333}\right)$$

$$= 282.000,16$$

Dieses Minimum findet man auch in Abb. 5.2. Im Vergleich mit den Resultaten aus Beispiel 20, das sind $V(t_{SI}) = 464.356{,}44$ bzw. $V(t_{STSIp}) = 378.000$ erfolgt also eine weitere Varianzreduzierung.

Für die Verteilungen und Parameter aller Merkmale außer des in der ungewichteten STSIo-Stichprobe absichtlich zur Varianzverringerung nicht repräsentierten Schichtmerkmals sind STSIo-Stichproben bei Verwendung von dazu geeigneten Schätzmethoden und der Vermeidung von Nichtstichprobenfehlern repräsentativ, wobei die Einhaltung der dazu benötigten Genauigkeit im Allgemeinen mit geringerem Stichprobenumfang im Vergleich zu einfachen oder proportional geschichteten einfachen Zufallsauswahlen erzielt wird.

So optimal diese Aufteilung von n auf die Schichten theoretisch auch sein mag, so problematisch ist aber ihre praktische Anwendung, denn man benötigt dazu die Kenntnis der Schichtstandardabweichungen S_h der Population. Bei sich wiederholenden Stichprobenerhebungen ein und desselben Merkmals kann es sich anbieten, diesbezügliche gute Schätzungen S_{s_h} aus früheren Erhebungen oder Pretests zu verwenden. Dies sollte dann zu Schichtstichprobenumfängen führen, die immerhin „in der Nähe" der optimalen liegen.

5.7   Der erforderliche Stichprobenumfang

Hat man die relativen Stichprobenumfänge $\frac{n_h}{n}$ für jede Schicht festgelegt (z. B. durch eine der in den letzten beiden Abschnitten beschriebenen Methoden), dann können wir mit Hilfe von (5.5) für einen vorgegebenen Genauigkeitsanspruch den nötigen Gesamtstichprobenumfang n_{erf} bestimmen:

$$V(t_{STSI}) = \sum_{h=1}^{H} N_h{}^2 \cdot (1 - f_h) \cdot \frac{S_h^2}{n_h} = \sum_{h=1}^{H} N_h{}^2 \cdot \frac{S_h^2}{n_h} - \sum_{h=1}^{H} N_h \cdot S_h^2$$

$$= \frac{1}{n} \cdot \sum_{h=1}^{H} N_h^2 \cdot \frac{S_h^2}{\frac{n_h}{n}} - \sum_{h=1}^{H} N_h \cdot S_h^2$$

Aus

$$\varepsilon \equiv u_{1-\alpha/2} \cdot \sqrt{= \frac{1}{n} \cdot \sum_{h=1}^{H} N_h^2 \cdot \frac{S_h^2}{\frac{n_h}{n}} - \sum_{h=1}^{H} N_h \cdot S_h^2}$$

ergibt sich:

$$n_{erf} = \frac{u_{1-\alpha/2}^2 \cdot \sum_{h=1}^{H} N_h{}^2 \cdot \frac{S_h^2}{n_h/n}}{\varepsilon^2 + u_{1-\alpha/2}^2 \cdot \sum_{h=1}^{H} N_h \cdot S_h^2} \tag{5.20}$$

Um diesen Stichprobenumfang errechnen zu können, müssen also neben den Größen N_h der einzelnen Schichten, den Proportionen $\frac{n_h}{n}$, der im Normalfall mit $1 - \alpha = 0,95$ festgelegten Sicherheit des gewünschten Zufallsstreifens und der gewünschten Schwankungsbreite ε gute Schätzungen der $(N_h - 1)$-Schichtvarianzen S_h^2 aus früheren Erhebungen oder Pretests vorliegen (vgl. mit Abschn. 2.3.2).

5.8   Die nachträgliche Schichtung

Es kann sich nach einer z.B. mittels einfacher Zufallsauswahl (SI) durchgeführten Erhebung herausstellen, dass sich die Stichprobenverteilungen des interessierenden Merkmals y (z.B. das Merkmal Einkommen) in verschiedenen Teilen der Stichprobe stark voneinander unterscheiden (z.B. unter den Frauen und unter den Männern) und diese Teile nicht zumindest annähernd proportional zur Population in der SI-Stichprobe vorkommen, weil z.B. einfach zufällig mehr Frauen und weniger Männer als in ihren Bevölkerungsanteilen entsprächen gezogen wurden. Dies bedeutet, dass in der Designphase der Erhebung eine vorab erfolgte Zerlegung der Population in diese Teile als Schichten und die Ziehung einer darauf basierenden proportional geschichteten einfachen Zufallsauswahl (STSIp) aus Sicht der Schätzgenauigkeit Sinn gemacht hätte. In einem solchen Fall kann man sich – sofern die Schichtgrößen bekannt sind – nachträglich, also nachdem die Daten erhoben worden sind, in der Schätzphase der Erhebung einer Vorgehensweise bedienen, die „nachträgliche Schichtung" genannt wird. Dabei werden die Häufigkeitsverteilungen vorliegender Stichproben bezüglich relevanter Variablen an deren Populationsverteilungen angepasst.

Definition 15   Eine *nachträgliche Schichtung* einer Population liegt vor, wenn eine nach einem beliebigen Zufallsstichprobenverfahren gezogene Stichprobe nachträglich H verschiedenen Schichten eines noch nicht verwendeten Schichtmerkmals x zugeordnet wird.

In diesem Zusammenhang ergibt sich nachfolgender

Satz 13

Gegeben sei eine einfache Zufallsstichprobe s aus U vom Umfang n. Diese wird nachträglich ($\equiv$ SIpost; engl.: *poststratification*) nach einem Schichtmerkmal x geschichtet: $s = s_1, s_2, ..., s_H$. Man verwendet an Stelle des Horvitz-Thompson-Schätzers bei einfacher Zufallsauswahl nach (2.1) nun

$$t_{SIpost} = \sum_{h=1}^{H} N_h \cdot \overline{y}_{s_h} \qquad (5.21)$$

zur Schätzung der Merkmalssumme t. Die Größe $\overline{y}_{s_h} = \frac{1}{n_h} \cdot \sum_{s_h} y_k$ ist der Stichproben-mittelwert von y unter jenen Erhebungseinheiten in s, die nachträglich der h-ten Schicht zuzuordnen sind. Dabei ist der Schichtstichprobenumfang n_h im Gegensatz zu einer STSIp-Stichprobe diesmal eine Zufallsvariable mit $\sum_{h=1}^{H} n_h = n$.

Für die theoretische Varianz dieses Schätzers gilt für genügend großen Stichproben-umfang n (vgl. etwa: Särndal et al. 1992, S. 267):

$$V(t_{SIpost}) \approx \frac{N^2}{n} \cdot (1 - f) \cdot \sum_{h=1}^{H} \frac{(n-1) \cdot \frac{N_h}{N} + 1}{n} \cdot S_h^2. \qquad (5.22)$$

Eine unverzerrte Schätzung von (5.22) nimmt folgende Form an:

$$\widehat{V}(t_{SIpost}) \approx \frac{N^2}{n} \cdot (1 - f) \cdot \sum_{h=1}^{H} \frac{(n-1) \cdot \frac{N_h}{N} + 1}{n} \cdot S_{s_h}^2. \qquad (5.23)$$

Die **Beweise** befinden sich im Anhang A.

Voraussetzung für die Anwendbarkeit von (5.22) und (5.23) ist, dass die den Schichten zurechenbaren Stichprobenumfänge n_h für alle Schichten h größer als 1 sind, damit die Varianzschätzung $S_{s_h}^2$ berechnet werden kann. Damit ist zu rechnen, wenn n groß ist und die Schichten nicht allzu klein sind. Sehr kleine Schichten sollten aus diesem Grund vor der Schätzung von t durch t_{SIpost} mit größeren Schichten zusammengelegt werden.

Für großes n und ferner auch nicht zu kleine relative Schichtgrößen $\frac{N_h}{N}$ gilt in (5.22) aber

$$\frac{(n-1) \cdot \frac{N_h}{N} + 1}{n} \approx \frac{N_h}{N}$$

und damit $V(t_{SIpost}) \approx V(t_{STSIp})$ (vgl. (5.22) mit (5.14)). Der Schätzer t_{SIpost} nach (5.21) schätzt dann also die Merkmalssumme t ähnlich genau wie der Horvitz-Thompson-Schätzer bei proportional geschichteter einfacher Zufallsauswahl. Dies ist nachvollziehbar, weil bei wachsenden Stichprobenumfängen n die Anteile der Schichten (zum Beispiel der Männer und Frauen) auch in der ursprünglich gezogenen SI-Stichprobe immer genauer geschätzt werden. Demnach ist in solchen Fällen das Verfahren SIpost mit dem nachträglich in die Schätzung einbezogenen Schichtmerkmal x effizienter als eine einfache Zufallsauswahl ohne nachträgliche Schichtung, falls auch das Verfahren STSIp effizienter als eine einfache Zufallsauswahl ist. Dies ist der Fall, wenn die Schichtmittelwerte des Erhebungsmerkmals nicht alle gleich sind (siehe Abschn. 5.5).

Ein Verfahren der nachträglichen Schichtung, das dann angewendet werden kann, wenn die Schichten nachträglich nach mehr als einem Merkmal gebildet werden sollen (z. B. nach den Merkmalen Geschlecht und Alter), aber nur die Randverteilungen einzelner Merkmale in der Population bekannt sind (also man nur die Anteile der Männer und Frauen und einzelner Alterskategorien, nicht aber der 18- bis 35-jährigen Männer, der 18- bis 35-jährigen Frauen, der 35- bis 55-jährigen Männer und so weiter kennt) ist *iteratives proportionales Anpassen* (engl.: *iterativ proportional fitting*) oder *Raking adjustment*. Das ist ein iteratives Verfahren, bei dem die Designgewichte der einzelnen Erhebungseinheiten solange immer wieder nacheinander an die einzelnen gegebenen Randhäufigkeiten (der Männer und Frauen und der verschiedenen Alterskategorien) angepasst werden bis deren Summe in den verschiedenen Kategorien der einzelnen Schichtmerkmale (annähernd) den vorgegebenen Randsummen entsprechen (vgl. etwa: Lohr 2010, S. 344 f.).

Die Praxis der *Mehrthemenumfragen* in der Markt- und Meinungsforschung bietet ein breites Anwendungsfeld für die Verfahren der nachträglichen Schichtung. Eine proportional geschichtete einfache Zufallsauswahl mit einem für alle Untersuchungsmerkmale geltenden gleichen Schichtmerkmal kann bei solchen Umfragen die Schätzervarianz für ein Untersuchungsmerkmal (oder einige wenige) im Vergleich zu einer einfachen Zufallsauswahl nennenswert reduzieren, während es für viele andere aber keine oder nur eine unwesentliche Varianzverminderung liefert. Demgegenüber hat eine nachträgliche Schichtung einer einfachen Zufallsauswahl den entscheidenden Vorteil, für verschiedene Untersuchungsmerkmale – nachträglich – auch verschiedene Schichtmerkmale zur Genauigkeitserhöhung verwenden zu können.

5.9 Die Verhältnisschätzung

Nachträgliche Schichtung ist eine weitere Anwendung der Idee der Verhältnisschätzung (siehe Abschn. 4.1.1). Das dahinterstehende allgemeine Konzept kann – wie

$$t_{rat} = t_{HT} \cdot \frac{t_x}{t_{x,HT}}$$

nach (4.1) zeigt – auf alle Stichprobenverfahren angewendet werden. Bei geschichteten Zufallsauswahlen (ST) kann man hierbei natürlich die Horvitz-Thompson-Schätzer für die Merkmalssummen t und t_x nach (5.1) verwenden:

$$t_{comb,ST} = t_{ST} \cdot \frac{t_x}{t_{x,ST}}. \tag{5.24}$$

Dies ist der *kombinierte Verhältnisschätzer* ($\equiv$ comb; engl.: *combined ratio estimator*) für die Merkmalssumme von y in der Population U. Bei geschichteter einfacher Zufallsauswahl (STSI) ergibt (5.24) zum Beispiel

$$t_{comb,STSI} = t_{STSI} \cdot \frac{t_x}{t_{x,STSI}} = \sum_{h=1}^{H} N_h \cdot \overline{y}_{s_h} \cdot \frac{t_x}{\sum_{h=1}^{H} N_h \cdot \overline{x}_{s_h}}.$$

Für den *separaten Verhältnisschätzer* ($\equiv$ sep; engl.: *separate ratio estimator*) wird alternativ zuerst in jeder Schicht h eine Verhältnisschätzung $t_{rat,h}$ der Schichtmerkmalssumme t_h vorgenommen ($h = 1, 2, \ldots, H$) und diese Schätzer werden dann über alle Schichten summiert:

$$t_{sep,ST} = \sum_{H} t_{rat,h} = \sum_{H} t_{HT,h} \cdot \frac{t_{x,h}}{t_{x,HT,h}} \qquad (5.25)$$

Darin sind $t_{HT,h}$ der Horvitz-Thompson-Schätzer für die Merkmalssumme t_h des Merkmals y in der h-ten Schicht und $t_{x,HT,h}$ der Horvitz-Thompson-Schätzer für die Merkmalssumme t_x des Merkmals x in der h-ten Schicht. Beim Verfahren STSI wird (5.25) zu

$$t_{sep,STSI} = \sum_{H} N_h \cdot \overline{y}_{s_h} \cdot \frac{t_{x,h}}{N_h \cdot \overline{x}_{s_h}}.$$

Beide Konzepte sind möglich und sinnvoll. Der separate Schätzer (5.25) kann effizienter sein als der kombinierte (5.24), wenn sich die Verhältnisse der Horvitz-Thompson-Schätzer $t_{HT,h}$ und $t_{x,HT,h}$ in den Schichten stark unterscheiden, weil er im Gegensatz zu Letzterem Vorteil aus dem Schichtungseffekt ziehen kann. Sind die Schichtstichprobenumfänge eher gering, dann sollte (5.25) eher nicht Anwendung finden, weil jede dieser separaten Schicht-verhältnisschätzungen dann verzerrt ist und die Verzerrung sich von Schicht zu Schicht fortpflanzen kann.

5.10   Zusammenfassung und neue Notationen

Die geschichteten einfachen Zufallsauswahlen bedienen sich einfacher Zufallsauswahlen aus jeder von vorab definierten Schichten der Population. Dazu sind die Formeln für den Horvitz-Thompson-Schätzer bei einfachen Zufallsauswahlen einfach in jeder der Schichten anzuwenden und diese Ergebnisse über alle Schichten aufzusummieren. Dieses Vorgehen allein garantiert allerdings noch keinen Genauigkeitsgewinn im Vergleich zu einfachen Zufallsauswahlen gleichen Umfangs. Eine in Hinblick auf die tatsächlichen Schichtgrößen proportionale Aufteilung des Gesamtstichprobenumfanges auf die Schichten in der Stichprobe jedoch kann genau dies gewährleisten. Einen noch größeren Genauigkeitsgewinn verspricht die optimale Aufteilung des Stichprobenumfanges auf die Schichten. Dafür sind jedoch zusätzlich Informationen über die Schichtstandardabweichungen des Erhebungs-merkmals nötig.

Wird erst nach Vorliegen der Daten aus einer einfachen Zufallsstichprobe festge-stellt, dass angesichts deutlicher Unterschiede der Stichprobenergebnisse von bestimmten

Teilgesamtheiten eine proportional geschichtete Zufallsauswahl nach dem betreffenden Merkmal einen Genauigkeitsgewinn versprochen hätte, kann man dies nachträglich noch in der Schätzphase der Erhebung berücksichtigen. Die nachträgliche Schichtung ist dann genauer als die einfache Zufallsauswahl mit Horvitz-Thompson-Schätzung, jedoch nicht so genau wie wenn gleich eine nach dem betreffenden Merkmal proportional geschichtete Zufallsauswahl gezogen worden wäre.

Verhältnisschätzer bieten wieder die Möglichkeit, bei Vorliegen von Informationen zu einem mit dem Erhebungsmerkmal stark korrelierenden Hilfsmerkmal, die Genauigkeit der Stichprobenergebnisse zu erhöhen. In geschichteten Zufallsstichproben sind dazu zwei Konzepte denkbar, die sich dadurch unterscheiden, dass die Verhältnisschätzungen in jeder Schicht oder in der Population durchgeführt werden.

Folgende Notationen wurden in diesem Kapitel unter anderem eingeführt:

ST	... geschichtete Zufallsauswahl
t_{ST}	... Horvitz-Thompson-Schätzer für t in einer geschichteten Zufallsstichprobe
$t_{HT,h}$	... Horvitz-Thompson-Schätzer für t der h-ten Schicht
STSI	... geschichtete einfache Zufallsauswahl
t_{STSI}	... Horvitz-Thompson-Schätzer für t in einer geschichteten einfachen Zufallsstichprobe
$\overline{y}_{s_h}$	... Stichprobenmittelwert von y in der h-ten Schicht
U_h	... h-te Schicht der Population
N_h	... Umfang der Population in der h-ten Schicht
n_h	... Stichprobenumfang aus der h-ten Schicht der Population
f_h	... Auswahlsatz aus der h-ten Schicht
S_h^2	... „$(N_h - 1)$-Varianz" von y in U_h
$\overline{y}_h$	... Mittelwert von y in der h-ten Schicht der Population
s_h	... Stichprobe der h-ten Schicht
$S_{s_h}^2$	... Stichprobenvarianz von y in s_h
$\overline{y}_{STSI}$	... „Horvitz-Thompson-basierter" Schätzer für $\overline{y}$ beim Verfahren STSI
STSIp	... geschichtete einfache Zufallsauswahl mit proportionaler Aufteilung des Gesamtstichprobenumfanges auf alle Schichten
t_{STSIp}	... Horvitz-Thompson-Schätzer für t in einer STSIp-Stichprobe
STSIo	... geschichtete einfache Zufallsauswahl mit optimaler Aufteilung des Gesamtstichprobenumfanges auf alle Schichten
t_{STSIo}	... Horvitz-Thompson-Schätzer für t in einer STSIo-Stichprobe
SIpost	... nachträgliche Schichtung
t_{SIpost}	... Schätzer für t in einer SIpost-Stichprobe
$t_{comb,ST}$	... kombinierter Verhältnisschätzer für t in einer ST-Stichprobe
$t_{comb,STSI}$	... kombinierter Verhältnisschätzer für t in einer STSI-Stichprobe
$t_{sep,ST}$	... separater Verhältnisschätzer für t in einer ST-Stichprobe
$t_{sep,STSI}$	... separater Verhältnisschätzer für t in einer STSI-Stichprobe

$t_{rat,h}$ … Verhältnisschätzer für die Merkmalssumme t von y in der h-ten Schicht

$t_{x,HT,h}$ … Horvitz-Thompson-Schätzer für die Merkmalssumme $t_{x,h}$ des Merkmals x
                in der h-ten Schicht

Literatur[1]

Casella, G., & Berger, R. L. (2002). *Statistical inference* (2. Aufl.). Pacific Grove: Duxbury.

Häder, S., Häder, M., & Kühne, M. (Hrsg.). (2012). *Telephone surveys in Europe: research and practice*. Heidelberg: Springer.

Lohr, S. L. (2010). *Sampling: Design and analysis* (2. Aufl.). Boston: Brooks/Cole.*

Neyman, J. (1934). On the two different aspects of the representative method: The method of stratified sampling and the method of purposive selection. *Journal of the Royal Statistical Society*, 97, 558–625.

Quatember, A. (1994). Der Schichtungseffekt bei der Erhebung von Anteilen – Der Genauigkeitsgewinn gemessen am Grad des Zusammenhangs zwischen Untersuchungs- und Schichtmerkmal. *Allgemeines Statistisches Archiv*, 78(3), 318–322.

Quatember, A. (2017). *Statistik ohne Angst vor Formeln* (5. Aufl.). Hallbergmoos: Pearson.

Särndal, C.-E., Swensson, B., & Wretman, J. (1992). *Model assisted survey sampling*. New York: Springer.

Stenger, H. (1986). *Stichproben*. Heidelberg: Physica-Verlag.

---

[1]Die zur Vertiefung des Stoffes besonders empfehlenswerte Literatur ist mit einem Stern am Ende des Literaturhinweises gekennzeichnet.

Nahe Liegendes gemeinsam erheben reduziert Kosten – Die einfache Klumpenauswahl

6

6.1 Das Ziehungsmodell

In den beiden vorangegangenen Kapiteln waren die Erhebungseinheiten, von denen man Auskunft über ein Untersuchungsmerkmal y einholen wollte, identisch mit den Auswahleinheiten der Stichprobe. Es kann aus Kostengründen, ferner weil die Größe N der Population unbekannt ist oder weil gar keine Liste der Population vorliegt, angebracht sein, die Grundgesamtheit wie für geschichtete Zufallsauswahlen in disjunkte Teilmengen zu zerlegen, die etwa geografisch zusammenhängende Klumpen von Erhebungseinheiten sind, und diese Klumpen als Auswahleinheiten zu verwenden.

Sollen beispielsweise in einer Stadt mit 90.000 Haushalten die monatlichen Gesamthaushaltsausgaben für die Mobiltelefonie geschätzt werden, dann kann dafür die Population aller Haushalte in 1800 geografisch zusammenhängende (Wohn-) Blöcke (= Klumpen) zu 50 Haushalten zerlegt werden, aus denen man z. B. 10 Blöcke mit einem Zufallsauswahlverfahren für eine Stichprobenerhebung der Ausgaben zieht. Einige dieser gezogenen Blöcke könnten sich in „jungen Stadtvierteln" mit hauptsächlich jungen Familien oder Familien mit jugendlichen Familienmitgliedern befinden. In solchen Blöcken wäre eher mit hohen Haushaltsausgaben für die Mobiltelefonie zu rechnen, während die Bewohner anderer Blöcke hauptsächlich Rentnerhaushalte mit geringeren solchen Ausgaben sein könnten. Demgemäß wird die Klumpenstichprobe der 10 Blöcke hinsichtlich der Schätzung der diesbezüglichen monatlichen Gesamtausgaben weniger Information pro Beobachtung liefern als eine einfache Zufallsstichprobe von 500 Haushalten. Wird die Befragung durch Interviewerinnen und Interviewer von Angesicht zu Angesicht durchgeführt, dann ist die Erhebung einer solchen Stichprobe von 10 zufällig ausgewählten, aber aus nahe beieinander liegenden Haushalten bestehenden Blöcken sicherlich wesentlich billiger als die Befragung in 500 uneingeschränkt zufällig aus der Population aller 90.000 Haushalte ausgewählten Haushalten. Dies könnte dazu führen, dass die Information pro Geldeinheit höher als bei einer uneingeschränkt zufälligen Stichprobe ausfällt. Ein auf gleiche Kosten bezogener Design-Effekt des

© Springer-Verlag GmbH Deutschland, ein Teil von Springer Nature 2019
A. Quatember, *Datenqualität in Stichprobenerhebungen*, Statistik und ihre Anwendungen,
https://doi.org/10.1007/978-3-662-60274-4_6

Klumpenverfahrens wäre demnach niedriger als der in Definition 9 aus Abschn. 2.3.1 beschriebene auf gleiche Stichprobenumfänge bezogene Design-Effekt.

Definition 16 Eine *Klumpenauswahl* besteht aus einer (nach einem beliebigen Stichpro-benverfahren durchgeführten) Zufallsauswahl von Klumpen von Erhebungseinheiten aus der Population und der Vollerhebung aller Erhebungseinheiten der gezogenen Klumpen.

Für eine Klumpenauswahl wird die Population U der N Erhebungseinheiten ($U = 1$, $2, \ldots, N$) zerlegt in M verschiedene Teilgesamtheiten, welche *Klumpen* (engl.: *clusters*) von Erhebungseinheiten bilden. Die Population U_C der M Klumpen wird analog zur Menge U ebenfalls durch ihre Nummer repräsentiert: ($U_C = 1, 2, \ldots, M$). Die Größe des i-ten Klumpens U_i sei N_i ($i = 1, 2, \ldots, M$). Es gilt: $U = \bigcup_{i \in U_c} U_i$ und $N = \sum_{U_c} N_i$.

Nach Definition 16 wird bei einer Klumpenauswahl der Population eine nach einem beliebigen Zufallsstichprobenverfahren gezogene Zufallsstichprobe s_C vom Umfang m an Klumpen aus der Menge U_C aller Klumpen entnommen. Innerhalb der zufällig ausgewählten Klumpen werden alle Erhebungseinheiten ausgewählt, also eine Vollerhebung durchgeführt, so dass für die Gesamtstichprobe s gilt: $s = \bigcup_{i \in s_c} U_i$. Sie besteht aus allen Erhebungsein-heiten in den gezogenen Klumpen. Der Stichprobenumfang n an Erhebungseinheiten lässt sich demnach darstellen durch: $n = \sum_{s_c} N_i$. Dieser ist somit eine Zufallsvariable, deren endgültiger Wert vom Umfang der in der Stichprobe aufgenommenen m Klumpen abhängt und sich somit erst durch der Ziehung der Klumpen ergibt.

Für den i-ten Klumpen beträgt die Aufnahmewahrscheinlichkeit erster Ordnung κ_i ($\forall\, i \in U_C$):

$$\kappa_i = \sum_{s_C \ni i} P(s_C)$$

Die Aufnahmewahrscheinlichkeiten erster Ordnung sind also formal definiert als die Summe der Wahrscheinlichkeiten der Ziehung all jener möglichen Klumpenstichproben s_C, in denen der i-te Klumpen U_i vorhanden ist (vgl. dazu Abschn. 1.2). Jene zweiter Ordnung κ_{ij} auf Klumpenebene betragen für die Klumpen i und j gemeinsam ($\forall\, i, j \in U_C$):

$$\kappa_{ij} = \sum_{s_C \ni i \wedge j} P(s_C)$$

Dies ist also die Summe der Wahrscheinlichkeiten aller möglicher Klumpenstichproben, die sowohl den i-ten als auch den j-ten Klumpen an Erhebungseinheiten beinhalten. Wegen des Umstands, dass die Stichprobe s als Erhebungseinheiten dann jede Erhebungseinheit aus den zufällig ausgewählten Klumpen umfasst, betragen die Aufnahmewahrscheinlichkeiten erster Ordnung π_k für die k-te Erhebungseinheit eines Klumpen U_i ($\forall\, k \in U_i$)

$$\pi_k = P(k \in s) = P(i \in s_C) = \kappa_i. \tag{6.1}$$

Damit eine Erhebungseinheit k aus U in die Stichprobe gelangt, muss demnach genau jener Klumpen i aus U_C gezogen werden, in dem sich diese Erhebungseinheit befindet. Die AuswAufnahmewahrscheinlichkeiten zweiter Ordnung für die Elemente k und l auf Ebene der Erhebungseinheiten ($\forall\, k \in U_i$, $\forall\, l \in U_j$) betragen

$$\pi_{kl} = \mathrm{P}(k \wedge l \in s) = \begin{cases} \mathrm{P}(i \in s_C) = \kappa_i & \text{für } U_i = U_j \\ \mathrm{P}(i \wedge j \in s_C) = \kappa_{ij} & \text{für } U_i \neq U_j\,. \end{cases} \tag{6.2}$$

Die Erhebungseinheiten k und l werden im Falle, dass sie sich im gleichen Klumpen U_i befinden, gemeinsam ausgewählt, wenn der Klumpen ausgewählt wird. Befinden sie sich in unterschiedlichen Klumpen U_i und U_j, dann müssen beide Klumpen U_i und U_j ausgewählt werden, damit die Elemente k und l gemeinsam in der Stichprobe sind.

Die Größe $t_i = \sum_{U_i} y_k$ bezeichne die Merkmalssumme des i-ten Klumpens U_i. Damit lässt sich die Merkmalssumme t der Population als Summe der Merkmalssummen aller Klumpen darstellen: $t = \sum_U y_k = \sum_{U_C} t_i$. Wir bestimmen nun nach Satz 1 die Kovarianz der Aufnahmeindikatoren der Klumpen U_i und U_j, die anzeigen, ob sich diese in der Klumpenstichprobe s_C befinden: $C_C(I_i, I_j) \equiv \gamma_{ij} = \kappa_{ij} - \kappa_i \cdot \kappa_j$. Daraus ergibt sich

---

Satz 14

Bei einer Klumpenauswahl ($\equiv$ C; engl.: *random cluster sampling*) ist der Horvitz-Thompson-Schätzer für die Merkmalssumme t gegeben durch

$$t_C = \sum_{s_C} \frac{t_i}{\kappa_i}\,. \tag{6.3}$$

Die theoretische Varianz von t_C ist gegeben durch

$$V(t_C) = \sum\sum_{U_C} \gamma_{ij} \cdot \frac{t_i}{\kappa_i} \cdot \frac{t_j}{\kappa_j}\,. \tag{6.4}$$

Unter der Voraussetzung, dass $\kappa_{ij} > 0$ für alle $i, j \in U_C$, ist

$$\widehat{V}(t_C) = \sum\sum_{s_C} \frac{\gamma_{ij}}{\kappa_{ij}} \cdot \frac{t_i}{\kappa_i} \cdot \frac{t_j}{\kappa_j} \tag{6.5}$$

unverzerrter Schätzer für die Varianz (6.4).

Beweise Der einfachste Zugang zum Verständnis der Aussagen von Satz 14 und aller nachfolgenden Überlegungen führt über folgende Analogie: Wir können bei der Auswahl ganzer Klumpen von Erhebungseinheiten doch diese Klumpen selbst als eine Art Erhebungseinheit betrachten. Dann sind die darin durch Vollerhebung in den Klumpen bestimmten Merkmalssummen nichts anderes als Merkmalsausprägungen eines Merkmals dieser besonderen Art von Erhebungseinheiten. Und auch für diese „Erhebungseinheiten" i und die an ihnen beobachteten „Merkmalsausprägungen" t_i müssen doch die Regeln für die Bestimmung des

Horvitz-Thompson-Schätzers für die Merkmalssumme gelten. Dabei verwendet man statt den einzelnen Merkmalsausprägungen y_k nun also ganze Merkmalssummen t_i. Diese werden mit den Reziprokwerten der Auswahlwahrscheinlichkeiten erster Ordnung dieser Klumpen, also mit $\frac{1}{\kappa_i}$, hochgewichtet. Der Horvitz-Thompson-Schätzer (6.3), seine theoretische Varianz (6.4) und ihr Schätzer (6.5) ergeben sich demnach sofort, wenn man Definition 7 und Satz 3 aus Abschn. 1.5.1 auf die Klumpen und ihre Auswahlwahrscheinlichkeiten anwendet.

Bei fixem Stichprobenumfang m hinsichtlich der Klumpen ergibt sich folgender

---

Satz 15

Wird ein Verfahren mit fixem Stichprobenumfang m der Klumpen gewählt, dann kann die Varianz des Horvitz-Thompson-Schätzers t_C auch in folgender Weise ausgedrückt werden:

$$V(t_C) = -\frac{1}{2} \cdot \sum\sum_{U_C} \gamma_{ij} \cdot \left(\frac{t_i}{\kappa_i} - \frac{t_j}{\kappa_j} \right)^2 \tag{6.6}$$

Unter der Voraussetzung, dass $\kappa_{ij} > 0$ für alle $i \neq j \in U_C$, ist

$$\widehat{V}(t_C) = -\frac{1}{2} \cdot \sum\sum_{U_C} \frac{\gamma_{ij}}{\kappa_{ij}} \cdot \left(\frac{t_i}{\kappa_i} - \frac{t_j}{\kappa_j} \right)^2 \tag{6.7}$$

der unverzerrte Yates-Grundy-Sen-Schätzer für $V(t_C)$.

Beweise Die Ergebnisse von Satz 15 folgen direkt aus Satz 4 in Abschn. 1.5.2, wenn man wieder die Klumpen als besondere Erhebungseinheiten und die Merkmalssummen in den Klumpen als deren besondere Merkmalsausprägungen bei einem interessierenden Merkmal interpretiert.

Aus (6.6) folgert, dass tatsächlich $V(t_C) = 0$, wenn alle Quotienten $\frac{t_i}{\kappa_i}$ gleich groß sind. Könnten die Aufnahmewahrscheinlichkeiten κ_i also annähernd proportional zu den (leider unbekannten) Klumpenmerkmalssummen t_i festgelegt werden, dann wäre das Klumpenverfahren sehr genau und würde bei der Horvitz-Thompson-Schätzung der Merkmalssumme nur eine geringe Stichprobenschwankung aufweisen (zu größenproportionalen Zufallsauswahlen siehe Kap. 8). Immerhin lässt sich bei bekannten Klumpengrößen N_i ein Stichprobendesign wählen, für das $\kappa_i \propto N_i$ gilt, bei dem sich also die Aufnahmewahrscheinlichkeiten für die Klumpen an der Größe der Klumpen orientieren. Sind die Mittelwerte der einzelnen Klumpen beim interessierenden Merkmal y annähernd gleich, dann gilt wegen der Beziehung $t_i = N_i \cdot \overline{y}_i$ zwischen der Merkmalssumme t_i und dem Klumpenmittelwert $\overline{y}_i$ im Klumpen U_i, dass die auf diese Weise festgelegten Klumpenaufnahmewahrscheinlichkeiten κ_i annähernd proportional zu t_i sind.

Demnach sind also im Allgemeinen bei stark unterschiedlichen Klumpengrößen gleiche Aufnahmewahrscheinlichkeiten κ_i für die Klumpen ungünstig, da die Merkmalsummen t_i in solchen Klumpen sich meist auch stark unterscheiden werden. Dennoch spricht natürlich die Einfachheit ihrer Durchführung für eine solche Festlegung. Einer solchen Vorgehensweise liegt konkret das folgende Urnenmodell zu Grunde:

Definition 17 Bei einer *einfachen Klumpenauswahl* werden nach Aufteilung der N Kugeln der Gesamturne auf M Teilurnen vom Umfang $N_1, N_2, \ldots, N_M$ mittels einfacher Zufallsauswahl m Teilurnen entnommen und innerhalb dieser Teile jeweils alle Kugeln in die Stichprobe aufgenommen.

6.2   Die praktische Umsetzung

Die praktische Umsetzung dieses Modells (Abb. 6.1) kann durch eines der Verfahren zur praktischen Umsetzung einer einfachen Zufallsauswahl von Erhebungseinheiten in Abschn. 2.2 erfolgen. An Stelle der Erhebungseinheiten werden nun allerdings Klumpen von Erhebungseinheiten ausgewählt. Die Auswahleinheiten entsprechen eben nicht den

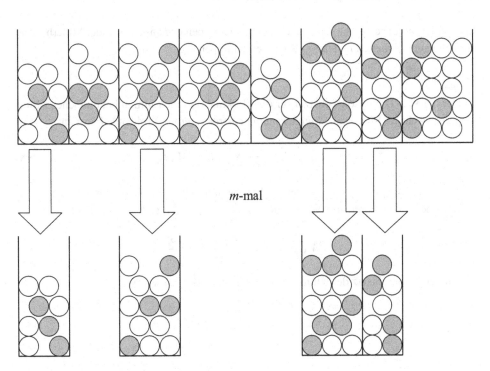

Abb. 6.1 Das Urnenmodell bei einer einfachen Klumpenauswahl

Erhebungseinheiten. In Statistikprogrammpaketen wie der Freeware R stehen für Klumpenauswahlen natürlich eigene Ziehungsprozeduren zur Verfügung (siehe Abschn. 10.3.6).

Der Verfahrensunterschied zwischen geschichteter einfacher Zufallsauswahl (STSI) und einfacher Klumpenauswahl (SIC) sei nochmals verdeutlicht. Für beide Vorgehensweisen wird die Population in Teilgesamtheiten zerlegt. Doch während beim Verfahren STSI uneingeschränkt zufällig aus jedem dieser Teile Beobachtungen entnommen werden, werden bei einfacher Klumpenauswahl uneingeschränkt zufällig ganze solche Teile gezogen und die darin befindlichen Erhebungseinheiten danach voll erhoben. Die Schichtung zielt hauptsächlich auf einen Genauigkeitsgewinn im Vergleich zu einer einfachen Zufallsauswahl ab. Das Klumpenverfahren wird verwendet, weil es billiger und seine Durchführung einfacher sein kann als ein SI-Verfahren.

Häufig werden die Klumpen durch ihre geografische Position definiert wie zum Beispiel durch die Bezirke eines Bundeslands oder einzelne Flächenstücke einer großen Weinbaufläche. In solchen Fällen spricht man dann bei Verwendung einer Klumpenauswahl auch von einer *Flächenauswahl* und bei der damit gezogenen Stichprobe demgemäß von einer *Flächenstichprobe*.

6.3   Die Schätzung einer Merkmalssumme

In Hinblick auf die einfache Zufallsauswahl von Klumpen und anschließender Vollerhebung der Erhebungseinheiten in den so gezogenen Klumpen ergibt sich folgender

Satz 16

Der Horvitz-Thompson-Schätzer für die Merkmalssumme t nimmt bei einfacher Klumpenauswahl ($\equiv$ SIC; engl.: *simple random cluster sampling*) folgende Form an:

$$t_{SIC} = M \cdot \frac{1}{m} \cdot \sum_{s_C} t_i = M \cdot \bar{t}_{s_C} \tag{6.8}$$

an. Dabei ist $\bar{t}_{s_C} = \frac{1}{m} \cdot \sum_{s_C} t_i$ der Stichprobenmittelwert der Merkmalssummen in den Klumpen. Die theoretische Varianz des Schätzers t_{SIC} lässt sich darstellen als

$$V(t_{SIC}) = M^2 \cdot (1 - f_C) \cdot \frac{S_C^2}{m} \tag{6.9}$$

mit dem Auswahlsatz der Klumpen $f_C = \frac{m}{M}$, der $(M-1)$-Varianz

$$S_C^2 = \frac{1}{M-1} \cdot \sum_{U_C} (t_i - \bar{t}_C)^2$$

und $\bar{t}_C = \frac{1}{M} \cdot \sum_{U_C} t_i$, dem Mittelwert der Klumpenmerkmalssummen t_i in U_C. Der unverzerrte Schätzer für die theoretische Varianz nach (6.9) ist

$$\widehat{V}(t_{SIC}) = M^2 \cdot (1 - f_C) \cdot \frac{S_{s_C}^2}{m} \tag{6.10}$$

mit der Stichprobenvarianz

$$S_{s_C}^2 = \frac{1}{m-1} \cdot \sum_{s_C} (t_i - \bar{t}_{s_C})^2$$

der Klumpenmerkmalssummen.

Beweise Die Beweisführung erfolgt mit den Aussagen von Satz 5 in Abschn. 2.3.1, indem man die Klumpen als Erhebungseinheiten und die Merkmalssummen der Klumpen als Merkmalsausprägungen dieser Erhebungseinheiten interpretiert. Dazu werden in Satz 14 wegen der einfachen Zufallsauswahl der Klumpen $\kappa_i = \frac{m}{M}$ und $\kappa_{ij} = \frac{m \cdot (m-1)}{M \cdot (M-1)}$ als Aufnahmewahrscheinlichkeiten auf Klumpenebene festgelegt.

Die Aufnahmewahrscheinlichkeiten π_k der Erhebungseinheiten selbst sind bei einer einfachen Klumpenauswahl für alle Erhebungseinheiten gleich groß, unabhängig davon, in welchem Klumpen sich die Erhebungseinheit befindet, denn eine Erhebungseinheit kommt genau dann in die Stichprobe, wenn der Klumpen gezogen wird, in dem sie sich befindet. Diese Aufnahmewahrscheinlichkeiten κ_i sind dann $\kappa_i = \frac{m}{M}$. Somit ist dies auch die Aufnahmewahrscheinlichkeit π_k jeder Erhebungseinheit k der Population bei diesem Stichprobenverfahren. Dies bedeutet, dass dieses Stichprobenverfahren selbstgewichtend ist. Grafische Darstellungen können also direkt mit den Stichprobendaten ohne Berücksichtigung der Designgewichte erfolgen. Allerdings muss darauf geachtet werden, dass die Summe der Designgewichte der gezogenen Erhebungseinheiten beim SIC-Verfahren nicht fix den Wert N ergeben muss. Dies ist bei einer solchen Schätzung zu berücksichtigen, indem bei der Verteilungsschätzung durch die Summe der Designgewichte d_k der Stichprobenelemente und nicht durch N dividiert wird (siehe dazu den besonderen Verhältnisschätzer in Abschn. 4.1.1).

Als approximatives Konfidenzintervall für t zur Überdeckungswahrscheinlichkeit $1 - \alpha$ ergibt sich:

$$CI(s) = M \cdot \bar{t}_{s_C} \pm u_{1-\alpha/2} \cdot \sqrt{M^2 \cdot (1 - f_C) \cdot \frac{S_{s_C}^2}{m}} \tag{6.11}$$

Beispiel 22

Es gilt den täglichen finanziellen Gesamtaufwand zu schätzen, den die Arbeitnehmer und Arbeitnehmerinnen der 100 Kleinbetriebe (deren Mitarbeiter- und Mitarbeiterinnenzahl man nicht kennt) einer Stadt tätigen müssen, um zum Arbeitsplatz und von dort wieder nach Hause zu pendeln. Zur Begrenzung der Erhebungskosten wurden 10 Betriebe uneingeschränkt zufällig ausgewählt und darin alle Arbeitnehmer und Arbeitnehmerinnen befragt. Als Aufwandssumme ergab sich in den Betrieben der Stichprobe (in €):

$$200, 100, 80, 200, 210, 190, 220, 140, 120, 140$$

Nach (6.8) wird die Merkmalssumme durch

$$t_{SIC} = M \cdot \bar{t}_{sC} = 100 \cdot \frac{1}{10} \cdot (200 + 100 + 80 + \ldots) = 100 \cdot 160 = 16.000$$

geschätzt. Die theoretische Varianz dieses Schätzers wird mit (6.10) durch

$$\widehat{V}(t_{SIC}) = M^2 \cdot (1 - f_C) \cdot \frac{S_{sC}^2}{m}$$
$$= 100^2 \cdot \left(1 - \frac{10}{100}\right) \cdot \frac{1}{10} \cdot \frac{1}{9} \cdot [(200 - 160)^2 + (100 - 160)^2 + \ldots]$$
$$= 2.260.000$$

geschätzt. Nur um die Bestimmung des approximatives 95 %-Konfidenzintervalls zu zeigen, errechnet sich mit (6.11)

$$CI(s) = M \cdot \bar{t}_{s_c} \pm u_{1-\alpha/2} \cdot \sqrt{M^2 \cdot (1 - f_c) \cdot \frac{S_{s_c}^2}{m}}$$
$$= 16,000 \pm 1,96 \cdot \sqrt{2.260.000}$$
$$= 16,000 \pm 2946,53$$

das Intervall [13.053,47; 18.946,53]. Angesichts der geringen Anzahl an Klumpen in der SIC-Stichprobe wird von seiner Verwendung im konkreten Fall aber abzuraten sein.

In Beispiel 22 werden 10 % aller Kleinbetriebe und somit (variierend nach Größe der Klumpen in der Stichprobe) durchschnittlich 10 % aller Mitarbeiter und Mitarbeiterinnen der betreffenden (allerdings wohl eher kleinen) Grundgesamtheit in die Stichprobe aufgenommen. Die Bereichsschätzung des Parameters erscheint ungenau. Dies ist eine Folge davon, dass die Merkmalssumme in den einzelnen Betrieben stark streut, wohl weil sie von der Anzahl der Beschäftigten abhängig ist, diese wahrscheinlich in diesen Kleinbetrieben ziemlich unterschiedlich ist und dennoch gleiche Aufnahmewahrscheinlichkeiten für die Klumpen gewählt wurden.

Für Mittelwerte, Anzahlen und Anteile lassen sich die Schätzer, theoretischen Varianzen und Varianzschätzer mit den Überlegungen aus Kap. 2 auf direktem Weg nach Satz 16 bestimmen. So ergeben sich für die Schätzung einer Anzahl h von Elementen mit einer gewissen Eigenschaft, also für deren Häufigkeit, folgende Größen:

$$h_{SIC} = M \cdot \overline{h}_{s_C} \qquad (6.12)$$

mit $\overline{h}_{s_C} = \frac{1}{m} \cdot \sum_{s_C} h_i$, dem Mittelwert der Anzahlen in den gezogenen Klumpen. Darin ist h_i die betreffende Anzahl der Erhebungseinheiten im i-ten Klumpen. Für die theoretische Varianz von h_{SIC} gilt:

$$V(h_{SIC}) = M^2 \cdot (1 - f_C) \cdot \frac{S_C^2}{m} \qquad (6.13)$$

mit

$$S_C^2 = \frac{1}{M - 1} \cdot \sum_{U_c} (h_i - \overline{h}_C)^2,$$

der Varianz der Anzahlen in den einzelnen Klumpen der Klumpenpopulation U_C und dem Mittelwert dieser Anzahlen

$$\overline{h}_C = \frac{1}{M} \cdot \sum_{U_C} h_i.$$

$V(h_{SIC})$ wird unverzerrt geschätzt, indem man S_C^2 durch die Stichprobenvarianz der Anzahlen in den Klumpen der Stichprobe,

$$S_{s_C}^2 = \frac{1}{m - 1} \cdot \sum_{s_C} (h_i - \overline{h}_{s_C})^2,$$

ersetzt. Schätzer für Mittelwerte bzw. Anteile lassen sich wie immer durch Division des Merkmalssummen- bzw. Anzahlschätzers durch N und deren theoretische Varianzen und Varianzschätzer durch Division der diesbezüglichen Größen durch N^2 erzeugen.

6.4 Genauigkeitsbetrachtungen

Vergleichen wir nun die einfache Klumpenauswahl hinsichtlich der Genauigkeit des unverzerrten Horvitz-Thompson-Schätzers mit einer einfachen Zufallsauswahl von Erhebungseinheiten durch Bestimmung des Design-Effekts nach Definition 9 in Abschn. 2.3.1:

$$deff(SIC, t_{HT}) = \frac{MSE(t_{SIC})}{MSE(t_{SI})} = \frac{V(t_{SIC})}{V(t_{SI})} = \frac{M^2 \cdot (1 - f_C) \cdot \frac{S_C^2}{m}}{N^2 \cdot (1 - f) \cdot \frac{S^2}{n}}$$

Für diesen Vergleich muss natürlich von gleichen Stichprobenumfängen n an Erhebungseinheiten ausgegangen werden. Beim Stichprobenverfahren SIC ist der Stichprobenumfang aber eine variable Größe, die von der Größe der in die Stichprobe gelangten Klumpen abhängt. Der erwartete Stichprobenumfang an Erhebungseinheiten ist gegeben durch:

$$E(n) = E\left(\sum_{S_C} N_i\right) = \sum_{S_C} E(N_i) = m \cdot \overline{N}$$

mit der durchschnittlichen Klumpengröße $\overline{N} = N/M$. Wenn wir m Klumpen ziehen, dann wird sich also durchschnittlich ein Stichprobenumfang n an Erhebungseinheiten ergeben, der dem m-fachen der mittleren Klumpengröße $\overline{N}$ entspricht. Für den anstehenden Vergleich wählen wir beim Stichprobenverfahren SI sinnvollerweise denselben – bei diesem Verfahren allerdings fixen – Stichprobenumfang $n = m \cdot \overline{N}$. Damit ergibt sich für den Design-Effekt des SIC-Stichprobendesigns beim Horvitz-Thompson-Schätzer für die Merkmalssumme folgende Darstellung:

$$deff(SIC, t_{HT}) = \frac{M^2 \cdot (1 - f_C) \cdot \frac{S_C^2}{m}}{N^2 \cdot (1 - f) \cdot \frac{S^2}{n}} = \frac{M^2 \cdot (1 - f_C) \cdot \frac{S_C^2}{m}}{\overline{N}^2 \cdot M^2 \cdot \left(1 - \frac{m \cdot \overline{N}}{M \cdot \overline{N}}\right) \cdot \frac{S^2}{m \cdot \overline{N}}} =$$

$$= \frac{1}{\overline{N}} \cdot \frac{S_C^2}{S^2} \tag{6.14}$$

(siehe etwa: Särndal et al. 1992, S. 130 ff.). Der Design-Effekt des Verfahrens SIC ist also größer als eins, wenn $S_C^2 > \overline{N} \cdot S^2$ gilt. Da dies vom Ausmaß der Heterogenität der Verteilung des jeweiligen Erhebungsmerkmals y zwischen den Klumpen abhängig ist, kann man keine allgemein gültigen Aussagen über das Ausmaß des Design-Effekts der Klumpenauswahl treffen wie dies etwa beim Stichprobendesign STSIp möglich war.

Aber betrachten wir nochmals die theoretische Varianz (6.9) des Merkmalssummenschätzers t_{SIC}, das ist

$$V(t_{SIC}) = M^2 \cdot (1 - f_C) \cdot \frac{S_C^2}{m},$$

um zu verdeutlichen, von welchen Faktoren die Effizienz einer Klumpenauswahl wie abhängt: Dieses Stichprobendesign wird bei festen anderen Größen klarerweise umso effizienter, desto größer die Anzahl m der in die Stichprobe aufgenommenen Klumpen ist, weil das den erwarteten Stichprobenumfang erhöht. Ferner schätzt t_{SIC} den Parameter t umso genauer, desto kleiner $S_C^2 = \frac{1}{M-1} \cdot \sum_{U_C} (t_i - \bar{t}_C)^2$ ist. Unterscheiden sich die Klumpenmerkmalssummen t_i des Untersuchungsmerkmals y nur gering ($i = 1, 2, ..., M$), dann wird S_C^2 klein sein. Wenn diese Klumpenmerkmalssummen stark mit den Klumpengrößen N_i korrelieren, was wohl häufig der Fall sein wird, dann hängt die Größe von $V(t_{SIC})$ davon ab, wie unterschiedlich die N_i's sind ($i = 1, 2, ..., M$). Bei gleichen Klumpenmerkmalssummen wie dies zum Beispiel bei gleichen Mittelwerten in den Klumpen und gleichen Klumpengrößen der Fall ist, wäre $V(t_{SIC})$ sogar null, weil dann die Varianz S_C^2 der Klumpenmerkmalssummen null wäre! Es würde ein einziger gezogener Klumpen ausreichen, um die Merkmalssumme von y perfekt zu schätzen. Deshalb sollte man versuchen, zumindest annähernd gleiche Klumpengrößen zu gewährleisten, wenn man ein SIC-Stichprobenverfahren wählt. Bei landwirtschaftlichen oder industriellen Erhebungen (z. B. des Ernteertrags oder des Ausschussanteils von Werkstücken) lassen sich Klumpen durchaus so festlegen. Beispiele sind Felder, die in gleich große Flächenstücke eingeteilt sind, oder Schachteln, in denen sich die gleiche Anzahl bestimmter Produkte befinden. Klumpen von Personen sind selten gleich groß. Ein Beispiel wäre eine Erhebung des Haushaltseinkommens von Zweipersonenhaushalten.

Die Effizienz von einfachen Klumpenauswahlen lässt sich deshalb deutlich verbessern, wenn die Klumpen vor der Ziehung gerade nach ihren Größen geschichtet werden, so dass dadurch innerhalb der Schichten die Klumpengrößen nur gering streuen. Zieht man dann aus jeder dieser Schichten einfache Klumpenauswahlen, dann ist in jeder Schicht eine geringe Schätzerstreuung zu erwarten, die dann in der geschichteten Stichprobe schichtenweise aufzuaddieren ist.

Stichprobenverfahren, die aus einer solchen Hintereinanderausführung verschiedener Auswahlmethoden bestehen, werden als *komplexe Stichprobenverfahren* bezeichnet. Solche kommen häufig in der offiziellen Statistik zum Einsatz. Auch die alle drei Jahre von der OECD organisierte PISA-Studie (PISA: *Programme for International Student Assessment*) zum Ländervergleich der Kompetenzen von 15- bis 16-jährigen Schülerinnen und Schülern desselben Geburtsjahrganges in den Bereichen Lesen, Mathematik und Naturwissenschaften bedient sich eines komplexen Stichprobenverfahrens (vgl. etwa: OECD 2018). Die Auswahlmethode lässt sich mit der Terminologie der Stichprobentheorie, wie sie in den verschiedenen Kapiteln dieses Buches beschrieben wird, auf der ersten Ziehungsstufe als geschichtete (siehe Kap. 5), zweistufige (siehe Kap. 7) Zufallsauswahl mit größenproportionaler systematischer Auswahl (siehe Kap. 8) der nach bestimmten Kriterien sortierten Schulen (siehe implizite Schichtung in Abschn. 5.5) beschreiben. In der zweiten Stufe handelt es sich in großen gezogenen Schulen um eine systematische zufällige Auswahl der nach bestimmten Kriterien sortierten Schülerinnen und Schüler beziehungsweise in den kleinen gezogenen Schulen der ersten Stufe um eine Vollerhebung derselben. Zudem wird die Fähigkeit der einzelnen Schülerinnen und Schüler durch das angenommene „Item-Response-Modell" nicht durch einen einzelnen Wert, sondern durch eine ganze Wahrscheinlichkeitsverteilung repräsentiert. Aus dieser Verteilung werden dann für jede Testperson fünf „plausible Werte" zugeordnet, was einer multiplen Imputation fehlender Werte gleich kommt (siehe dazu Abschn. 3.2.4). Mit diesen werden dann die Rechnungen durchgeführt, die schließlich zur Schätzung von Ländermittelwerten in den einzelnen Kernkompetenzen führen. Dieses Stichproben- und Schätzverfahren ist so komplex, dass formal kein Varianzschätzer wie etwa jener für SI-Stichproben nach (2.9) bestimmbar ist und man sich deshalb einer der möglichen Alternativen wie jener des Boostrappens bedienen muss (siehe z. B. Abschn. 4.3.2).

Hinsichtlich des Repräsentativitätsbegriffs aus Definition 2 gilt, dass eine einzelne SIC-Stichprobe (bzw. generell jede Klumpenstichprobe) für die Verteilung jenes Merkmals, nach dem die Population in Klumpen zerlegt wurde, nicht repräsentativ ist. Für alle anderen Verteilungen und ihre Parameter ist die Stichprobe bei Horvitz-Thompson-Schätzung für Merkmalssummen repräsentativ, wobei hinsichtlich der geforderten Genauigkeit im Allgemeinen höhere Stichprobenumfänge als bei einfacher Zufallsauswahl der Erhebungseinheiten einzukalkulieren sind.

6.5   Die Verhältnisschätzung

Der Verhältnisschätzer t_{rat} (siehe Abschn. 4.1.1) für den Parameter t bietet auch bei Klumpenauswahl wieder die Möglichkeit, die Genauigkeit der Schätzung dadurch zu erhöhen, dass Hilfsinformationen über ein Merkmal x in der Schätzphase der Erhebung einfließen können. Dabei wird diese Hilfsinformation explizit in die Schätzformel aufgenommen. Der annähernd unverzerrte Verhältnisschätzer (4.1) hat im Fall einer einfachen Klumpenauswahl folgendes Aussehen:

$$t_{rat,SIC} = t_{SIC} \cdot \frac{t_x}{t_{x,SIC}} = M \cdot \bar{t}_{sC} \cdot \frac{t_x}{M \cdot \bar{t}_{x,sC}} \tag{6.15}$$

Da man die Klumpenanzahl M aus (6.15) herauskürzen kann, ist also in einer SIC-Stichprobe zur Berechnung des Verhältnisschätzers $t_{rat,SIC}$ für die Merkmalssumme t die Merkmalssumme t_x von x in U lediglich im Verhältnis der Stichprobenmittelwerte der Klumpenmerkmalssummen von y und x zu korrigieren. So ermöglicht zum Beispiel insbesondere die Verwendung der Größe N der Population als Hilfsinformation x im Verhältnisschätzer eine genauere Schätzung von t. Zu diesem Zweck hilft wie schon für den speziellen Verhältnisschätzer in Abschn. 4.1, dass gilt: $x_k = 1$ für alle Elemente k von U. Mit $t_x = \sum_U x_k = N$ ist

$$t_{rat,SIC}^{(N)} = M \cdot \bar{t}_{sC} \cdot \frac{t_x}{M \cdot \bar{t}_{x,sC}} = \frac{1}{m} \cdot \sum_{sC} t_i \cdot \frac{N}{\frac{1}{m} \cdot \sum_{sC} N_i} = \sum_{sC} t_i \cdot \frac{N}{n} = N \cdot \bar{y}_s \tag{6.16}$$

der diese Hilfsinformation berücksichtigende Verhältnisschätzer. Er verwendet auch die Größe der gezogenen Stichprobenklumpen, denn es ist $n = \sum_{sC} N_i$. Sind eher zu kleine Klumpen in der Stichprobe, dann wird mit dieser Schätzmethode der Schätzer für die Merkmalssumme im Vergleich zur Horvitz-Thompson-Schätzung angehoben. Dazu muss allerdings im Gegensatz zum Horvitz-Thompson-Schätzer die Größe N der Population als Hilfsinformation zur Verfügung stehen. Die Varianz dieses speziellen Verhältnisschätzers (6.16) wird annähernd unverzerrt geschätzt durch

$$\widehat{V}(t_{rat,SIC}^{(N)}) = N^2 \cdot (1 - f_C) \cdot \frac{1}{m \cdot \bar{N}^2} \cdot \frac{1}{m-1} \cdot \sum_{sC} \left(t_i - N_i \cdot \frac{t_{rat,SIC}^{(N)}}{N} \right)^2 \tag{6.17}$$

(vgl. etwa: Lohr 2010, S. 180). Darin werden in der Klammer in der Summe die Differenzen zwischen den bekannten Klumpenmerkmalssummen t_i und der nach Klumpengrößen aufgeteilten geschätzten Gesamtmerkmalssumme berechnet. Ferner ist $\bar{N}$ die mittlere Größe der Klumpen in der Population. Es gilt: $\bar{N} = \frac{N}{M}$.

Beispiel 23

Nehmen wir an, dass es in den 100 Kleinbetrieben aus Beispiel 22 insgesamt $N = 1000$
Beschäftigte gibt und dass in den 10 Stichprobenbetrieben insgesamt nur 80 Personen
erhoben wurden:

Betrieb	1	2	3	4	5	6	7	8	9	10
t_i	200	100	80	200	210	190	220	140	120	140
N_i	8	6	6	8	12	8	12	6	6	8

Dann lässt sich mit (6.16) folgende Verhältnisschätzung durchführen:

$$t_{rat,SIC}^{(N)} = N \cdot \overline{y}_s = 1000 \cdot \frac{1600}{80} = 20{,}000$$

Man kann davon ausgehen, dass dieser Schätzer genauer sein wird als $t_{SIC} = 16{,}000$
aus Beispiel 22, da es der Verhältnisschätzer ermöglicht, die zu geringe Anzahl von 80
Erhebungseinheiten auszugleichen, die im Verhältnis zum Umfang der Population in den
10 zufällig gezogenen Stichprobenklumpen enthalten waren. Mit (6.17) lässt sich diese
Varianz annähernd schätzen:

$$\widehat{V}(t_{rat,SIC}^{(N)}) = N^2 \cdot (1 - f_C) \cdot \frac{1}{m \cdot \overline{N}^2} \cdot \frac{1}{m-1} \cdot \sum_{sc} \left(t_i - N_i \cdot \frac{t_{rat,SIC}^{(N)}}{N} \right)^2$$

$$= 1000^2 \cdot (1 - \frac{10}{100}) \cdot \frac{1}{10 \cdot 10^2} \cdot \frac{1}{10-1} \cdot \left[\left(200 - 8 \cdot \frac{20{,}000}{1000} \right)^2 + \ldots \right]$$

$$= 820{,}000$$

Verglichen mit der Schätzung t_{SIC} in Beispiel 22 ergibt sich für den Verhältnisschätzer
$t_{rat,SIC}^{(N)}$ eine wesentlich geringere geschätzte Varianz.

Die Schätzer t_{SIC} und $t_{rat,SIC}^{(N)}$ stimmen überein, wenn alle Klumpen i ($i = 1, 2, \ldots, M$) gleich
groß sind ($N_i = \frac{N}{M} = \frac{n}{m}$). Dann gilt:

$$t_{SIC} = M \cdot \overline{t}_{sC} = \frac{N \cdot m}{n} \cdot \frac{1}{m} \cdot \sum_{sC} t_i = \frac{N}{n} \cdot \sum_{s} y_k = \frac{N}{n} \cdot n \cdot \overline{y}_s = N \cdot \overline{y}_s = t_{rat,SIC}^{(N)}$$

6.6 Zusammenfassung und neue Notationen

Auch für einfache Klumpenauswahlen wird – wie für geschichtete einfache Zufallsauswahlen – die Population in kleinere Teilgesamtheiten zerlegt. Diesmal jedoch werden
nur einzelne der so gebildeten Klumpen von Erhebungseinheiten uneingeschränkt zufällig

ausgewählt und die Erhebungseinheiten in diesen Klumpen voll erhoben. Die formalen Darstellungen des Horvitz-Thompson-Schätzers für die Merkmalssumme, seiner theoretischen
Varianz und des Varianzschätzers ergaben sich direkt aus den Überlegungen zur einfachen
Zufallsauswahl von Erhebungseinheiten, wenn man die Klumpen als die Erhebungseinheiten
und die Merkmalssumme der Klumpen als deren Merkmalsausprägungen beim interessierenden Merkmal interpretiert. Die Genauigkeit der damit erzielten Stichprobenergebnisse
leidet im Gegensatz zu einer geschichteten einfachen Zufallsauswahl natürlich unter einer
eventuell auftretenden Homogenität der Merkmalsausprägungen innerhalb der Klumpen
und einer Heterogenität zwischen den Klumpen.

Eine bestimmte Form der Verhältnisschätzung, die als Hilfsinformation die Gesamtzahl
der Erhebungseinheiten in der Population und die Größe der Stichprobenklumpen verwendet, hat das Potential, die Effizienz der Schätzung in einfachen Klumpenstichproben zu
erhöhen.

Folgende Notationen wurden in diesem Kapitel unter anderem eingeführt:

U_i ... i-ter Klumpen der Population U

U_i ... Umfang des i-ten Klumpens der Population

κ_i ... Aufnahmewahrscheinlichkeit 1. Ordnung für den i-ten Klumpen

κ_{ij} ... Aufnahmewahrscheinlichkeit 2. Ordnung für den i-ten und j-ten Klumpen

γ_{ij} ... Kovarianz der Aufnahmeindikatoren des i-ten und j-ten Klumpens

C ... Klumpenauswahl

U_C ... Population der Klumpen

s_C ... Stichprobe der Klumpen

t_C ... Horvitz-Thompson-Schätzer für t in der Klumpenstichprobe

M ... Anzahl der Klumpen in U

m ... Anzahl der Klumpen in s

SIC ... einfache Klumpenauswahl

t_{SIC} ... Horvitz-Thompson-Schätzer für t in einer SIC-Stichprobe

$\bar{t}_{sC}$ ... Stichprobenmittelwert der Klumpenmerkmalssummen

t_i ... Merkmalssumme von y im i-ten Klumpen

$\bar{t}_C$ ... Mittelwert der Merkmalssummen von y in U_C

f_C ... Auswahlsatz der Klumpen

S_C^2 ... „$(M-1)$-Varianz" der Klumpenmerkmalssummen

S_{sC}^2 ... Stichprobenvarianz der Klumpenmerkmalssummen

h_{SIC} ... Anzahlschätzer in einer SIC-Stichprobe

h ... Anzahl im i-ten Klumpen

$\bar{h}_C$ ... Mittelwert der Anzahlen in U_C

$\bar{h}_{sC}$ ... Mittelwert der Anzahlen in s_C

$t_{rat,SIC}$ ... Verhältnisschätzer für t in einer SIC-Stichprobe

Literatur[1]

Lohr, S. L. (2010). *Sampling: Design and analysis* (2. Aufl.). Boston: Brooks/Cole.*

OECD (2018). PISA 2018 for Development Technical Report. OECD Publishing, Paris. http://www.oecd.org/pisa/pisa-for-development/pisafordevelopment2018technicalreport/. Zugegriffen: 10. Juli 2019.

Särndal, C.-E., Swensson, B., & Wretman, J. (1992). *Model assisted survey sampling*. New York: Springer.*

---

[1]Die zur Vertiefung des Stoffes besonders empfehlenswerte Literatur ist mit einem Stern am Ende des Literaturhinweises gekennzeichnet.

Nahe beisammen und doch auseinander – Die zweistufige einfache Zufallsauswahl

7.1   Das Ziehungsmodell

Die Genauigkeit der Klumpenauswahl lässt sich möglicherweise dadurch erhöhen, dass mehr Klumpen in die Stichprobe aufgenommen werden (siehe Abschn. 6.4 zu einfachen Klumpenauswahlen). Die damit einhergehende Kostenerhöhung durch die Wegekosten zu den zusätzlichen Klumpen kann dadurch kompensiert werden, dass in allen gezogenen Klumpen nur Stichproben von Erhebungseinheiten an Stelle von Vollerhebungen durchgeführt werden.

Definition 18 Für eine *zweistufige Zufallsauswahl* wird in der 1. Stufe des Auswahlvorgangs eine beliebige Zufallsauswahl von Klumpen als *Auswahleinheiten 1. Stufe* ($\equiv$ PSUs; engl.: *primary sampling units*) entnommen. Innerhalb jeder gezogenen PSU wird in der 2. Stufe eine beliebige Zufallsauswahl von Erhebungseinheiten als *Auswahleinheiten 2. Stufe* entnommen ($\equiv$ SSUs; engl.: *secondary sampling units*).

Die Streuung eines Schätzers in zweistufigen Zufallsauswahlen besteht offenbar aus zwei Komponenten. Die eine bezieht sich auf die Auswahl von m PSUs aus der Gesamtheit U_C aller M Klumpen, die zweite auf die Ziehung einer Stichprobe von n_i Erhebungseinheiten als SSUs innerhalb der in der 1. Stufe ausgewählten m PSUs. Die daraus resultierende Stichprobe s setzt sich demnach aus den einzelnen Stichproben innerhalb der gezogenen Klumpen zusammen: $s = \bigcup_{i \in s_C} s_i$. Auf beiden Stufen des Verfahrens sind natürlich beliebige Zufallsstichprobenverfahren einsetzbar.

Wir betrachten im Folgenden die zweistufige Zufallsauswahl mit fixen Stichprobenumfängen m bzw. $n_i\,(\forall i : s_i \in s_C)$ auf den beiden Stufen der Ziehung und unabhängiger Ziehung der m Stichproben mit Umfängen $n_1, n_2, \ldots, n_m$ auf der 2. Stufe. Es gilt somit für den Gesamtstichprobenumfang n an Erhebungseinheiten: $n = \sum_{s_C} n_i$. Aus der

© Springer-Verlag GmbH Deutschland, ein Teil von Springer Nature 2019
A. Quatember, *Datenqualität in Stichprobenerhebungen,* Statistik und ihre Anwendungen,
https://doi.org/10.1007/978-3-662-60274-4_7

Unabhängigkeit der m Stichproben folgt als Aufnahmewahrscheinlichkeit 1. Ordnung π_k für das k-te Element des i-ten Klumpens der Grundgesamtheit U

$$\pi_k = \kappa_i \cdot \pi_{k|i} \tag{7.1}$$

mit $\pi_{k|i}$, der Aufnahmewahrscheinlichkeit des k-ten Elements, wenn der i-te Klumpen als PSU ausgewählt wurde, in dem sich dieses Element befindet. Jene der 2. Ordnung für die Elemente k und l ($k \in l$) beträgt

$$\pi_{kl} = \begin{cases} \kappa_i \cdot \pi_{kl|i}, & \text{wenn } k \wedge l \in U_i, \\ \kappa_{ij} \cdot \pi_{k|i} \cdot \pi_{l|j}, & \text{wenn } k \in U_i \text{ und } l \in U_j \ (i \neq j) \end{cases} \tag{7.2}$$

(vgl. Särndal et al. 1992, S. 136). Man unterscheidet hierbei also die beiden Fälle, dass sich die beiden Erhebungseinheiten k und l im selben Klumpen U_i oder in unterschiedlichen Klumpen U_i und U_j befinden.

Im Gegensatz zu den Klumpenauswahlen mit ihren Vollerhebungen in den gezogenen m Klumpen müssen bei zweistufigen Auswahlen auch die Merkmalssummen t_i in den gezogenen Klumpen geschätzt werden. Bezeichnet man mit

$$t_{HT,i} = \sum_{s_i} \frac{y_k}{\pi_{k|i}} \tag{7.3}$$

den Horvitz-Thompson-Schätzer für die Merkmalssumme t_i der i-ten gezogenen PSU, dann ist $t_{HT,i}$ nach Satz 2 unverzerrt in Hinblick auf t_i. Seine theoretische Schätzervarianz innerhalb der i-ten PSU ist nach (1.13)

$$V(t_{HT,i}) = \sum\sum_{U_i} \Delta_{kl|i} \cdot \frac{y_k}{\pi_{k|i}} \cdot \frac{y_l}{\pi_{l|i}}. \tag{7.4}$$

Diese theoretische Varianz wird nach (1.14) unverzerrt geschätzt durch

$$\widehat{V}(t_{HT,i}) = \sum\sum_{U_i} \frac{\Delta_{kl}}{\pi_{kl|i}} \cdot \frac{y_k}{\pi_{k|i}} \cdot \frac{y_l}{\pi_{l|i}}. \tag{7.5}$$

Satz 17

Bei zweistufiger Zufallsauswahl ($\equiv$ TST; engl.: *two-stage random sampling*) wird der Horvitz-Thompson-Schätzer für die Merkmalssumme t dargestellt durch:

$$t_{TST} = \sum_{s_C} \frac{t_{HT,i}}{\kappa_i} \tag{7.6}$$

mit $t_{HT,i}$, dem Horvitz-Thompson-Schätzer von t_i nach (7.3). Die theoretische Varianz von t_{TST} ist darstellbar als Summe zweier Varianzkomponenten (vgl. etwa: Särndal et al. 1992, S. 137 ff.):

$$V(t_{TST}) = V_{PSU} + V_{SSU} \tag{7.7}$$

mit

$$V_{PSU} = \sum \sum\nolimits_{U_C} \gamma_{ij} \cdot \frac{t_i}{\kappa_i} \cdot \frac{t_j}{\kappa_j}$$

nach (6.4) und

$$V_{SSU} = \sum\nolimits_{U_C} \frac{V(t_{HT,i})}{\kappa_i}$$

mit $V(t_{HT,i})$ nach (7.4). Diese theoretische Varianz wird unverzerrt geschätzt durch

$$\widehat{V}(t_{TST}) = \sum \sum\nolimits_{s_c} \frac{\gamma_{ij}}{\kappa_{ij}} \cdot \frac{t_{HT,i}}{\kappa_i} \cdot \frac{t_{HT,j}}{\kappa_j} + \sum\nolimits_{s_c} \frac{\widehat{V}(t_{HT,i})}{\kappa_i} \tag{7.8}$$

mit $\widehat{V}(t_{HT,i})$ nach (7.5).

Beweise Die Beweise werden in Anhang B geführt.

Betrachtet man die theoretische Varianz (7.7) des Horvitz-Thompson-Schätzers bei zwei-stufiger Zufallsauswahl, so erkennt man, dass sie sich zusammensetzt aus einer Komponente V_{PSU}, die der Varianz des Horvitz-Thompson-Schätzers einer Klumpenauswahl nach (6.4) entspricht, und einer Komponente V_{SSU}, die eine gewichtete Form der Varianz des Horvitz-Thompson-Schätzers einer geschichteten Zufallsauswahl nach (5.2) darstellt.

Zwei andere Stichprobenverfahren lassen sich somit als Sonderfälle dieses Stichproben-verfahrens TST beschreiben. Wenn die Klumpenstichprobe s_C nämlich aus allen M Klumpen der Grundgesamtheit besteht ($s_C = U_C$), dann liegt eine geschichtete Zufallsauswahl ST vor. Es gilt dann für die Aufnahmewahrscheinlichkeiten $\kappa_i = 1$, die Kovarianz der Aufnah-meindikatoren der Klumpen (= Schichten) $\gamma_{ij} = 0$, denn alle Klumpen sind in der Stichprobe und ihre Aufnahmeindikatoren haben somit den Wert 1, und somit $V_{PSU} = 0$ und es ergibt sich die Varianz nach (5.2). Gilt für die gezogenen Klumpen $s_i = U_i$, was heißt, dass den einzelnen PSUs alle Erhebungseinheiten entnommen werden, dann liegt offenkundig eine Klumpenauswahl vor. Da die einzelnen $V(t_{HT,i})$ dann verschwinden, wird $V_{SSU} = 0$ und aus (7.7) wird (6.4).

Der Vorgehensweise der häufig eingesetzten zweistufigen einfachen Zufallsauswahl liegt folgendes Urnenmodell zu Grunde:

Definition 19 Bei einer *zweistufigen einfachen* oder (*zweistufigen uneingeschränkten*) *Zufallsauswahl* werden aus den in M Teilurnen vom Umfang $N_1, N_2, \ldots, N_M$ aufgeteil-ten Kugeln der Gesamturne mittels einfacher Zufallsauswahl m Klumpen entnommen und innerhalb des i-ten ausgewählten Klumpens n_i der N_1 Elemente uneingeschränkt zufällig ausgewählt ($i \in s_C$).

7.2   Die praktische Umsetzung

Die praktische Umsetzung dieses Modells erfolgt durch Hintereinanderanwendung der Methoden zur Ziehung einfacher Zufallsauswahlen zuerst auf Ebene von Klumpen als PSUs nach Abschn. 6.2 und dann auf Ebene der Erhebungseinheiten als SSUs nach Abschn. 2.2. (Abb. 7.1). In der Freeware R können diese Methoden ebenfalls hintereinander ausgeführt oder eigene für die Ziehung von SITST-Stichproben programmierte Prozeduren angewendet werden (siehe Abschn. 10.3.7).

Zuerst wird also der Urne wie beim Verfahren SIC eine SI-Stichprobe an Klumpen entnommen. Im Anschluss daran werden aber zusätzlich den einzelnen gezogenen Klumpen SI-Stichproben an Erhebungseinheiten entnommen.

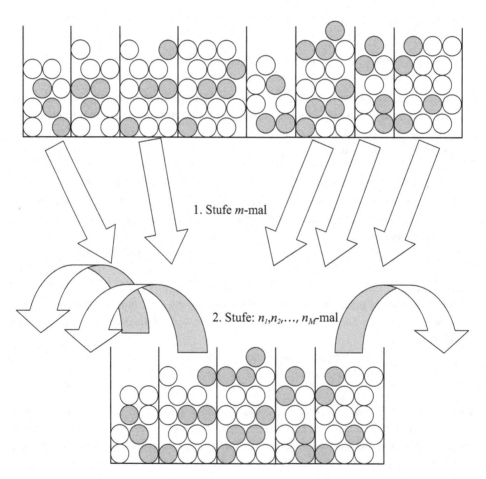

Abb. 7.1 Das Urnenmodell einer zweistufigen einfachen Zufallsauswahl

7.3   Die Schätzung einer Merkmalssumme

Wir erhalten nun durch Anwendung von Satz 17 aus Abschn. 7.1 folgenden

---

Satz 18

Der unverzerrte Horvitz-Thompson-Schätzer für die Merkmalssumme t nimmt bei zwei-stufiger einfacher Zufallsauswahl ($\equiv$ SITST; engl.: *simple two-stage random sampling*) folgende Darstellungsform an:

$$t_{SITST} = M \cdot \frac{1}{m} \cdot \sum_{s_C} t_{SI,i} \tag{7.9}$$

Darin ist $t_{SI,i} = N_i \cdot \overline{y}_{s_i}$ der unverzerrte Horvitz-Thompson-Schätzer der Merkmalssumme t_i der i-ten Stichproben-PSU bei einfacher Zufallsauswahl. Die theoretische Varianz dieses Schätzers beträgt

$$V(t_{SITST}) = M^2 \cdot (1 - f_C) \cdot \frac{S_C^2}{m} + \frac{M}{m} \cdot \sum_{U_C} N_i^2 \cdot (1 - f_i) \cdot \frac{S_i^2}{n_i} \tag{7.10}$$

mit

$$S_C^2 = \frac{1}{M - 1} \cdot \sum_{U_C} (t_i - \overline{t})^2$$

und

$$S_i^2 = \frac{1}{N_i - 1} \cdot \sum_{U_i} (y_k - \overline{y}_i)^2.$$

($\overline{y}_i$ ist der Mittelwert von y im i-ten Klumpen der Klumpengrundgesamtheit U_C). Der unverzerrte Schätzer dieser Varianz ist

$$\widehat{V}(t_{SITST}) = M^2 \cdot (1 - f_C) \cdot \frac{S_{s_C}^2}{m} + \frac{M}{m} \cdot \sum_{s_C} N_i^2 \cdot (1 - f_i) \cdot \frac{S_{s_i}^2}{n_i} \tag{7.11}$$

mit der Stichprobenvarianz

$$S_{s_C}^2 = \frac{1}{m - 1} \cdot \sum_{s_C} \left[t_{SI,i} - \left(\frac{1}{m} \cdot \sum_{s_C} t_{SI,i} \right) \right]^2$$

der geschätzten Klumpenmerkmalssummen in der Stichprobe s_C aus den Klumpen und $S_{s_i}^2$ wie $S_{s_h}^2$ in Satz 10 aus Abschn. 5.3.

Beweise Mit der Aufnahmewahrscheinlichkeit für einen Klumpen $\kappa_i = \frac{m}{M}$ ergibt sich der Schätzer (7.9) sofort aus der allgemeinen Darstellung (7.6) des Horvitz-Thompson-Schätzers für TST-Verfahren. Aus der theoretischen Varianz (7.7) ergibt sich für das

SITST-Verfahren die theoretische Varianz V_{PSU} nach (7.10). Die zweite Varianzkomponente V_{SSU} in (7.7) besteht aus dem $\frac{m}{M}$-fachen der Varianz einer geschichteten Zufallsauswahl, da im Gegensatz zu den Schichten einer STSI-Stichprobe in der SITST-Stichprobe nicht alle Klumpen erhoben werden. Im Varianzschätzer (7.11) schließlich überschätzt der erste Summand $M^2 \cdot (1 - f_C) \cdot \frac{S^2_{s_C}}{m}$ den ersten Summanden aus (7.10) um genau jenen Wert, mit dem der zweite Summand $\frac{M}{m} \cdot \sum_{s_C} N_i^{\,2} \cdot (1 - f_i) \cdot \frac{S^2_{s_i}}{n_i}$ den zweiten unterschätzt. Der Grund für Ersteres ist, dass für $S^2_{s_C}$ in (7.11) bei zweistufigen einfachen Zufallsauswahlen im Vergleich zu $S^2_{s_C}$ in (6.10) bei einstufigen einfachen Zufallsauswahlen auch die Klumpenmerkmalssummen t_i durch $t_{SI,i}$ geschätzt werden müssen. Der zweite Summand von (7.11) ist dann des M-fache der durchschnittlichen Varianz der Merkmalssummenschätzer innerhalb der m Stichproben-PSUs.

Beispiel 24

(Särndal et al. 1992, S. 142 f.). Mittels des Stichprobenverfahrens SITST wurde eine Stichprobe zur Schätzung der Merkmalssumme t einer Zufallsvariablen y gezogen. In der 1. Stufe wurden dazu $m = 5$ von insgesamt $M = 50$ PSUs ausgewählt. Aus jedem der 5 gezogenen Klumpen wurden $n_i = 3$ Erhebungseinheiten als SSUs ausgewählt. Die folgenden Messergebnisse wurden registriert (N_i sind die einzelnen Klumpengrößen):

i		N_i		y_k	
1	5	41	49	49	49
2	8	49	49	49	45
3	5	31	31	31	35
4	9	39	39	41	61
5	7	49	49	51	33

Zuerst müssen zur Berechnung des Horvitz-Thompson-Schätzers t_{SITST} von t und des Varianzschätzers $\widehat{V}(t_{SITST})$ in den gezogenen 5 Klumpen die Merkmalssummen t_i und die Varianzen S^2_i des Merkmals y geschätzt werden. Dies erfolgt mittels der Horvitz-Thompson-Schätzer $t_{SI,i}$ und der Stichprobenvarianzen $S^2_{s_i}$ für jeden Klumpen $i \in s_C$:

i	$t_{SI,i}$	$S^2_{s_i}$
1	231,$\dot{6}$	21,$\dot{3}$
2	381,$\dot{3}$	5,$\dot{3}$
3	161,$\dot{6}$	5,$\dot{3}$
4	423	148
5	310,$\dot{3}$	97,$\dot{3}$

Für den ersten Klumpen errechnet sich beispielsweise:

$$t_{SI,1} = N_1 \cdot \overline{y}_{s_1} = 5 \cdot \frac{1}{3} \cdot (41 + 49 + 49) = 231,\dot{6}$$

und

$$S_{s_1}^2 = \frac{1}{2} \cdot [(41 - 46,\dot{3})^2 + (49 - 46,\dot{3})^2 \cdot 2] = 21,\dot{3}$$

Mit (7.9) berechnet man

$$t_{SITST} = \frac{M}{m} \cdot \sum_{s_c} t_{SI,i} = \frac{50}{5} \cdot (231,\dot{6} + 381,\dot{3} + \ldots) = 15.080.$$

Durch (7.11) berechnet man mit

$$S_{sC}^2 = \frac{1}{4} \cdot [(231,\dot{6} - 301,6)^2 + (381,\dot{3} - 301,6)^2 + \ldots] = 11.410,9$$

ferner:

$$\hat{V}(t_{SITST}) = M^2 \cdot (1 - f_C) \cdot \frac{S_{sC}^2}{m} + \frac{M}{m} \cdot \sum_{sc} N_i^2 \cdot (1 - f_i) \cdot \frac{S_{s_i}^2}{n_i}$$

$$= 50^2 \cdot \left(1 - \frac{5}{50}\right) \cdot \frac{11.410,9}{5} + \frac{50}{5} \cdot \left(5^2 \cdot \left(1 - \frac{3}{5}\right) \cdot \frac{21,\dot{3}}{3} + \right.$$

$$\left. + 8^2 \cdot \left(1 - \frac{3}{8}\right) \cdot \frac{5,\dot{3}}{3} + \ldots\right)$$

$$= 5.172.234$$

Angesichts des geringen Stichprobenumfangs auf beiden Stufen der Ziehung empfiehlt sich der Verzicht auf die Berechnung eines approximativen Konfidenzintervalls für t nach (1.7).

Das approximative Konfidenzintervall zur Überdeckungswahrscheinlichkeit $1 - \alpha$ für t nach (1.7) ist beim Verfahren SITST gegeben durch:

$$CI(s) = \frac{M}{m} \cdot \sum_{s_c} t_{SI,i} \pm u_{1-\alpha/2} \cdot \sqrt{M^2 \cdot (1 - f_C) \cdot \frac{S_{sC}^2}{m} + \frac{M}{m} \cdot \sum_{s_c} N_i^2 \cdot (1 - f_i) \cdot \frac{S_{s_i}^2}{n_i}}$$

$$(7.12)$$

Die Formeln für die Schätzung von Mittelwerten, Anzahlen und Anteilen lassen sich aus jenen für die Merkmalssummen ableiten. Zum Beispiel ergibt sich für die Anzahlschätzung:

$$h_{SITST} = \frac{M}{m} \cdot \sum_{sC} N_i \cdot p_{s_i}$$

mit p_{s_i}, dem Stichprobenanteil der Erhebungseinheiten mit der interessierenden Eigenschaft in der i-ten gezogenen PSU. Für die theoretische Varianz von h_{SITST} gilt:

$$V(h_{SITST}) = M^2 \cdot (1 - f_C) \cdot \frac{S_C^2}{m} + \frac{M}{m} \cdot \sum\nolimits_{U_C} N_i^2 \cdot \frac{N_i - n_i}{N_i - 1} \cdot \frac{p_i \cdot (1 - p_i)}{n_i}$$

mit

$$S_C^2 = \frac{1}{M - 1} \cdot \sum\nolimits_{U_C} (h_i - \overline{h}_C)^2$$

und dem Mittelwert

$$\overline{h}_C = \frac{1}{M} \cdot \sum\nolimits_{U_C} h_i$$

der Anzahlen der Erhebungseinheiten mit der interessierenden Eigenschaft in den M Klumpen der Klumpengrundgesamtheit U_C.

$V(h_{SITST})$ wird unverzerrt geschätzt, indem man S_C^2 durch die Stichprobenvarianz S_{sC}^2 und p_i durch den Stichprobenanteil p_{s_i} ersetzt:

$$\widehat{V}(h_{SITST}) = M^2 \cdot (1 - f_C) \cdot \frac{S_{sC}^2}{m} + \frac{M}{m} \cdot \sum\nolimits_{sC} N_i^2 \cdot (1 - f_i) \cdot \frac{p_{s_i} \cdot (1 - p_{s_i})}{n_i - 1},$$

wobei

$$S_{sC}^2 = \frac{1}{m - 1} \cdot \sum\nolimits_{sC} \left[h_{SI,i} - \left(\frac{1}{m} \cdot \sum\nolimits_{sC} h_{SI,i} \right) \right]^2$$

die Stichprobenvarianz der Horvitz-Thompson-Schätzer $h_{SI,i}$ für die Anzahlen h_i in den Klumpen ist.

Wie bei Klumpenauswahlen führen auch zweistufige einfache Zufallsauswahlen zu nicht repräsentativen Stichproben hinsichtlich der Verteilung jenes Merkmals, nach dem die Grundgesamtheit in PSUs zerlegt wurde. Sie sind aber bei geeigneter Schätzerwahl und Vermeidung von Nichtstichprobenfehlern repräsentativ hinsichtlich der Verteilungen und Parameter aller anderen Merkmale, sofern die von den Anwendern vorgegebenen Genauigkeitsanforderungen eingehalten werden.

Hinsichtlich der Effizienz des Stichprobenverfahrens SITST gilt natürlich ebenso wie für das Stichprobenverfahren SIC, dass diese bei großer Inhomogenität der Klumpenmittelwerte von y beziehungsweise bei sehr unterschiedlichen Klumpengrößen abnimmt, da die „Zwischen-den-Klumpen-Varianz" V_{PSU} wie bei Klumpenauswahlen Bestandteil der theoretischen Varianz ist. Dem kann durch ein komplexes Stichprobenverfahren mit Schichtung der PSUs nach deren Größen und anschließender zweistufiger einfacher Zufallsauswahl aus jeder dieser Schichten in der Designphase vorgebeugt werden. Hinsichtlich der Miteinbeziehung einer Hilfsvariablen x in der Schätzphase einer Erhebung etwa in Form einer Verhältnisschätzung gilt völlig Analoges zu Abschn. 6.5.

Bei mehrstufigen Zufallsauswahlen kommen mit jeder Stufe im Vergleich zu (7.7) neue Varianzkomponenten hinzu. Die Darstellung des Schätzers, seiner theoretischen Varianz und des Varianzschätzers wird zunehmend schwieriger. Die konkrete Berechnung derselben bereitet jedoch wie in diesem Abschnitt beschrieben nur geringe zusätzliche Schwierigkeiten.

7.4 Zusammenfassung und neue Notationen

Zweistufige einfache Zufallsauswahlen unterscheiden sich von herkömmlichen einfachen Klumpenauswahlen dadurch, dass innerhalb der uneingeschränkt zufällig gezogenen Klumpen keine Vollerhebung gemacht wird. Vielmehr wird in jedem gezogenen Klumpen eine einfache Zufallsauswahl an Erhebungseinheiten durchgeführt. Dadurch kommt bei den Genauigkeitsbetrachtungen neben der Komponente der Stichprobenziehung der Klumpen, das sind die PSUs (primary sampling units), auch noch eine Komponente der Stichprobenziehung der Erhebungseinheiten, das sind die SSUs (secondary sampling units) innerhalb der Klumpen hinzu.

Die Effizienz eines mit diesem Verfahren gewonnenen Schätzers für die Merkmalssumme einer Zufallsvariablen lässt sich steuern durch die Klumpenbildung. Die Genauigkeit wächst, wenn sich die Klumpenmittelwerte wenig unterscheiden und wenn die Klumpen (annähernd) gleich groß sind. Die Erhöhung der Anzahl gezogener Klumpen wirkt sich natürlich wie bei einfachen Klumpenauswahlen positiv auf die Schätzereffizienz aus.

Folgende Notationen wurden in diesem Kapitel unter anderem eingeführt:

$\pi_{k|i}$ ... Aufnahmewahrscheinlichkeit 1. Ordnung für die k-te Erhebungseinheit bei gezogenem i-ten Klumpen

$\pi_{kl|i}$ ... Aufnahmewahrscheinlichkeit 2. Ordnung für die k-te und l-te Erhebungseinheit bei gezogenem i-ten Klumpen

$t_{HT,i}$ ... Horvitz-Thompson-Schätzer für die Merkmalssumme von y im i-ten Klumpen

$\Delta_{kl|i}$ ... Kovarianz der Aufnahmeindikatoren des k-ten und l-ten Elements bei gezogenem i-ten Klumpen

TST ... Zweistufige Zufallsauswahl

t_{TST} ... Horvitz-Thompson-Schätzer für die Merkmalssumme von y in der Grundgesamtheit bei einer TST-Stichprobe

V_{PSU} ... Varianz auf Ebene der PSUs

V_{SSU} ... Varianz auf Ebene der SSUs

SITST ... Zweistufige einfache Zufallsauswahl

t_{SITST} ... Horvitz-Thompson-Schätzer für die Merkmalssumme von y in einer SITST-Stichprobe

$t_{SI,i}$ ... Horvitz-Thompson-Schätzer für die Merkmalssumme von y im i-ten Klumpen bei einer SI-Stichprobe im i-ten Klumpen

S_i^2 … „$(N_i - 1)$-Varianz" von y im i-ten Klumpen der Grundgesamtheit

$S_{s_i}^2$ … Stichprobenvarianz von y im i-ten Klumpen der Stichprobe

h_{SITST} … Anzahlschätzer in einer SITST-Stichprobe

p_{s_i} … Stichprobenanteil im i-ten gezogenen Klumpen

Literatur[1]

Särndal, C.-E., Swensson, B., & Wretman, J. (1992). *Model assisted survey sampling*. New York: Springer.*

[1]Die zur Vertiefung des Stoffes besonders empfehlenswerte Literatur ist mit einem Stern am Ende des Literaturhinweises gekennzeichnet.

Grenzt an Zauberei – Die größenproportionale Zufallsauswahl

8

8.1 Das Ziehungsmodell

Die in den Kap. 2 und 5 bis 7 vorgestellten Stichprobenverfahren wiesen teilweise gleiche, teilweise unterschiedliche Aufnahmewahrscheinlichkeiten π_k der Elemente der Population auf. Die Genauigkeit des jedenfalls unverzerrten Horvitz-Thompson-Schätzers hängt – wie man aus den betreffenden Formeln für die theoretische Varianz des Schätzers ablesen kann – ganz wesentlich von diesen Aufnahmewahrscheinlichkeiten ab und deshalb ist die Frage der diesbezüglich optimalen Wahl von allergrößter Bedeutung.

Bringen wir uns dazu für den Horvitz-Thompson-Schätzer $t_{HT} = \sum_s d_k \cdot y_k = \sum_s \frac{1}{\pi_k} \cdot y_k$ (siehe Abschn. 1.5) für die Merkmalssumme t seine theoretische Varianz bei fixem Stichprobenumfang n nach (1.15) in Erinnerung:

$$V(t_{HT}) = -\frac{1}{2} \cdot \sum\sum_U \Delta_{kl} \cdot \left(\frac{y_k}{\pi_k} - \frac{y_l}{\pi_l} \right)^2$$

Die varianzminimierende Wahl der Aufnahmewahrscheinlichkeiten π_k für das k-te Element besteht bei $y_k > 0$ für alle Elemente k offenbar darin, sie proportional zur Größe des Werts von y bei der Erhebungseinheit k festzulegen ($\pi_k \propto y_k$):

$$\pi_k = \frac{y_k}{t} \cdot n \tag{8.1}$$

Denn damit würden die Differenzen in der Klammer von (1.15) alle null ergeben! (Ist y_k nicht immer größer als null, so kann man das Merkmal y eventuell linear so transformieren, dass es nur positive Werte annimmt.) Ein Element aus U sollte dafür also mit jener Wahrscheinlichkeit in die Stichprobe gezogen werden, die seiner relativen Größe in Bezug auf das interessierende Merkmal y entspricht. Ist y_k für eine Erhebungseinheit k größer (bzw. kleiner) als für eine andere, soll sie mit dementsprechend höherer (bzw. niedrigerer)

Wahrscheinlichkeit in die Stichprobe aufgenommen werden. Dies wird danach in der Schätz-phase der Erhebung wegen $d_k = \frac{1}{\pi_k}$ durch ein kleineres (bzw. größeres) Designgewicht ausgeglichen.

Mit π_k nach (8.1) gilt immer

$$t_{HT} = \sum_s \frac{1}{\pi_k} \cdot y_k = \frac{1}{n} \cdot \sum_s \frac{t}{y_k} \cdot y_k = \frac{1}{n} \cdot n \cdot t = t$$

beziehungsweise

$$V(t_{HT}) = -\frac{1}{2} \cdot \sum\sum_U \Delta_{kl} \cdot \left(\frac{y_k}{\pi_k} - \frac{y_l}{\pi_l}\right)^2$$

$$= -\frac{1}{2} \cdot \sum\sum_U \Delta_{kl} \cdot \left(\frac{t}{n} - \frac{t}{n}\right)^2 = 0.$$

Aus der Sicht der veranschaulichenden Darstellung des Horvitz-Thompson-Schätzers in Abschn. als Erzeugung einer Pseudopopulation (siehe Abb. 1.5) ist die Besonderheit dieses Stichprobenverfahrens, dass durch das $\frac{1}{\pi_k}$-fache Replizieren der y_k-Werte mit π_k nach (8.1) eine Pseudopopulation U_{HT}^* entsteht, in der die Summe t_{HT} der replizierten y-Werte die Summe t der y-Werte in U nicht nur schätzt, sondern dieser entspricht. Das ist fürwahr eine zauberhafte Vorstellung: eine unabhängig vom Stichprobenumfang durch die Art der Gewichtung balancierte Stichprobe hinsichtlich des Untersuchungsmerkmals selbst und nur nicht hinsichtlich irgendwelcher Hilfsmerkmale.

Beispiel 25

Eine Population bestehe aus nur 2 Elementen mit folgenden Ausprägungen beim interes-sierenden Merkmal y: $y_1 = 6$, $y_2 = 4$. Man zieht eine Stichprobe vom Umfang $n = 1$, in welche die Elemente mit Aufnahmewahrscheinlichkeiten π_k proportional zu y_k gelangen.

Es gilt somit $\pi_1 = 0,6$ und $\pi_2 = 0,4$. Berechnet man den Horvitz-Thompson-Schätzer für die Merkmalssumme t (es gilt: $t = 10$) für die beiden einzigen möglichen Stichproben, so ergibt sich im Falle der Ziehung der ersten Erhebungseinheit, was mit einer Wahr-scheinlichkeit von 0,6 passieren wird:

$$t_{HT} = \sum_s \frac{1}{\pi_k} \cdot y_k = \frac{10}{6} \cdot 6 = 10$$

Wird die zweite Erhebungseinheit in die Stichprobe aufgenommen, so gilt:

$$t_{HT} = \sum_s \frac{1}{\pi_k} \cdot y_k = \frac{10}{4} \cdot 4 = 10$$

In beiden möglichen Fällen schätzt t_{HT} den Parameter t exakt und die theoretische Varianz des Schätzers ist null! Würde man uneingeschränkt zufällig ziehen $\pi_k = \frac{n}{N} = 0,5$, ergäbe sich als Horvitz-Thompson-Schätzer t_{SI} bei Ziehung des ersten Elements der Population

$$t_{SI} = \sum_s \frac{1}{\pi_k} \cdot y_k = 2 \cdot 6 = 12$$

und bei Ziehung des zweiten

$$t_{SI} = \sum_s \frac{1}{\pi_k} \cdot y_k = 2 \cdot 4 = 8.$$

Bei uneingeschränkt zufälliger Ziehung eines Elements für die Stichprobe wäre die Varianz des Schätzers nicht null, sondern 4.

Es gibt natürlich einen Haken, eine unüberbrückbare Diskrepanz zwischen Theorie und Praxis: Da man die Ausprägungen y_k des Erhebungsmerkmals y naturgemäß nicht schon vor der Erhebung kennen kann, ist die darauf basierende proportionale Festlegung der Aufnahmewahrscheinlichkeiten π_k nach (8.1) tatsächlich gar nicht durchführbar.

Dennoch muss dieses varianz-minimierende Prinzip der Festlegung der Aufnahmewahrscheinlichkeiten erster Ordnung nicht ganz aufgegeben werden. Kennt man nämlich eine zu y (mit $y_k > 0 \, \forall \, k \in U$) annähernd proportionale Hilfsvariable x (mit $x_k > 0 \, \forall \, k \in U$), dann sollten alle π_k, sofern nicht einige wenige x_k-Werte im Vergleich zu allen anderen riesig sind, proportional zu x gewählt werden:

$$\pi_k = \frac{x_k}{t_x} \cdot n \tag{8.2}$$

($\forall \, k : x_k \le \frac{t_x}{n}$). Andernfalls können diese einzelnen Aufnahmewahrscheinlichkeiten, die größer als 1 sind, auf 1 gesetzt werden – die betreffenden Elemente also mit Sicherheit in die Stichprobe aufgenommen werden.

Man spricht bei einer Wahl der Aufnahmewahrscheinlichkeiten erster Ordnung nach (8.2) von *größenproportionalen Aufnahmewahrscheinlichkeiten in Bezug auf das Merkmal x*. In der Stichprobe wird dann durch Horvitz-Thompson-Schätzung nicht die Merkmalssumme von y, sondern jene von x perfekt geschätzt. Sind aber die Quotienten $\frac{y_k}{x_k}$ ($y_k, x_k > 0 \, \forall \, k$) für alle k annähernd konstant ($x_k \propto y_k$), dann wird die Varianz des Horvitz-Thompson-Schätzers für die Merkmalssumme gering sein, weil man die Stichprobenelemente mit Wahrscheinlichkeiten annähernd proportional zu den Werten der interessierenden Variablen y ausgewählt hat. Ist die Proportionalität von x und y jedoch nicht vorhanden, dann lässt sich die Merkmalssumme damit zwar weiter unverzerrt schätzen, diese Schätzung kann dann aber auch ineffizienter sein als die bei einfacher Zufallsauswahl, obwohl die Stichprobe in Bezug auf das Hilfsmerkmal x balanciert ist.

Ein solches Stichprobenverfahren mit fixem Stichprobenumfang beschreibt folgende

Definition 20 Eine Auswahl mit zur Größe der Merkmalsausprägungen eines bestimmten Merkmals proportionalen Aufnahmewahrscheinlichkeiten und fixem Stichprobenumfang nennt man eine in Bezug auf dieses Merkmal *größenproportionale Zufallsauswahl*.

8.2   Die praktische Umsetzung

Eine einfache Möglichkeit, eine solche in Bezug auf ein Hilfsmerkmal x größenproportionale
Zufallsauswahl umzusetzen, die den Bedingungen für Zufallsauswahlen aus Definition 4 in
Abschn. 1.3 genügt und auch in der Freeware R implementiert ist, besteht in einer *systematischen größenproportionalen Auswahl mit zufälliger Anordnung* (oder *randomisierten
systematischen größenproportionalen Zufallsauswahl*). Es sind dafür die jeweiligen Größen
des Hilfsmerkmals x aller vorab im Auswahlrahmen zufällig sortierten Erhebungseinheiten nacheinander der Länge nach „auszubreiten" (man beachte die kritischen allgemeinen
Anmerkungen zu systematischen Auswahlen in Abschn. 2.2). Es ist dann x_1 die diesbezügliche Größe der ersten Erhebungseinheit im vorliegenden (vorher zufällig geordneten)
Auswahlrahmen. Daran schließt x_2 an und so fort (siehe Abb. 8.1). Die Gesamtlänge dieser
Strecke beträgt $t_x = \sum_U x_k$. Schließlich muss nur noch innerhalb des Intervalls $[0, \frac{t_x}{n}]$
ein zufälliger Startpunkt (in Abb. 8.1: START) gewählt und von diesem ausgehend mit der
Schrittweite $\frac{t_x}{n}$ die gesamte Strecke „abgeschritten" werden. Die n Erhebungseinheiten, auf
die man bei dieser „Wanderung" trifft (in Abb. 8.1: die Erhebungseinheiten 2, 5, 9, …),
sind für die Stichprobe ausgewählt. Diese besitzen auf diese Weise Aufnahmewahrscheinlichkeiten, die genau den relativen Größen dieser Erhebungseinheiten in Hinblick auf ihre
Ausprägungen beim Merkmal x entsprechen. Fixiert man die Größe des Hilfsmerkmals x
bei allen Erhebungseinheiten mit $x = 1$, dann ergibt sich die in Abschn. 2.1 beschriebene
Vorgehensweise für randomisierte systematisch gezogene SI-Stichproben. Für die Anwendung dieser Vorgehensweise ist lediglich Voraussetzung, dass ein Element nicht zweimal
in die Stichprobe gelangen kann, dass also die Schrittweite größer ist als die größte Merkmalsausprägung ($x_k < \frac{t_x}{n} \; \forall \, k \in U$).

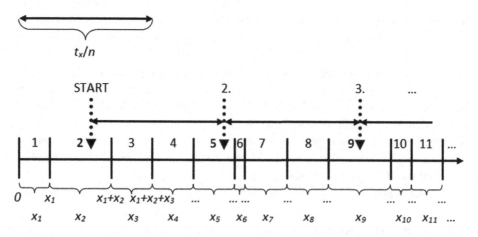

Abb. 8.1 Systematische größenproportionale Zufallsauswahl in Bezug auf das Merkmal x

Nur wenn vor der systematischen Auswahl eine zufällige Anordnung der Erhebungseinheiten im Auswahlrahmen erzeugt wurde (deswegen spricht man von einer „randomisierten systematischen Zufallsauswahl"), können die in Definition 4 in Abschn. 1.3 beschriebenen Voraussetzungen für Zufallsauswahlen erfüllt werden. Auch die für eine Varianzschätzung nach (1.16) nötigen Auswahlwahrscheinlichkeiten 2. Ordnung können nur dann überhaupt berechnet werden. Diese Berechnung ist allerdings sehr komplex und daher eher umständlich. Wir solten uns deshalb nach einer sinnvollen Alternative für die Varianzschätzung umschauen.

8.3 Die Schätzung einer Merkmalssumme

Ein Beispiel einer alternativen Varianzschätzung bei zufälliger Anordnung der Erhebungseinheiten in der einer systematischen größenproportionalen Zufallsauswahl nach Hilfsmerkmal x zu Grunde liegenden Liste bedient sich der Theorie der Zufallsauswahlen *mit* Zurücklegen. Solche Auswahlen, mit der ihnen inne wohnenden Möglichkeit einzelne Erhebungseinheiten mehrmals in die Stichprobe aufzunehmen, haben für die Praxis von Stichprobenerhebungen natürlich nur geringe Bedeutung. Dennoch hat ihre theoretische Betrachtung dieser Verfahren durchaus ihren Wert, denn manche Schätzer besitzen bei Ziehung mit Zurücklegen wesentlich einfacher herzuleitende statistische Eigenschaften als bei Ziehung ohne. Genau das trifft bei systematischer größenproportionaler Zufallsauswahl mit zufälliger Anordnung der Population im Auswahlrahmen zu.

Satz 19

Der unverzerrte Horvitz-Thompson-Schätzer für die Merkmalssumme t nimmt bei einer größenproportionalen Zufallsauswahl in Bezug auf ein Hilfsmerkmal x ($\equiv$ PPS; engl.:*probability proportional-to-size random sampling*) folgende Form an:

$$t_{PPS} = \frac{1}{n} \cdot \sum_s \frac{t_x}{x_k} \cdot y_k. \qquad (8.3)$$

Seine theoretische Varianz nach (1.13) wird bei zufälliger Anordnung der Erhebungseinheiten in der Population, aus der gezogen wird, geschätzt durch

$$\widehat{V}(t_{PPS}) = \frac{1}{n \cdot (n-1)} \cdot \sum_s \left(\frac{t_x}{x_k} \cdot y_k - \frac{1}{n} \cdot \sum_s \frac{t_x}{x_k} \cdot y_k \right)^2. \qquad (8.4)$$

Diese Schätzung ergibt eine durchschnittliche Überschätzung der tatsächlichen theoretischen Varianz.

Beweis Zufallsauswahlen mit Zurücklegen lassen sich dadurch charakterisieren, dass ein und dieselben Elemente mehrmals in die Stichprobe gelangen können. Dabei gibt die Größe

φ_k die für jede Erhebungseinheit k aus U in diesem Fall über den ganzen Ziehungsvorgang gleich bleibende Wahrscheinlichkeit dafür an, als nächstes Element ausgewählt zu werden $\left(\sum_U \varphi_k = 1\right)$. Ein bei Ziehen mit Zurücklegen unverzerrter Schätzer für die Merkmalssumme t ist der *Hansen-Hurwitz-Schätzer* t_{HH} mit

$$t_{HH} = \frac{1}{n} \cdot \sum_s \frac{1}{\varphi_k} \cdot y_k \qquad (8.5)$$

(vgl. Hansen und Hurwitz 1943). Bei einfacher Zufallsauswahl mit Zurücklegen ($\equiv$ SIR; siehe Abschn. 2.3.1 nach Beispiel 10) beispielsweise nach (8.5) ist $\varphi_k = \frac{1}{N}$ ($\forall\, k \in U$) und der Hansen-Hurwitz-Schätzer demzufolge:

$$t_{SIR} = N \cdot \frac{1}{n} \cdot \sum_s y_k = N \cdot \bar{y}_s \qquad (8.6)$$

Dieser Schätzer gleicht in diesem Fall also dem Horvitz-Thompson-Schätzer (2.1) bei einfacher Zufallsauswahl ohne Zurücklegen. Er besitzt jedoch bei gleichem Stichprobenumfang eine höhere Varianz als dieser. Dies ist der Tatsache geschuldet, dass in einer solchen SIR-Stichprobe – wegen der Möglichkeit, dass einzelne Elemente mehr als einmal in die Stichprobe aufgenommen werden können – weniger Informationen über die Grundgesamtheit enthalten sind als in einer SI-Stichprobe. Der Design-Effekt des SIR-Verfahrens beträgt $\frac{N-1}{N-n}$ (siehe Abschn. 2.3).

Ein unverzerrter Schätzer für die theoretische Varianz des allgemeinen Hansen-Hurwitz-Schätzers nach (8.5) ist

$$\widehat{V}(t_{HH}) = \frac{1}{n \cdot (n-1)} \cdot \sum_s \left(\frac{1}{\varphi_k} \cdot y_k - \frac{1}{n} \cdot \sum_s \frac{1}{\varphi_k} \cdot y_k \right)^2 \qquad (8.7)$$

(siehe etwa: Särndal et al. 1992, S. 51 f.).

Gilt bei gegebener Anordnung auf der Liste für systematische größenproportionale Zufallsauswahlen $V(t_{HH}) > V(t_{HT})$, dass also die Genauigkeit bei Ziehen mit Zurücklegen geringer ist als bei Ziehen ohne Zurücklegen, dann liefert der Varianzschätzer $\widehat{V}(t_{HH})$ somit im Durchschnitt eine Überschätzung von $V(t_{PPS})$. Werden die Stichprobenelemente nach einer systematischen PPS-Zufallsauswahl aus einer zufällig angeordneten Population gezogen, dann trifft genau dies zu.

Auch die theoretische Varianz des Hansen-Hurwitz-Schätzers einer Merkmalssumme würde Null ergeben, wenn die darin definierten Wahrscheinlichkeiten φ_k größenproportional zu y bestimmt werden könnten: $\varphi_k = \frac{y_k}{t}$. Zur tatsächlichen Anwendung von (8.7) als Varianz(über)schätzung für den Schätzer t_{PPS} ist es lediglich nötig, für alle Elemente der Stichprobe s die Wahrscheinlichkeiten φ_k mit dem Hilfsmerkmal x zu berechnen:

$$\varphi_k = \frac{x_k}{t_x} \qquad (8.8)$$

Daraus ergibt sich (8.4).

Das Intervall

$$
CI(s) = \frac{1}{n} \cdot \sum_s \frac{t_x}{x_k} \cdot y_k \pm u_{1-\alpha/2} \cdot \sqrt{\frac{1}{n \cdot (n-1)} \cdot \sum_s \left(\frac{t_x}{x_k} \cdot y_k - \frac{1}{n} \cdot \sum_s \frac{t_x}{x_k} \cdot y_k \right)^2}
$$
(8.9)

ist dann ein sogenanntes „konservatives" approximatives Konfidenzintervall zur Überdeckungswahrscheinlichkeit $1 - \alpha$ für die Merkmalssumme t. Dies bedeutet, dass man bei größenproportionaler Zufallsauswahl aus einer zufällig angeordneten Liste der Erhebungseinheiten in der Population mit der Aussage des Intervalls bei Zutreffen der Normalverteilungsannahme, also bei hohen Stichprobenumfängen „auf der sicheren Seite" liegt, also dass die Wahrscheinlichkeit für ihr Zutreffen mindestens $1 - \alpha$ ist.

Außerdem gilt bei konstantem Stichprobenumfang n mit zunehmender Größe N der Population, dass bei PPS-Stichproben sich das approximative „Mit-Zurücklegen-Konfidenzintervall" (8.9) immer mehr dem tatsächlichen approximativen Konfidenzintervall für die Merkmalssumme t annähert, weil der Unterschied zwischen Ziehen mit und Ziehen ohne Zurücklegen dann vernachlässigbar wird.

Die Schätzungen für Mittelwerte, Anzahlen und Anteile sind in herkömmlicher Weise aus der Schätzung der Merkmalssumme abzuleiten. So gilt etwa für Anzahlen, dass

$$
h_{PPS} = \frac{1}{n} \cdot \sum_s \frac{t_x}{x_k} \cdot y_k,
$$

unverzerrter Schätzer für den Parameter h ist ($y \ldots$ bernoulliverteilt). Die theoretische Varianz dieses Schätzers wird unter den oben bezüglich des Ziehungsvorgangs angeführten Bedingungen durch

$$
\widehat{V}(h_{PPS}) = \frac{1}{n \cdot (n-1)} \cdot \sum_s \left(\frac{t_x}{x_k} \cdot y_k - \frac{1}{n} \cdot \sum_s \frac{t_x}{x_k} \cdot y_k \right)^2
$$

ebenfalls durchschnittlich überschätzt.

8.4 Zusammenfassung und neue Notationen

Die in Hinblick auf die Genauigkeit des Horvitz-Thompson-Schätzers optimale Wahl der Aufnahmewahrscheinlichkeiten erster Ordnung für die Elemente der Population bei einem Merkmal y, dessen Ausprägungen positiv sind, besteht darin, sie proportional zur Größe der Merkmalsausprägungen von y festzulegen. Da dies nicht möglich ist, kann die Verwendung eines mit y möglichst stark korrelierenden Hilfsmerkmals x Abhilfe schaffen. Die praktische Durchführung des Auswahlvorganges entspricht einer diesbezüglichen systematischen Abarbeitung der Erhebungseinheiten aus einem dafür notwendigerweise zufällig sortierten Auswahlrahmen. Die für diesen Fall schwierige Varianzschätzung kann unter bestimmten Voraussetzungen mit Hilfe der Theorie der Stichprobenziehung mit Zurücklegen erfolgen. Dabei entstehen approximative Konfidenzintervalle, die bei Zutreffen der Normalverteilungsannäherung den Parameter mindestens mit Wahrscheinlichkeit $1 - \alpha$ überdecken. Diese werden daher konservative Konfidenzintervalle genannt.

Folgende Notationen wurden in diesem Kapitel unter anderem zusätzlich eingeführt:

φ_k ... Aufnahmewahrscheinlichkeit der k-ten Erhebungseinheit dafür, bei Ziehen mit Zurücklegen als nächstes Element für die Stichprobe ausgewählt zu werden

PPS   ... größenproportionale Zufallsauswahl

t_{PPS} ... Horvitz-Thompson-Schätzer für die Merkmalssumme beim Verfahren PPS

$\widehat{V}(t_{PPS})$ ... Varianz(über)schätzer beim Verfahren PPS (ohne Zurücklegen)

t_{HH} ... Hansen-Hurwitz-Schätzer für die Merkmalssumme bei Ziehen mit Zurücklegen

$\widehat{V}(t_{HH})$ ... Varianzschätzer bei größenproportionaler Zufallsauswahl mit Zurücklegen nach einem Hilfsmerkmal x

h_{PPS} ... Hansen-Hurwitz-Schätzer für eine Anzahl beim Stichprobenverfahren PPS

Literatur[1]

Hansen, M. H., & Hurwitz, W. N. (1943). On the theory of sampling from finite populations. *Annals of Mathematical Statistics*, *14*, 333–362.

Särndal, C.-E., Swensson, B., & Wretman, J. (1992). *Model assisted survey sampling*. New York: Springer.*

---

[1]Die zur Vertiefung des Stoffes besonders empfehlenswerte Literatur ist mit einem Stern am Ende des Literaturhinweises gekennzeichnet.

Muss es immer Zufall sein? – Die nichtzufälligen Stichprobenverfahren

9.1 Zufällige und nichtzufällige Stichprobenverfahren

Die Zufallsstichprobenverfahren lassen sich – siehe Definition 4 in Abschn. 1.3 – unter einem einheitlichen theoretischen Rahmen beschreiben, der unter anderem darauf beruht, dass sie durch ihren Ziehungsmechanismus jeder Populationseinheit k eine berechenbare Aufnahmewahrscheinlichkeit $\pi_k > 0$ zuordnen ($k = 1, 2, \ldots, N$). Dadurch sind bei diesen Auswahlprozeduren unter Laborbedingungen designbasierte Schätzer wie der Horvitz-Thompson-Schätzer und auch modellunterstützte Schätzer wie der Regressionsschätzer anwendbar (zu dieser Kategorisierung von Schätzern siehe Definition 10 in Abschn. 4.1.2). Zu diesen Verfahren gehören die einfachen, geschichteten, geklumpten, zweistufigen oder auch die größenproportionalen Zufallsauswahlen, die in vorangegangenen Kapiteln diskutiert wurden.

Einem völlig anderen Ansatz folgen die nichtzufälligen Stichprobenverfahren:

Definition 21 Zu den *nichtzufälligen Stichprobenverfahren* (engl.: *non-probability sampling methods*) gehören bewusste und willkürliche Auswahlmethoden wie die Quotenverfahren, die typische Auswahl, das Abschneideverfahren, das Netzwerkverfahren, die Freiwilligenstichprobe oder bei Anwendung von Big Data-Analysen in der Survey-Statistik auch die Big Data-Generierungsprozesse. Diese Auswahlmethoden haben nicht viel mehr gemeinsam, als dass wegen ihrer nichtzufälligen Selektionsmechanismen die Aufnahmewahrscheinlichkeiten π_k der Populationselemente unbekannt sind.

Diese Stichprobenverfahren können demnach im Gegensatz zu den zufälligen nicht unter einem einheitlichen theoretischen Rahmen diskutiert werden. Die bewussten Auswahlen orientieren sich zumindest grundsätzlich an den Basisideen der Zufallsauswahlen, während die willkürlichen Auswahlen keinerlei solchem übergeordnetem Auswahlplan folgen. Daten liefert, wer sich aus eigenem Antrieb dafür zur Verfügung stellt oder bei wem diese im Rahmen eines Big Data-Generierungsprozesses „nebenbei" anfallen (siehe Abschn. 9.4).

© Springer-Verlag GmbH Deutschland, ein Teil von Springer Nature 2019

A. Quatember, *Datenqualität in Stichprobenerhebungen,* Statistik und ihre Anwendungen,

https://doi.org/10.1007/978-3-662-60274-4_9

Beide Gruppen von nichtzufälligen Stichprobenverfahren entziehen sich jedoch durch die Nichtzufälligkeit der Auswahl der Stichprobeneinheiten und die daraus resultierende Unbestimmbarkeit der Aufnahmewahrscheinlichkeiten 1. und 2. Ordnung, π_k und π_{kl}, der für den designbasierten Rückschluss auf die interessierenden Populationscharakteristika nötigen wahrscheinlichkeitstheoretischen Auseinandersetzung. Um überhaupt schließende Statistik betreiben zu können, werden bei diesen Auswahlmethoden Modellannahmen über den Selektionsprozess benötigt. In der Praxis sind diese Konzeptionen aber oft einfacher und schneller einsetzbar als die Zufallsauswahlen und werden deshalb trotz dieser qualitativen Einwände in allen Anwendungsbereichen der Stichprobenmethode eingesetzt.

9.2   Die bewussten Auswahlen

Die *bewussten Auswahlen* orientieren sich an den Basisideen der Zufallsauswahlen in einer Art und Weise, die es nicht ermöglicht, den Populationseinheiten ihre Aufnahmewahrscheinlichkeiten zuzuordnen. In der kommerziellen Markt- und Meinungsforschung, aber auch in der universitären empirischen Forschung, sind die bewussten Quotenverfahren wegen ihrer Zeit- und Kostenvorteile durchaus häufig angewendete Stichprobenmethoden, die im Gegensatz zu zufälligen Verfahren auch eingesetzt werden können, wenn kein Auswahlrahmen zum Ziehen einer Stichprobe aus der Population vorliegt.

Definition 22 Eine *Quotenauswahl* ($\equiv$ Q; engl.: *quota sampling method*) lässt sich als Anwendung der Idee der geschichteten Zufallsauswahl mit proportionaler Aufteilung des Stichprobenumfangs auf die Schichten verstehen. Die konkrete Auswahl der Zielpersonen innerhalb der Schichten erfolgt allerdings nicht wie bei geschichteten Zufallsstichproben zufällig, sondern liegt mehr oder weniger ganz im Ermessen der Interviewer und Interviewerinnen.

Die Vorgehensweise für eine Quotenauswahl lässt sich folgendermaßen beschreiben: Zuerst sind ein oder mehrere kategoriale Merkmale, die *Quotenmerkmale,* zu bestimmen, auf denen sich die Stichprobe proportional, also mit exakt denselben Anteilen, den „Quoten", wie in der Population, verteilen sollen. Diese Quoten können dabei für jedes (ein- oder mehrdimensionale) Quotenmerkmal getrennt *(Quotenauswahl nach Randquoten)* oder für die kombinierten Kategorien aller Quotenmerkmale *(Quotenauswahl nach kombinierten Quoten)* vorgegeben werden (vgl. Quatember 1996, 2001). Die Interviewer müssen sich in der Folge die Erhebungseinheiten selbst suchen. Diese werden nämlich nicht wie bei den Zufallsauswahlen schon vor der tatsächlichen Befragung gezogen. Vielmehr bestimmen lediglich die vorgegebenen Quoten (eingeschränkt nur durch eventuelle Vorgaben zu Befragungszeitpunkten und -orten) während der „Feldarbeit" über die Aufnahme einer in Frage kommenden Erhebungseinheit in die Stichprobe.

Für zwei Quotenmerkmale A und B mit r bzw. s Merkmalsausprägungen gilt somit beispielsweise bei Quotenauswahl nach Randquoten hinsichtlich der Verteilung der Gesamtstichprobe auf die einzelnen durch die Quotenmerkmale erzeugten „Schichten" (Tab. 9.1), dass die Häufigkeiten n_{ij} der einzelnen Kombinationen nichtfixierte Größen sind, die sich lediglich zu den vorgegebenen Randhäufigkeiten addieren müssen. Dabei ergeben sich die einzuhaltenden Randverteilungen durch proportionale Aufteilung des Gesamtstichprobenumfanges n auf die einzelnen Ausprägungen von A und B: $n_{i+} = \frac{N_{i+}}{N} \cdot n$ bzw. $n_{+j} = \frac{N_{+j}}{N} \cdot n$ (N_{i+} ... Anzahl der Erhebungseinheiten mit Ausprägung A_i in U, N_{+j} ... Anzahl der Erhebungseinheiten mit Ausprägung B_j in U; $i = 1, 2, \ldots, r$; $j = 1, 2, \ldots, s$).

Sei beispielsweise das Geschlecht der zu Befragenden das Merkmal A mit 2 Geschlechtskategorien und ihr Alter das Merkmal B aufgeteilt in fünf Alterskategorien ($r = 2, s = 5$). Vorgegeben ist dann, wie viele Frauen und wie viele Männer bei einem Gesamtstichprobenumfang n befragt werden sollen. Diese Anzahlen richten sich nach dem jeweiligen Geschlechtsanteil in der zu Grunde liegenden Population. Außerdem müssen sich dieselben zu befragenden Personen gleichzeitig in den der Populationsverteilung entsprechenden Anteilen auf die gegebenen fünf Altersintervalle aufteilen. Die Anzahlen an Stichprobenelementen in den Kombinationen der beiden Merkmale (Frauen in der Alterskategorie 1, Männer in der Alterskategorie 1, Frauen in der Alterskategorie 2, Männer in der Alterskategorie 2, und so fort) sind nicht vorgegeben. Sie ergeben sich erst im Laufe der Erhebung durch die Auswahl der Befragungspersonen.

Für eine Quotenauswahl nach kombinierten Quoten gilt im Gegensatz dazu, dass die Häufigkeiten n_{ij} der Merkmalskombinationen vorgegebene, feste Größen sind: $n_{ij} = \frac{N_{ij}}{N} \cdot n$ mit N_{ij}, der Anzahl an Erhebungseinheiten mit Ausprägungen A_i und B_j in der Population (Tab. 9.2). Hier sind die Anteile des Gesamtstichprobenumfangs n in den Kombinationen der vorgegebenen Quotenmerkmale durch ihre bekannten Verhältnisse in der Population

Tab. 9.1 Die Verteilung der Stichprobe (in Häufigkeiten) auf den Quotenmerkmalen A und B in einer Auswahl nach Randquoten (fettgedruckte Häufigkeiten sind vorgegeben und einzuhalten)

		Quotenmerkmal B					
		B_1	...	B_j	...	B_s	
Quotenmerkmal A	A_1	n_{11}	...	n_{1j}	...	n_{1s}	$\boldsymbol{n_{1+}}$
	⋮	⋮		⋮		⋮	⋮
	A_i	n_{i1}	...	n_{ij}	...	n_{is}	$\boldsymbol{n_{i+}}$
	⋮	⋮		⋮		⋮	⋮
	A_r	n_{r1}	...	n_{rj}		n_{rs}	$\boldsymbol{n_{r+}}$
		$\boldsymbol{n_{+1}}$	...	$\boldsymbol{n_{+j}}$	...	$\boldsymbol{n_{+s}}$	n

Tab. 9.2 Die Verteilung der Stichprobe (in Häufigkeiten) auf dem Quotenmerkmal AB in einer Auswahl nach kombinierten Quoten (fettgedruckte Häufigkeiten sind vorgegeben und einzuhalten)

Quotenmerkmal B

	B_1	$\cdots$	B_j	$\cdots$	B_s	
A_1	n_{11}	$\cdots$	n_{1j}	$\cdots$	n_{1s}	n_{1+}
$\vdots$	$\vdots$		$\vdots$		$\vdots$	$\vdots$
A_i	n_{i1}	$\cdots$	n_{ij}	$\cdots$	n_{is}	n_{i+}
$\vdots$	$\vdots$		$\vdots$		$\vdots$	$\vdots$
A_r	n_{r1}	$\cdots$	n_{rj}		n_{rs}	n_{r+}
	n_{+1}	$\cdots$	n_{+j}	$\cdots$	n_{+s}	n

(Quotenmerkmal A)

fixiert und die Ränder ergeben sich automatisch in den korrekten Verhältnissen. Es steht also fest, wie viele Frauen der 1. Alterskategorie, wie viele Männer der 1. Alterskategorie, wie viele Frauen der 2. Alterskategorie, wie viele Männer der 2. Alterskategorie, und so fort, zu befragen sind.

Die Verwendung der Quotenverfahren gründet dabei historisch betrachtet auf der Vorstellung, den Ermessensspielraum der Interviewer im Vergleich zu einer völlig willkürlichen Auswahl (siehe Abschn. 9.3) wenigstens in gewisser Weise einzuengen (vgl. etwa: Quatember 1996, S. 29 ff.). Die Notwendigkeit, dazu wie bei Zufallsauswahlen nur ganz bestimmte, schon vor der Erhebung ausgewählte Stichprobenelemente zu kontaktieren, entfällt völlig, da ein Element erst „vor Ort" in die Stichprobe aufgenommen wird, wenn es z. B. bei einer Umfrage auf der Straße für die Erhebung gewonnen werden kann und in die vorgegebenen Quoten passt.

Aber auch eine Quotenstichprobe ist natürlich nur eine Stichprobe aus den in der Population Erreichbaren und Teilnahmewilligen und somit keinerlei Lösung für die Unit-Nonresponseproblematik (siehe Abschn. 3.2.4). Teilnahmeunwillige werden lediglich sofort durch Teilnahmebereite ersetzt, die in die vorgegebenen Quoten passen. Nonresponseraten werden bei diesen Verfahren im Allgemeinen nicht angegeben und diesbezügliche statistische Reparaturmethoden mit Modellierung des Nonresponsemechanismus üblicherweise nicht angewendet. Das Ignorieren der aber auch bei diesem Verfahren auftretenden Antwortausfälle entspricht einem angenommenen MCAR-Nonresponsemechanismus (Little und Rubin 2002), dessen Adäquatheit jedenfalls diskussionswürdig ist.

Die Nichtstichprobenfehler besitzen bei Quotenauswahlen im Vergleich zu Zufallsauswahlen zwar lediglich eine, aber in Hinblick auf die Qualität der damit errechneten Stichprobenresultate entscheidende zusätzliche Quelle: die Freiheit der Interviewer bei der konkreten Auswahl der Erhebungseinheiten aus der Population. Diese Freiheit ist der Grund dafür, dass die Aufnahmewahrscheinlichkeiten unbestimmbar sind. Die Folge davon ist, dass die designbasierte schließende Statistik gar nicht anwendbar ist und von einem modellbasierten Ansatz abgelöst werden muss, um etwa einen Punktschätzer für ein interessierendes Populationscharakteristikum errechnen zu können.

Die Konsequenzen der Anwendung etwa eines SI-Ziehungsmodells mit dem eigentlich designbasierten Schätzer t_{SI} nach (2.1) (bzw. $\overline{y}_{SI}$ nach (2.7)) für t (bzw. $\overline{y}$) bei einem Stichprobenverfahren, das gar keine SI-Auswahl ist, auf die Inferenzqualität dieser Schätzer wurden bereits in Abschn. 3.2.3 diskutiert. Demzufolge ist die Verzerrung der Anwendung von t_{SI} bei einer Quotenauswahl darstellbar durch:

$$B_Q(t_{SI}) = \sqrt{V_{SI}(t_{SI})} \cdot \sqrt{N-1} \cdot E_Q(\rho_{Iy})$$

Das Ausmaß der Verzerrung durch Verwendung des Schätzers t_{SI} beim Q-Stichprobenverfahren ist somit (bei gegebener Populationsgröße N und theoretischer Varianz $V_{SI}(t_{SI})$ der Verwendung des Schätzers t_{SI} beim SI-Stichprobenverfahren mit demselben Stichprobenumfang n) abhängig vom Erwartungswert der Korrelation ρ_{Iy} in der Q-Stichprobe, die beim SI-Verfahren null ist. In dem Moment, wo die Aufnahme in die Q-Stichprobe auch nur geringfügig mit dem Untersuchungsgegenstand korreliert, liegt eine Verzerrung vor, die mit wachsendem N zunimmt.

In der Veranschaulichung des Schätzvorgangs wie bei den Zufallsauswahlen als imaginäre Erzeugung einer Pseudopopulation (vgl. Abschn. 1.5.1 und Abb. 1.5) kann die Anzahl $\frac{N}{n}$ der Replikationen der einzelnen y-Werte der Stichprobe nicht den Reziprokwerten der Aufnahmewahrscheinlichkeiten π_k der Stichprobenelemente entsprechen, weil diese Wahrscheinlichkeiten unbekannt sind. Die Merkmalssumme t_{SI} der durch die Replikationen entstandenen Pseudopopulation U_Q^* ist jedoch für die Merkmalssumme t in der Population U nur dann unverzerrt, wenn das Ziehungsmodell einer SI-Zufallsauswahl, das durch die Verwendung von t_{SI} automatisch unterstellt wird, beim angewendeten Quotenverfahren auch zutrifft (Abb. 9.1).

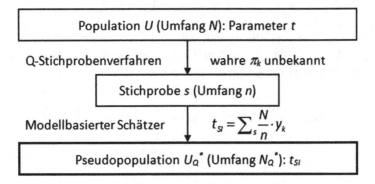

Abb. 9.1 Veranschaulichung des modellbasierten Ansatzes beim Quotenverfahren als Erzeugung einer Pseudopopulation

Für die bei Quotenauswahl nach kombinierten Quoten ($\equiv$ kQ) (mit insgesamt H Kombinationen der Kategorien der verschiedenen verwendeten Quotenmerkmale) eigentlich naheliegendere Verwendung des Horvitz-Thompson-Schätzers $t_{STSIp} = N \cdot \overline{y}_s = \frac{N}{n} \cdot \sum\limits_{h=1}^{H} \sum_{s_h} y_k$ für die geschichtete Zufallsauswahl mit proportionaler Aufteilung des Gesamtstichprobenumfanges auf die Schichten nach (5.13) kann t_{STSIp} auch folgendermaßen dargestellt werden (vgl. Ardilly und Tillé 2006, S. 111 ff.; Meng 2018, S. 689 ff.):

$$t_{STSIp} = \frac{N}{n} \cdot \sum_{h=1}^{H} \sum_{s_h} y_k = \frac{N}{n} \cdot \sum_{h=1}^{H} \sum_{s_h} \left(\varepsilon_k + \overline{y}_h \right) =$$

$$= \frac{N}{n} \cdot \sum_{h=1}^{H} \sum_{U_h} I_k \cdot \varepsilon_k + t$$

Es ist $\overline{y}_h = \frac{1}{N_h} \cdot \sum_{U_h} y_k$ der Mittelwert von y in der h-ten Schicht der Grundgesamtheit. Die Differenz $\varepsilon_k = y_k - \overline{y}_h$ ($\forall\, k \in s_h$) ist die Abweichung der Merkmalsausprägung des Merkmals y bei der k-ten Erhebungseinheit der Stichprobe s_h aus der Teilpopulation U_h vom Mittelwert $\overline{y}_h$ dieser Teilgesamtheit.

Daraus ergibt sich wegen der damit unterstellten SI-Stichproben in den h Teilpopulationen analog zu Abschn. 3.2.3:

$$t_{STSIp} = \frac{N}{n} \cdot \sum_{h=1}^{H} (N_h - 1) \cdot S_{Iy,h} + t$$

mit $S_{Iy,h}$, der „$(N_h - 1)$-Populationskovarianz" des Aufnahmeindikators I und des Untersuchungsmerkmals y in der h-ten Populationsschicht. Dies ist ferner

$$t_{STSIp} = \frac{N}{n} \cdot \sum_{h=1}^{H} (N_h - 1) \cdot \sqrt{\frac{n_h}{N_h - 1} \cdot \left(1 - \frac{n_h}{N_h} \right)} \cdot S_{y,h} \cdot \rho_{Iy,h} + t$$

mit $S_{y,h}$, der „$(N_h - 1)$-Populationsstandardabweichung" von y in der h-ten Populationsschicht U_h, und $\rho_{Iy,h}$, der Populationskorrelation von I und y in U_h. Wegen $\frac{N}{n} = \frac{N_h}{n_h}$ bei proportionaler Aufteilung von n nach (5.12) ergibt das weiter:

$$t_{STSIp} = \sum_{h=1}^{H} \sqrt{N_h^2 \cdot (1 - f_h) \cdot \frac{S_{y,h}^2}{n_h}} \cdot \sqrt{N_h - 1} \cdot \rho_{Iy,h} + t$$

$$= \sum_{h=1}^{H} \sqrt{V_{SI,h}(t_{SI,h})} \cdot \sqrt{N_h - 1} \cdot \rho_{Iy,h} + t$$

mit dem Auswahlsatz $f_h = \frac{n_h}{N_h} = \frac{n}{N}$ in der h-ten Teilpopulation und der theoretischen Varianz $V_{SI,h}(t_{SI,h})$ des Horvitz-Thompson-Schätzers $t_{SI,h}$ für die Merkmalsumme t_h bei

SI-Auswahl aus U_h. Dies ergibt als Verzerrung des STSIp-Schätzers bei seiner Verwendung in einer kQ-Auswahl:

$$B_{kQ}(t_{STSIp}) = E_{kQ} \left(\sum_{h=1}^{H} \sqrt{V_{SI,h}(t_{SI,h})} \cdot \sqrt{N_h - 1} \cdot \rho_{Iy,h} + t \right) - t$$

$$= \sum_{h=1}^{H} \sqrt{V_{SI,h}(t_{SI,h})} \cdot \sqrt{N_h - 1} \cdot E_{kQ}(\rho_{Iy,h})$$

Das Ausmaß der Verzerrung von t_{STSIp} bei Quotenauswahl nach kombinierten Quoten wird über die erwartete Korrelation zwischen dem Aufnahmeindikator I und dem Untersuchungsmerkmal y vom Interviewerverhalten bei einer solchen Quotenauswahl bestimmt. Nur wenn sie in jeder der H Schichten null ist, ist diese Summe jedenfalls null. Bei STSIp-Stichproben und ihren gleichen Aufnahmewahrscheinlichkeiten für alle Erhebungseinheiten ist dies unter Laborbedingungen natürlich der Fall. Das bedeutet beim Quotenverfahren, dass die Interviewer durch Regelungen in Hinblick auf Befragungsorte und -zeitpunkte, die Festlegung geeigneter Quotenmerkmale und die Anwendung des Verfahrens vor allem bei Mehrthemenumfragen geradezu zu einer zufallsauswahlähnlichen Auswahl der Erhebungseinheiten in den durch die Quotenmerkmale gebildeten „Schichten" gezwungen werden müssten. Denn nur unter solchen Bedingungen lassen sich unter der Modellannahme einer durch die Interviewer realisierten STSIp-Zufallsauswahl die dabei üblichen Verfahren der schließenden Statistik auch bei einer solchen Quotenstichprobe mit den statistischen Eigenschaften einer STSIp-Auswahl anwenden.

Kann dieser durch die Auswahlfreiheit der Interviewer mögliche Selektionsfehler nicht in geeigneter Weise eingeschränkt werden, dann sind repräsentative Schlüsse auf die Population nicht möglich. Das Zutreffen eines solchen angenommenen Ziehungsmodells ist immer fragwürdig und nie vollständig kontrollierbar. Quotenstichproben, die entweder hinsichtlich von Randverteilungen oder hinsichtlich von Kombinationen einzelner Merkmale exakt repräsentative Stichproben sind, können deshalb wie auch die anderen bewussten Auswahlen hinsichtlich des Untersuchungsmerkmals im Normalfall lediglich nichtrepräsentative Stichproben liefern, die nach Definition 3 in Abschn. 1.2 aber immerhin informativ sein können, wenn sie gemessen am Erhebungszweck ausreichende Informationen liefern.

Definition 23 Eine *typische Auswahl* (engl.: *expert choice sampling*) folgt der Grundidee der geklumpten Zufallsauswahl und ist die bewusste Auswahl von mindestens einer für die Zielpopulation hinsichtlich des zu erhebenden Sachverhalts typischen Teilgesamtheit (z. B. die Auswahl einer bestimmten Universität eines Landes, um die Auswirkungen sich verändernder Rahmenbedingungen auf die Studienzufriedenheit der Studierenden zu messen).

Für die Schätzung zum Beispiel einer Merkmalssumme t bei typischer Auswahl ($\equiv$ T) wird das Ergebnis der $m \geq 1$ aus insgesamt $M > m$ erhobenen verschiedenen Teilgesamtheiten auf die Population hochgerechnet. Dabei ergibt sich bei Verwendung des eigentlich für einfache geklumpte Auswahlen konzipierten Horvitz-Thompson-Schätzers $t_{SIC} = M \cdot \frac{1}{m} \cdot \sum_{sC} t_i = M \cdot \bar{t}_{sC}$ nach (6.8) folgender Ausdruck für die Verzerrung, wenn man die Herleitungen aus Abschn. 3.2.3 auf eine solche T-Stichprobe anwendet:

$$B_T(t_{SIC}) = \sqrt{V_{SIC}(t_{SIC})} \cdot \sqrt{M-1} \cdot E_T(\rho_{I_C t_C})$$

Darin ist $E_T(\rho_{I_C t_C})$ der Erwartungswert der Korrelation der Aufnahmeindikatoren I_C der M Teilpopulationen und der Klumpenmerkmalssummen $t_C = t_1, t_2, \ldots, t_M$ über alle möglichen T-Auswahlen mit m Klumpen. Dieser Erwartungswert ist bei den bewussten T-Auswahlen im Gegensatz zu den zufälligen SIC-Auswahlen in der Regel nicht null und somit sind T-Stichproben in Hinblick auf die Merkmalssumme t verzerrt. Das Ausmaß der Verzerrung ist direkt von der Anzahl M der Teilgesamtheiten (z. B. der verschiedenen Universitäten) abhängig. Auf diese Weise lässt sich im Allgemeinen eine Stichprobe erzeugen, die zwar hinsichtlich des interessierenden Merkmals im Sinne einer „Fallstudie" als informativ, aber keinesfalls als repräsentativ gelten kann.

Bei der Erhebung von Merkmalssummen kann ferner das Abschneideverfahren nützlich sein:

Definition 24 Beim *Abschneideverfahren* (oder *Konzentrationsverfahren*) (engl.: *cut-off sampling*) zur Erhebung von Merkmalssummen wird nur ein kleiner, hinsichtlich des Untersuchungsmerkmals jedoch bedeutender Teil der Population ausgewählt (z. B. die Großbetriebe bei der Erhebung des Gesamtumsatzes einer Branche). Diese Methode orientiert sich an Vollerhebungen von Zielpopulationen.

Das Vorliegen von Kenntnissen über die Konzentration der Merkmalssumme auf den Erhebungseinheiten ist für die Anwendung dieses Verfahrens unerlässliche Voraussetzung. Das Ausmaß der Differenz der in dem beobachteten Teil der Zielpopulation erhobenen Merkmalssumme zur tatsächlichen wird durch den Anteil des nicht beobachteten Teils der Population an dieser Summe bestimmt. Bei hoher Konzentration der interessierenden Merkmalssumme auf nur wenige Erhebungseinheiten in der Population (das ist die Modellannahme) liefert das Abschneideverfahren, das sich über die möglicherweise immense Zeit- und Kostenersparnis rechtfertigt, hinsichtlich der interessierenden Merkmalssumme eine informative bzw. bei diesbezüglicher Vernachlässigbarkeit des nicht beobachteten Teils der Population sogar eine annähernd exakt repräsentative Stichprobe. Zur Anwendung kommt dieses Verfahren z. B. in der offiziellen Statistik im Rahmen von Unternehmenserhebungen, um die kleinen Betriebe erhebungstechnisch zu entlasten.

Zur Befragung z. B. von bestimmten Bevölkerungsgruppen, für die keine vollständigen Auswahlrahmen existieren (z. B. Drogenkonsumierende, bestimmte Sprachgruppen, Flüchtende, etc.), wird häufig ein Verfahren eingesetzt, mit dessen Hilfe benötigte Informationen über die Lebensumstände solcher schwer zu erreichender Populationen (engl.: *hard-to-reach populations*) eingeholt werden können (vgl. etwa: Thompson 2012, Kap. 15):

Definition 25 Das *Netzwerkverfahren* (engl.: *network sampling*) ist eine bewusste Auswahlmethode, die sich an der zweistufigen Zufallsauswahl orientiert und bei der die ersten identifizierten Mitglieder der betroffenen Bevölkerungsgruppe weitere Angehörige der Zielpopulation aus ihrem eigenen „Netzwerk" benennen, die daraufhin für die Erhebung kontaktiert werden.

Es gibt verschiedene diesbezügliche Prozeduren, bei denen die Interviewer sich von einer – z. B. in einer zufälligen Auswahl aus einer größeren Population oder einer bewussten Auswahl an Orten, an denen sich Mitglieder der Zielpopulation aufhalten – gefundenen kleinen Anzahl an Elementen der interessierenden Gruppe ausgehend zu weiteren Mitgliedern aus deren Umfeld weiterreichen lassen. Die jeweiligen Netzwerke lassen sich als Auswahleinheiten interpretieren, die sich allerdings mehrfach überlappen können. Es besteht keinerlei Zweifel daran, dass das Selektionsmodell einer SI-Auswahl der Erhebungseinheiten mit gleichen Aufnahmewahrscheinlichkeiten für die Elemente der Zielpopulation unrealistisch ist.

Ein zu einer solchen naïven expliziten Modellierung der Aufnahmewahrscheinlichkeiten alternativer Ansatz wäre ihre Schätzung. Eine solche kann auf Hilfsmerkmalen wie z. B. demografischen Merkmalen beruhen, die sowohl in der erhobenen nichtzufälligen Stichprobe als auch in einer vorliegenden zufälligen Stichprobe mit bekannten Aufnahmewahrscheinlichkeiten beobachtet wurden. Wie bei der Datenimputation (siehe Abschn. 3.2.4) sollen dann für die in der nichtzufälligen Netzwerkstichprobe fehlenden Aufnahmewahrscheinlichkeiten jene ähnlicher Elemente in der zufälligen Stichprobe imputiert werden. Die damit bestimmten *Pseudogewichte* der Elemente der bewussten Stichprobe werden als Ersatz der im Schätzverfahren eigentlich benötigten Designgewichte verwendet (vgl. Elliot 2009). Die Plausibilität der diesbezüglichen Ähnlichkeit entscheidet über die Qualität der auf diese Weise gezogenen Rückschlüsse. Bei schwer zu erreichenden Populationen kann eine solche informative, wenngleich nichtrepräsentative Stichprobe gemessen am Erhebungszweck, der darin bestehen kann, überhaupt Informationen über solche Grundgesamtheiten zu erhalten, dennoch eine wertvolle Alternative sein (vgl. etwa: Tourangeau et al. 2014).

9.3   Die willkürlichen Auswahlen

Eine zweite Gruppe nichtzufälliger Stichprobenverfahren bilden die *willkürliche Auswahlen* (engl.: *convenience sampling methods*). Diese folgen beim Ziehen der Untersuchungsobjekte keinerlei übergeordnetem Plan wie die Zufalls- oder gewissermaßen auch die bewussten Stichprobenverfahren. Befragt wird, wer sich dafür zur Verfügung stellt. Schon damit sollte außer Streit stehen, dass willkürliche Auswahlen nach Definition 2 der Repräsentativität hinsichtlich keines einzigen Merkmals eine repräsentative Stichprobe aus der Population liefern können. Dies ist allerdings normalerweise auch nicht der Zweck ihrer Verwendung, wenn sie nicht gerade „auf der naiven Vorstellung (beruht), dass es genügt, z. B. Passanten einer belebten Einkaufsstraße zu befragen, um ein repräsentatives Bild der Ansichten der Bevölkerung zu erhalten" (Leiner 1985, S. 10).

Oft werden willkürliche Auswahlen auch zur reinen Unterhaltung z. B. des Radiopublikums gezogen, wenn Meinungen über bestimmte Sachverhalte präsentiert werden. In Hinblick auf diesen geringen Erhebungszweck liefert auch eine solche Befragung eine informative Stichprobe. Nur selten kann das Publikum jedoch die Qualität eines solchen Stichprobenergebnisses und jene eines für den Rückschluss auf die Population tatsächlich geeigneten unterscheiden. So wird der Öffentlichkeit durch solche Umfragen der falsche Eindruck vermittelt, dass das verwendete Auswahlverfahren keine Rolle für die Qualität eines Stichprobenergebnisses spielt.

Freiwilligenstichproben (engl.: *voluntary samples*) von Studierenden in empirischen psychologischen Studien oder von Zeitungslesenden in einer Zeitungsumfrage können natürlich genauso gut wie willkürlich ausgewählte Versuchsratten in Tierversuchen oder an nur einer Stelle des Körpers entnommene Blutstichproben in der medizinischen Forschung hinsichtlich der Untersuchungsmerkmale gleich einer einfachen Zufallsauswahl repräsentative Ergebnisse für eine Population wie die Bevölkerung eines Landes liefern. Dazu müssen aber jene Merkmale, hinsichtlich denen diese willkürlichen Stichproben nicht repräsentativ für die interessierende Population sind (wie z. B. das Alter, der Ausbildungsgrad oder die soziale Herkunft von freiwilligen Studierenden für die Gesamtbevölkerung), von den Untersuchungsmerkmalen statistisch unabhängig sein, was zumeist eher auszuschließen ist. Somit gilt auch hier wieder die Problematik des Selektionsfehlers (Abschn. 3.2.3) mit einer daraus resultierenden geradezu unvermeidlichen Verzerrung der Stichprobenresultate.

Eine *Onlinebefragung* (engl.: *online survey*) von auf Internetseiten mit Teilnahmeeinladungen „Vorbeischwimmenden" *(River sampling)*, in der die Erhebungseinheiten selbst über ihre Mitgliedschaft in der Stichprobe entscheiden können und nicht von einem zufälligen Auswahlprozess ausgewählt werden, besitzt als ebenfalls willkürliche Auswahlmethode auch die Problematik verzerrter Resultate, da ein Selektionsbias (siehe Abschn. 3.2.3) nur schwer zu vermeiden ist. Deshalb werden die Vorteile von Online Surveys wie geringe Kosten, einfache Administration, Anonymität der Teilnehmenden und internationale Durchführbarkeit von den massiven Bedenken hinsichtlich der Repräsentativität ihrer Ergebnisse für allgemeine Populationen wie Bevölkerungen in den Schatten gestellt.

Wenn man allerdings aus einem vorhandenen Auswahlrahmen eine beliebige Zufallsstichprobe von Erhebungseinheiten generiert hat und diese und nur diese durch Ausfüllen eines im Internet auf diese Personen wartenden Fragebogens die Daten für die Erhebung liefern lässt, handelt es sich bei einer *Onlineerhebung* ganz einfach um eine Datenerhebungstechnik wie es z. B. auch die telefonische Befragung ist und nicht um ein Stichprobenverfahren.

9.4   Big Data-Analysen in der Survey-Statistik

Wenn im Kontext der Survey-Statistik von *Big Data* gesprochen wird, dann werden darunter große, nicht durch eine eigenständige Erhebung zu einem interessierenden Thema, sondern durch einen in einem anderen Zusammenhang ablaufenden Datengewinnungsprozess generierte Datensätze verstanden, die für Rückschlüsse auf interessierende Populationen verwendet werden. Beispiele dafür sind etwa von Mobilfunkbetreibern gesammelte Nutzungsdaten, die dazu verwendet werden sollen, tages-, wochen- und jahreszeitlich bedingte Schwankungen von Bevölkerungsdichten zu schätzen (vgl. Deville et al. 2014; siehe dazu das YouTube-Video auf https://www.youtube.com/watch?v=qsUDH5dUnvY; Zugegriffen: 10. Juli 2019), oder polizeiliche Datensätze zu Kriminalitätsdelikten, die zur Verbrechensvorhersage verwendet werden. Wenn nicht gerade die Gesamtheit der die Daten im Prozess nebenbei Liefernden im Sinne einer Vollerhebung die Zielpopulation des Surveys darstellt, dann sind die dahinter stehenden Datenerzeugungsprozesse aufgrund der fehlenden Kontrolle über die Auswahl der Elemente im „Big" Datensatz den willkürlichen Auswahlverfahren zuzuordnen. Somit weisen Datensätze wie Facebook- oder Google-Daten dieselbe Problematik in Hinblick auf den Selektionsbias wie alle anderen nichtzufällig gezogenen Stichproben auf. Auch der Design-Effekt eines *Big Data-Generierungsprozesses* ($\equiv$ BD) ist bei Verwendung z. B. des dann modellbasierten Schätzers t_{SI} für eine interessierende Merkmalssumme t der Population U wie in Abschn. 3.2.3 gegeben durch

$$ deff(\text{BD}, t_{SI}) = (N - 1) \cdot E_{BD}(\rho_{Iy}^2) $$

Die Essenz davon ist, dass der Design-Effekt des Datengenerierungsprozesses bei gegebenem Populationsumfang N nicht von der Größe n des Datensatzes abhängt. Mit anderen Worten: Der Design-Effekt hängt nicht davon ab, wie „big" die Daten sind, sondern nur davon, wie stark der Erwartungswert der quadrierten Korrelation ρ_{Iy} der Indikatoren I der Aufnahme der Elemente der Zielpopulation in den Datensatz und der interessierenden Variablen y von seinem Erwartungswert $\frac{1}{N-1}$ bei SI-Auswahlen abweicht. Sobald dieser in Wahrheit nur geringfügig größer als $\frac{1}{N-1}$ ist, übernimmt der Selektionsbias $B_{BD}(t_{SI})$ die Hauptrolle im mittleren quadratischen Fehler $MSE_{BD}(t_{SI}) = V_{BD}(t_{SI}) + (B_{BD}(t_{SI}))^2$ nach (1.6). Denn bei großem N führt auch schon eine kleine Abweichung von der SI-Annahme zu einem enormen Effekt mit den schon in Abschn. 3.2.3 beschriebenen negativen Auswirkungen auf die Inferenzqualität im Vergleich zu einer SI-Auswahl mit gleichem Stichprobenumfang: Bei Berechnung von Konfidenzintervallen werden zu geringe Überdeckungswahrscheinlichkeiten realisiert und bei statistischen Hypothesentests wird das vorgegebene Signifikanzniveau überschritten, was dazu führt, dass unter der Nullhypothese zu viele signifikante Testergebnisse auftreten.

Die Daten*quantität* täuscht in Big Data-Analysen allzu oft über die mangelnde Daten*qualität* hinweg. Die errechneten Rückschlüsse von der Stichprobe auf die Population stützen sich auf die Gültigkeit von Modellen über den Auswahlvorgang und nicht auf das Wissen

darüber. Das Anpassen des Datensatzes an bekannte Populationsverteilungen von Merkmalen (siehe etwa Abschn. 5.8), die mit den Untersuchungsmerkmalen hoch korrelieren, ist
zumindest eine Möglichkeit, an einer mangelhaften Inferenzqualität nachträglich noch zu
feilen.

9.5 Schlussfolgerungen

Unter Realbedingungen (Kap. 3) erlauben selbst Zufallsstichproben repräsentative Rückschlüsse auf Populationen nur bei Zutreffen verschiedener impliziter Annahmen bzw. von
expliziten Modellen zur Erklärung von Nichtstichprobenfehlern. Daraus darf jedoch keineswegs geschlossen werden, dass es in Hinblick auf die Inferenzqualität gar nicht auf das Auswahlverfahren ankäme, denn bei nichtzufälligen Stichproben müssen diesbezügliche expli-
zite Modelle jedenfalls angewendet werden. Vielmehr benötigen nichtzufällige Auswahlen
zusätzliche nichtverifizierbare und üblicherweise stark anzuzweifelnde Modelle beginnend
schon beim Modell über den Ziehungsvorgang. Es ist jedenfalls die Theorie der Zufallsauswahlen, die den Qualitätsstandard in der Survey-Statistik vorgibt und somit als Zielvorgabe
für jedes verwendete Stichprobendesign (Stichprobenverfahren, Schätzmethode, Stichprobenumfang) dient. Deshalb sind in allen Veröffentlichungen von auf Stichprobenerhebungen
basierenden empirischen Forschungsergebnissen Qualitätsberichte einzufordern, in denen
das angewendete Stichprobendesign mit all den impliziten Annahmen und explizit formulierten Modellen dokumentiert wird, um die Qualität der Resultate in Hinblick auf den
Erhebungszweck objektiv beurteilen zu können.

9.6 Zusammenfassung und neue Notationen

Nichtzufällige Auswahlverfahren wie zum Beispiel die häufig in der Markt- und Meinungsforschung eingesetzten bewussten Quotenverfahren oder völlig willkürliche Auswahlen wie
Freiwilligenstichproben sind im Allgemeinen nicht zur Erzeugung von Stichproben geeignet, mit denen man ohne zweifelhafte Modellannahmen (bereits zum Selektionsmecha-
nismus) schließende Statistik betreiben könnte. Große prozessgenerierte Datensätze (Big
Data) unterliegen bei ihrer Verwendung im Rahmen der Aufgaben der Survey-Statistik derselben Problematik, denn sie sind in diesem Zusammenhang ebenfalls als nichtzufällige
Stichproben aus den interessierenden Zielpopulationen zu verstehen. Wenn nichtrepräsentative, aber gemessen am Erhebungszweck immerhin informative Schlussfolgerungen auf
Zielpopulationen (z. B. zur Generierung interessanter Fragestellungen für weitere Studien)
ausreichend sind, können aber auch nichtzufällige Stichproben wertvolle Beiträge für die
empirische Forschung liefern.

Folgende Notationen wurden in diesem Kapitel unter anderem zusätzlich eingeführt:

n_{ij} ... Häufigkeit der Kombination der i-ten Merkmalsausprägung beim Quotenmerkmal A und der j-ten Ausprägung des Quotenmerkmals B

n_{i+} ... Häufigkeit der i-ten Merkmalsausprägung beim Quotenmerkmal A über alle Ausprägungen des Quotenmerkmals B

n_{+j} ... Häufigkeit der j-ten Merkmalsausprägung beim Quotenmerkmal B über alle Ausprägungen des Quotenmerkmals A

Q   ... Quotenauswahl

kQ   ... Quotenauswahl nach kombinierten Quoten

$S_{Iy,h}$ ... Kovarianz der Aufnahmeindikatoren und des Untersuchungsmerkmals in der h-ten durch Vorgabe von Quoten definierten „Schicht" einer Quotenauswahl nach kombinierten Quoten

$\rho_{Iy,h}$ ... Korrelation der Aufnahmeindikatoren und des Untersuchungsmerkmals in der h-ten durch Vorgabe von Quoten definierten „Schicht" einer Quotenauswahl nach kombinierten Quoten

$\rho_{I_C y_C}$ ... Korrelation der Aufnahmeindikatoren der Teilgesamtheiten und der Merkmalssummen dieser Teilgesamtheiten in einer typischen Auswahl

T   ... typische Auswahl

BD   ... Big Data-Auswahlprozess

Literatur[1]

Ardilly, P., & Tillé, Y. (2006). *Sampling methods: Exercises and solutions*. New York: Springer.

Deville, P., Linard, C., Martin, S., Gilbert, M., Stevens, F. R., Gaughan, A. E., et al. (2014). Dynamic population mapping using mobile phone data. *Proceedings of the NAtional Academy of Sciences of the United States of America, 111*(45), 15888–15893.

Elliot, M. R. (2009). Combining data from probability and non-probability samples using pseudo-weights. *Survey Practice, 2*(6), 1–6.

Leiner, B. (1985). *Stichprobentheorie*. München: Oldenburg.

Little, R. J. A., & Rubin, D. B. (2002). *Statistical analysis with missing data*. Hoboken: Wiley & Wiley-Interscience.*

Meng, X.-L. (2018). Statistical Paradises and Paradoxes in Big Data (I): Law of large populations, big data paradox, and the 2016 US Presidential Election. *The Annals of Applied Statistics, 12*(2), 685–726.*

Quatember, A. (1996). *Das Quotenverfahren. Schriften der Johannes-Kepler-Universität Linz. Reihe B – Wirtschafts- und Sozialwissenschaften*. Linz: Universitätsverlag Trauner.

Quatember, A. (2001). *Die Quotenverfahren: Stichprobentheorie und -praxis*. Aachen: Shaker-Verlag.

Thompson, S. K. (2012). *Sampling*. Hoboken: Wiley.

Tourangeau, R., Edwards, B., Johnson, T. B., Wolter, K. M., & Bates, N. (Eds.). (2014). *Hard-to-survey populations*. Cambridge: University Press.

---

[1]Die zur Vertiefung des Stoffes besonders empfehlenswerte Literatur ist mit einem Stern am Ende des Literaturhinweises gekennzeichnet.

Rechnen und rechnen lassen – Survey-Statistik mit der Freeware R

10

10.1 Erste Schritte in R

Sollten Sie im Umgang mit der Statistik-Freeware R (vgl. R Development Core Team 2019) nicht vertraut sein, so können die Grundlagen etwa in Braun und Murdoch (2007), Dalgaard (2002), Ligges (2008) oder Luhmann (2010) nachgelesen werden. Eine Einführung in die Survey-Statistik mit R findet man z. B. bei Lumley (2010).

Der Installationsvorgang von R erfolgt über die Internetadresse

```
http://www.r-project.org/
```

Dort ist zuerst die passende regionale URL und dann das Betriebssystem auszuwählen bevor mit dem Downloadvorgang begonnen werden kann. Es empfiehlt sich, die Option „Desktop-Symbol erstellen" zu wählen.

Nach der Installation können die ersten Schritte in R unternommen werden. Dazu geben Sie in die mit dem Zeichen > gekennzeichnete Kommandozeile des Console-Fensters in der Standard-RGui („graphical use interface") oder zum Beispiel in der grafischen Benutzeroberfläche RStudio (Download unter `https://www.rstudio.com/products/rstudio/download`) einen R-Befehl ein. Schreiben Sie dahin beispielsweise

```
> 6+2
```

und klicken Sie auf die Enter-Taste Ihrer Tastatur. Sie werden sehen, dass Sie so R wie einen Taschenrechner benutzen können. Ein anderes Beispiel:

```
> sqrt(256)
```

© Springer-Verlag GmbH Deutschland, ein Teil von Springer Nature 2019
A. Quatember, *Datenqualität in Stichprobenerhebungen,* Statistik und ihre Anwendungen,
https://doi.org/10.1007/978-3-662-60274-4_10

Diese Funktion zieht die Wurzel aus einer Zahl. Weitere Funktionsnamen sind im Internet mit der bevorzugten Suchmaschine zu finden. Schreiben Sie nun

```
> x<-256
```

und drücken Sie die Entertaste. Dies ordnet dem Objekt x diese Zahl zu. Tippen Sie nun

```
> x
```

und drücken Sie die Entertaste. Dann wird jene Zahl, die gerade dem Objekt x zugeordnet ist, angezeigt. Mit

```
> sqrt(x)
```

wird die Wurzel aus der Zahl im Objekt x gezogen. Diese kann wieder einem anderen Objekt zugewiesen werden:

```
> y<-sqrt(x)
```

Probieren Sie nun die grundlegenden Rechenoperationen in R aus:

```
> x+y
```

oder

```
> x*y
```

oder

```
> x/y
```

oder

```
> y^2
```

In Abschn. 10.3 finden Sie Aufgabenstellungen aus dem Bereich der Survey-Statistik, die mit Hilfe der Freeware R parallel zu den vorangegangenen Buchkapiteln gelöst werden können. Diese Aufgabenstellungen werden durch Anleitungen begleitet. Für genauere Informationen zu einzelnen Funktionsnamen sollte jedoch in der R-Hilfe nachgelesen werden. Diese wird aufgerufen durch den help-Befehl. So erhält man z. B. mit

```
help(sqrt)
```

detaillierte Beschreibungen zu diesem Befehl.

10.2 Vorbereitungen für die Survey-Statistik mit R

Zum Einstieg der Anwendung von R in der Survey-Statistik wird für die nachfolgenden Aufgabenstellungen ein Datensatz in Form einer Excel-Datei eingelesen. Es handelt sich um die zu diesem Buch gehörende „Übungspopulation" mit dem Namen „pop", die auf der Produktseite https://www.springer.com/de/book/9783662602737 des Verlages zum Download bereitsteht. (Dort finden Sie im Übrigen auch Beispiellösungen für alle Aufgabenstellungen von Kap. 10.) Diese dient sozusagen als eine Population, von der man durch eine Vollerhebung die darin enthaltenen wahren Werte verschiedener interessierender Variablen erheben könnte. Um mit den darin enthaltenen Daten von insgesamt $N = 1000$ Erhebungseinheiten, die in diesem Fall die 1000 gedachten Haushalte einer fiktiven Gemeinde darstellen, in sechs Variablen y_1 bis y_6 in R arbeiten zu können, speichert man die Excel-Datei zuerst als „csv-Datei" („comma seperated values") in jenem R-Ordner ab, der bei der Installation von R vom Programm angelegt wurde. In Excel werden Dezimalstellen durch ein Komma getrennt, in R ist aber der Punkt als Dezimalzeichen implementiert. Mit dem Befehl `read.csv2()` wird eine csv-Datei in R eingelesen und dabei das Komma-Dezimalzeichen automatisch in einen Punkt umgewandelt. Mit dieser Anweisung werden auch die in der ersten Zeile der Excel-Datei vorhandenen Variablennamen an R übergeben (auf das Zeichen > in der Kommandozeile des Console-Fensters wird von nun an verzichtet):

```
U <- read.csv2("pop.csv")
```

Das Objekt U enthält danach den in R eingelesenen Populationsdatensatz. Um zu sehen, welche Variablen ein solcher Datensatz enthält, können die Variablennamen mit der Anweisung

```
names(U)
```

abgerufen werden. In unserem Fall enthält U die Werte der die gegebene Haushaltspopulation beinhaltenden 1000 Haushalte bei den sechs Variablen y_1 bis y_6, die inhaltlich wie folgt definiert sind:

y_1: Die interessierende Variable der Haushaltsausgaben eines Haushalts (für Wohnen, Energie, Verkehr, Lebensmittel, Freizeit, Bekleidung, etc.) im ersten halben Jahr eines bestimmten Jahres in Tausend Euro

y_2: Eine Null-Eins-Variable, die als grober „Wohlstandsindikator" anzeigt, ob im Haushalt mehr als ein Auto angemeldet ist ($y_2 = 1$) oder nicht ($y_2 = 0$)

y_3: Die höchste Ausbildungsstufe der im Haushalt lebenden Personen in drei Kategorien 1, 2, 3 (Schichtmerkmal)

y_4: Die räumliche Einteilung der 1000 Haushalte in 25 Klumpen (1 bis 25) zu je 40 Haushalten (Klumpenmerkmal)

y_5: Eine Null-Eins-Variable, welche das Beteiligungsverhalten der Haushalte an der Befragung für die Aufgabenstellungen in Abschn. 10.3.3 anzeigt ($y_5 = 1 \ldots$ Response,
$y_5 = 0 \ldots$ Nonresponse)

y_6: Die Hilfsvariable der Haushaltsausgaben eines Haushalts im letzten halben Jahr des
Vorjahres (inklusive den Weihnachtsgeschenken) in Tausend Euro

Im Allgemeinen entsprechen die Zeilen eines solchen Datensatzes U den einzelnen Erhebungseinheiten und die Spalten den einzelnen Variablen. Über den Operator $ kann in U
folgendermaßen auf eine bestimmte Variable (beispielsweise auf die erste Variable mit dem
Namen y_1) zugegriffen werden:

```
U$y1
```

Das Kommando

```
U[,1]
```

hat den gleichen Effekt.

Um zwei Datensätze (oder Vektoren) U1 und U2, welche dieselben Einheiten beschreiben,
in einem Objekt U3 zusammenzufassen, schreibt man

```
U3<-cbind(U1,U2)
```

In den nachfolgenden Abschn. 10.3.1 bis 10.3.8 begleitet ein spezielles R-Paket die Auf-
gabenstellungen zur Survey-Statistik mit R. Ein R-Paket ist eine Programmbibliothek mit
Funktionen zu bestimmten Themenbereichen der Statistik. Als Beispiel für ein R-Paket zur
Survey-Statistik wird das Paket „sampling" verwendet (Tillé und Matei 2016). Darin sind
verschiedene Zufallsstichprobenverfahren und Schätzmethoden integriert. Letztere sind in
R aber natürlich auch selbst programmierbar. Die Installation des R-Pakets erfolgt durch das
Kommando:

```
install.packages("sampling")
```

Ist das Paket installiert, so kann es über den Befehl

```
require(sampling)
```

jedesmal geladen werden, wenn es für eine R-Sitzung benötigt wird. Alle im Nachfolgenden
aus diesem R-Paket verwendeten Funktionen werden in Tillé und Matei (2016) ausführlich
erklärt und auch durch kleine Ablaufbeispiele beschrieben.

10.3 Kapitelbezogene Aufgabenstellungen für die Anwendung von R

10.3.1 Zu Kap. 1

Die Aufgabenstellungen

Verwenden Sie die Übungspopulation zum Buch, die Sie auf der Produktseite https://www.springer.com/de/book/9783662602737 des Verlages in einer zum Download bereitstehenden Excel-Datei „pop" finden und deren Funktion bereits in Abschn. 10.2 beschrieben wurde. (Um Missverständnissen gleich vorzubeugen: In den Aufgabenstellungen zu diesem Abschnitt sind nur die gefragten Populationscharakteristika zu bestimmen und es ist noch keine Stichprobe aus den $N = 1000$ Haushalten der Population zu ziehen.) Berechnen Sie in R in dieser Population wie bei einer Vollerhebung

a) als Referenzwerte für spätere Aufgaben für die interessierende Variable y_1 deren Merkmalssumme t aller Haushaltsausgaben in dem betreffenden Halbjahr, den Mittelwert pro Haushalt und die „$(N - 1)$-Varianz" S^2 und erstellen Sie einen Boxplot der Populationsverteilung von y_1,

b) die theoretische Varianz $V(t_{SI})$ des Horvitz-Thompson-Schätzers t_{SI} für t bei einfacher Zufallsauswahl (SI) und einem Stichprobenumfang von $n = 200$ und die theoretische Varianz $V(\overline{y}_{SI})$ des Horvitz-Thompson-basierten Schätzers $\overline{y}_{SI}$ für $\overline{y}$ und

c) die Merkmalssummen von y_1 und von y_6 (=die Haushaltsausgaben im vorangegangenen Halbjahr) jeweils nur unter jenen Haushalten der gegebenen Haushaltspopulation, die in Region 1 ($y_4 = 1$) liegen.

d) Bestimmen Sie die Anzahlen und Anteile an Haushalten der Population mit den Ausprägungen „1" und „0" bei der Variablen y_2, in denen also mehr als bzw. höchstens ein Auto gemeldet ist und stellen Sie die Häufigkeitsverteilung von y_2 grafisch als Säulendiagramm dar.

e) Vergleichen Sie die Populationsverteilungen der beiden Variablen y_1 und y_6 durch zwei nebeneinandergestellte Boxplots innerhalb eines Diagrammes und bestimmen Sie schließlich noch die Korrelation $\rho_{y_1 y_6}$ der beiden Variablen y_1 und y_6 unter allen Populationshaushalten und erstellen Sie das diesbezügliche Streudiagramm.

Die Anleitungen

Um die Merkmalssumme z. B. der Variablen y_1 im eingelesenen Populationsdatensatz U zu berechnen, verwendet man die Funktion

```
sum(U$y1)
```

Die Merkmalssumme der Variablen y_1 nur unter allen Erhebungseinheiten, die bei einer anderen Variablen einen bestimmten Wert aufweisen (z. B. $y_4 = 1$), wird berechnet durch

```
sum(U$y1[U$y4==1])
```

Der Mittelwert z. B. von y_1 in U wird mit der Funktion

```
mean(U$y1)
```

berechnet, die „$(N-1)$-Varianz" dieser Variablen mit der Funktion

```
var(U$y1)
```

Erzeugen Sie für die Populationsverteilung von y_1 im Datensatz U den Boxplot:

```
boxplot(U$y1)
```

Sollen z. B. zum Vergleich der Verteilungen zweier Variablen y_1 und y_6 im Datensatz U zwei Boxplots in einem Diagramm gegenüber gestellt werden, dann schreibt man:

```
boxplot(U$y1,U$y6)
```

Es gibt für diese Grafik vielfältigste Gestaltungsmöglichkeiten, die Sie in R mit dem Kommando

```
help(boxplot)
```

finden.

Die theoretische Varianz $V(t_{SI})$ lässt sich mit Hilfe der grundlegenden Rechenoperationen direkt nach Formel (2.2) selbst programmieren, wenn man davor N und n noch die gegebenen Zahlenwerte zuordnet:

```
N^2*(1-n/N)*var(U$y1)/n
```

Eine Tabelle der Häufigkeiten einer Variablen (z. B. von y_2 im Datensatz U) wird mit

```
table(U$y2)
```

erstellt, eine solche mit den relativen Häufigkeiten mit

```
prop.table(table(U$y2))
```

Ein Säulendiagramm der Häufigkeiten wird in R aus der diesbezüglichen Tabelle mit der Funktion `barplot` erstellt:

```
barplot(table(U$y2),names.arg=c("y2=0","y2=1"),ylim=c(0,800))
```

Die beiden anderen Argumente dieser Funktion sind zum einen `names.arg`, in welchem die Namen der Variablenwerte für die Beschriftung in der Grafik festgelegt werden, und zum anderen die Option `ylim=c(A,B)`, welche die Skalengrenzen der y-Achse festlegt. In R stehen natürlich viele Einstellungen für Grafiken zur Verfügung, die innerhalb einer Funktion wie `barplot()` definiert werden können. Informationen darüber finden Sie in der R-Hilfe (z. B. `help(barplot)`).

Die Korrelation zweier Variablen (z. B. von y_1 und y_6) wird mit der Funktion

```
cor(U$y1,U$y6)
```

berechnet. Ein Streudiagramm dieser beiden Variablen lässt sich mit

```
plot(U$y1,U$y6)
```

zeichnen.

10.3.2 Zu Kap. 2

Die Aufgabenstellungen

Ziehen Sie aus der Übungspopulation „pop" in R eine einfache Zufallsstichprobe (SI) vom Umfang $n = 200$ und speichern Sie diese SI-Stichprobe mit allen Variablen der gezogenen Stichprobenelemente zur weiteren Verwendung in nachfolgenden Abschnitten unter einem von Ihnen zu vergebenden Namen ab. Dies soll eine Stichprobenerhebung imitieren, bei der diese Variablen erhoben werden. Berechnen Sie in R mit den Daten dieser SI-Stichprobe

a) den Horvitz-Thompson-Schätzer t_{SI} für die Merkmalssumme t der interessierenden Zufallsvariablen y_1 und vergleichen Sie dieses Ergebnis mit dem Parameter t aus Aufgabe a) in Abschn. 10.3.1,

b) den Schätzer für die „$(N-1)$-Varianz" S^2 von y_1 den Schätzer $\widehat{V}(t_{SI})$ für die theoretische Varianz $V(t_{SI})$ des Merkmalssummenschätzers t_{SI} und vergleichen Sie dieses Ergebnis mit dem diesbezüglichen Parameter $V(t_{SI})$ aus Aufgabe b) in Abschn. 10.3.1,

c) ein approximatives Konfidenzintervall zur Überdeckungswahrscheinlichkeit $1 - \alpha = 0,95$ für die Merkmalssumme t und stellen Sie fest, ob t aus Aufgabe a) in Abschn. 10.3.1 von diesem Intervall überdeckt wird und

d) den Horvitz-Thompson-basierten Schätzer $\overline{y}_{SI}$ für den Mittelwert von y_1 und den Schätzer $\widehat{V}(\overline{y}_{SI})$ für die theoretische Varianz $V(\overline{y}_{SI})$ des Mittelwertschätzers $\overline{y}_{SI}$ und vergleichen Sie diese Ergebnisse mit den diesbezüglichen Parametern aus den Aufgaben a) und b) in Abschn. 10.3.1.

e) Überprüfen Sie auf einem Signifikanzniveau $\alpha = 0{,}05$ die Hypothese, dass der Mittelwert von y_1 in der Population kleiner als 19 (Tausend Euro) ist, also z. B. dieser aus einer Vergleichsgemeinde vorliegende Wert unterschritten wird.

f) Schätzen Sie nochmals den Mittelwert von y_1 und seine theoretische Varianz mit einer kleineren neuen SI-Stichprobe vom Umfang $n = 100$ und vergleichen Sie diese Ergebnisse wieder mit den diesbezüglichen Parametern aus den Aufgaben a) und b) in Abschn. 10.3.1.

g) Schätzen Sie in der ursprünglichen 200er-SI-Stichprobe die Populationsanzahlen und -anteile der Variablenwerte der Variablen y_2, vergleichen Sie diese Resultate mit Ihrem Ergebnis aus Aufgabe d) in Abschn. 10.3.1 und stellen Sie die geschätzte Verteilung in einem Säulendiagramm grafisch dar.

h) Berechnen Sie die approximativen 95 %-Konfidenzintervalle für die Anzahl und den Anteil an Erhebungseinheiten der Population, welche die Eigenschaft $y_2 = 1$ aufweisen, also mehr als ein angemeldetes Auto besitzen. Stellen Sie danach noch fest, ob die betreffenden Parameter aus Aufgabe d) in Abschn. 10.3.1 von diesen Intervallen überdeckt werden.

Die Anleitungen

Um aus einem Datensatz U eine SI-Stichprobe zu ziehen, kann z. B. das R-Paket „sampling" verwendet werden, dessen Installierung schon in Abschn. 10.2 beschrieben wurde (Tillé und Matei 2016). Darin verwendet man seine Funktion

```
srswor(n,N)
```

(„simple random sampling without replacement"). Hierbei bezeichnen die Argumente n den gewünschten Stichprobenumfang und N die Größe der Population. Letztere entspricht der Anzahl der Zeilen der Populationsdatei, weshalb sich N auch durch die Funktion nrow(U) bestimmen lässt, welche die Anzahl der Zeilen eines Objektes U zählt. Man erhält mit dieser Funktion einen binären Vektor, der für jede Erhebungseinheit k der Population U den Aufnahmeindikator I_k in die Stichprobe enthält. Dieser ist „1" bei Aufnahme und „0" bei Nichtaufnahme. Sie wählen in der Folge im Datensatz U jene Zeilen aus, die eine „1" bekommen haben, also jene Daten, die in der gezogenen SI-Stichprobe erhoben werden, und fassen diese zu einem neuen Datensatz zusammen, den Sie z. B. „sSI" nennen. Zuvor laden Sie das R-Paket „sampling", falls Sie das noch nicht getan haben:

```
require(sampling)
I <- srswor(200,nrow(U))
sSI <- U[I==1,]
```

Genau diese gezogene SI-Stichprobe soll in anderen Aufgabestellungen wieder verwendet werden. Daher muss sie abgespeichert werden, um sie dann wieder aufrufen zu können. Mit folgendem Befehl wird die gezogene Stichprobe als csv-Datei abgespeichert:

```
write.csv2(sSI,file="sSI.csv")
```

Sie können später mit dem Befehl

```
sSI <- read.csv2("sSI.csv")
```

auf diese durch den `write`-Befehl abgespeicherte csv-Datei `sSI` zugreifen.

Die Berechnung des Horvitz-Thompson-Schätzers t_{SI} z. B. für die Merkmalssumme t von y_1 in dem nun vorliegenden Datensatz `sSI` einer einfachen Zufallsstichprobe können Sie ohne Verwendung eines R-Pakets durch direkte Umsetzung der Formel (2.1) ausführen:

```
nrow(U)*mean(sSI$y1)
```

Eleganter ist die Verwendung der im R-Paket „sampling" implementierten Funktion für den Horvitz-Thompson-Schätzer t_{HT} nach (1.11):

```
HTestimator(sSI$y1,pik)
```

Darin enthält das erste Argument die Variablenwerte des Untersuchungsmerkmals. Das zweite ist ein Vektor, der die Aufnahmewahrscheinlichkeiten π_k aller Stichprobenelemente enthält und vor diesem Funktionsaufruf erst noch zu erzeugen ist. Diese Aufnahmewahrscheinlichkeiten sind in einer SI-Auswahl alle $\frac{n}{N}$. Ein solcher Vektor mit lauter gleichen Einträgen lässt sich erzeugen mit der Funktion `rep` („Replikation"). Möchte man jedem von 200 Elementen z. B. die Zahl 0,2 in einem Vektor `pik` zuordnen, so lässt sich das durchführen mit der Anweisung

```
pik<-rep(0.2,each=200)
```

Die Varianzschätzung für t_{SI} kann direkt durch Verwendung der Formel (2.3) in R ohne Verwendung einer dafür vorgefertigten Funktion berechnet werden. Ein diesbezüglicher Befehl lautet:

```
N^2*(1-n/N)*var(sSI$y1)/200
```

Solche Varianzausdrücke sind auch im Folgenden selbstständig mit Hilfe der grundlegenden Rechenoperationen in R programmierbar.

10.3.3 Zu Kap. 3

Die Aufgabenstellungen

Greifen Sie auf die SI-Stichprobe aus Abschn. 10.3.2 zu. In dieser Stichprobe von 200 Haushalten tritt nun aber Unit- bzw. Item-Nonresponse auf, so dass nicht mehr von allen 200 ausgewählten Haushalten die Werte der Variablen y_1 beobachtet werden können, sondern nur noch von jenen, die sich an der Erhebung auch tatsächlich beteiligen. Das sind jene, die beim Antwortindikator y_5 eine „1" aufweisen.

a) Berechnen Sie nun in der durch Nonresponse „kontaminierten" SI-Stichprobe nur mit den Daten der Antwortenden ($y_5 = 1$) durch Gewichtungsanpassung den Schätzer t_W für die Merkmalssumme t von y_1. Zu diesem Zweck gehen Sie zur Schätzung $\widehat{\tau}_k$ der Antwortwahrscheinlichkeiten τ_k von einem MCAR-Nonresponsemechanismus aus. Bestimmen Sie die daraus folgenden geschätzten Antwortwahrscheinlichkeiten $\widehat{\tau}_k$. Vergleichen Sie den Schätzer t_W mit dem Parameter t aus Aufgabe a) in Abschn. 10.3.1.

b) Berechnen Sie nur mit den Daten der Antwortenden ($y_5 = 1$) abermals durch Gewichtungsanpassung den Schätzer t_W. Gehen Sie zur Schätzung der Antwortwahrscheinlichkeiten τ_k nun aber von einem MAR-Nonresponsemechanismus aus, wobei die beiden Ausprägungen der Variablen y_2 nach diesem Modell die antworthomogenen Gruppen bilden. Vergleichen Sie den Schätzer t_W wieder mit dem Parameter t aus Aufgabe a) in Abschn. 10.3.1.

c) Kompensieren Sie den aufgetretenen Nonresponse von Haushalten ($y_5 = 0$) durch Regressionsimputation auf Basis der Hilfsvariablen y_6, also der Haushaltsausgaben im vorigen Halbjahr, die aus einer Vollerhebung bekannt sind. Zu diesem Zweck bestimmen Sie nach einem MCAR-Nonresponsemodell die Regressionsgerade $y_1 = b_1 \cdot y_6 + b_2$ unter allen Antwortenden ($y_5 = 1$) in der SI-Stichprobe und damit die y_1-Werte der nichtantwortenden Haushalte unter den 200 zufällig ausgewählten, von denen aber die Werte bei der Hilfsvariablen y_6 bekannt sind. Berechnen Sie schließlich damit den Imputationsschätzer t_I für die Merkmalssumme t von y_1. Vergleichen Sie den Schätzer t_I mit dem Parameter t aus Aufgabe a) in Abschn. 10.3.1.

Die Anleitungen

Man kann im R-Paket „sampling" die Funktion `rhg` verwenden, die jeder Stichprobeneinheit unter dem MAR-Modell ihre (Response Homogeneity-) Gruppenzugehörigkeit und die geschätzte Antwortwahrscheinlichkeit zuweist (vgl. Tillé und Matei 2016). Zu diesem Zweck führt man Folgendes aus, da die Variable y_5 den Response anzeigt und dieser in der Funktion `rhg` als `status` anzugeben ist, und benennen den Datensatz `sSI` zur Sicherheit um, damit er später unter dem bisherigen Namen unverändert verwendbar bleibt:

```
wSI<-sSI
names(wSI)=c("ID_unit","y1","y2","y3","y4","status","y6")
w<-rhg(wSI,selection="y2")
sum(w[,1][w[,6]==1]*1/w[,9][w[,6]==1])*5
```

In der Funktion `rhg` ist `selection` jenes Argument, welches die antworthomogenen Gruppen des MAR-Nonresponsemodells bildet. Die Funktion `rhg` erzeugt auf diese Weise aus dem Objekt `wSI` einen Datensatz `w`, der neben den ursprünglich im Stichprobedatensatz `sSI` vorhandenen Variablen auch die Gruppenzugehörigkeit und die geschätzten Antwortwahrscheinlichkeiten enthält. Sehen Sie sich diesen durch den Befehl `w` einfach mal an. Dann lässt sich die geforderte Schätzung von t in der oben angegebenen Art nachvollziehen. In diesem Fall kann das direkte Programmieren der Schätzer durchaus einfacher erscheinen. Für die im MCAR-Modell der Antwortausfälle geschätzten Antwortwahrscheinlichkeiten berechnet man z. B. die Responserate durch

```
tauest<-sum(sSI$y5)/n
```

Um die Regressionskoeffizienten b_1 und b_2 für eine einfache lineare Regression von x auf y bei SI-Auswahl zu berechnen, kann in R die Funktion

```
lm(y~x)
```

verwendet werden.

10.3.4   Zu Kap. 4

Die Aufgabenstellungen
Verwenden Sie wieder die für Abschn. 10.3.2 gezogene SI-Stichprobe.

a) Berechnen Sie nun mit den Daten dieser Stichprobe unter Verwendung der Hilfsvariablen y_6 den Verhältnisschätzer $t_{rat,SI}$ für die Merkmalssumme t der interessierenden Zufallsvariablen y_1 und einen Schätzer für die Varianz dieses Schätzers.

b) Berechnen Sie mit den Daten dieser Stichprobe unter Verwendung der Hilfsvariablen y_6 den Regressionsschätzer $t_{reg,SI}$ für die Merkmalssumme t der Variablen y_1 und einen Schätzer für die Varianz dieses Schätzers.

c) Vergleichen Sie die Schätzer aus a) und b) mit dem Schätzer t_{SI} aus Aufgabe a) in Abschn. 10.3.2 und auch die diesbezüglichen Varianzschätzer.

d) Schätzen Sie mit den Daten der SI-Stichprobe in der durch die Region $y_4 = 1$ definierten Small Area U_h die Merkmalssumme t von y_1 sowohl durch den direkten als auch durch den synthetischen Small Area-Schätzer unter Verwendung der Hilfsvariablen y_6, deren dafür benötigte tatsächliche Small Area-Merkmalssumme Sie schon in Aufgabe c) in Abschn. 10.3.1 berechnet haben.

e) Die statistischen Eigenschaften von Stichprobendesigns können auch durch Simulationsstudien untersucht werden. Ziehen Sie zu diesem Zweck in R 10.000 SI-Stichproben vom Umfang $n = 200$ aus der Übungspopulation „pop" und berechnen Sie in jeder von diesen Stichproben den Horvitz-Thompson-Schätzer für die Merkmalssumme t von y_1. Bestimmen Sie sodann den Mittelwert und die Varianz dieser 10.000 Schätzer, vergleichen Sie diese mit den Parametern t und $V(t_{SI})$ aus den Aufgaben a) und b) in Abschn. 10.3.1 und stellen Sie ihre Häufigkeitsverteilung in Form eines Boxplots grafisch dar.

f) Führen Sie Aufgabe e) nochmals mit SI-Stichproben vom Umfang $n = 100$ durch. Vergleichen Sie die Simulationsverteilungen für $n = 200$ und $n = 100$ durch zwei nebeneinandergestellte Boxplots innerhalb eines Diagramms.

g) Verwenden Sie die SI-Stichprobe aus Abschn. 10.3.2. Generieren Sie aus dieser Stichprobe eine Bootstrappopulation U^*_{boot} vom Umfang $N = 1000$ und speichern Sie diese artifizielle Population ab. Ziehen Sie aus U^*_{boot} sodann 10.000 SI-Bootstrapstichproben mit Umfängen $n = 200$ und berechnen Sie in jeder davon den Horvitz-Thompson-Schätzer für die Merkmalssumme t des Merkmals y_1 und den Schätzer für die Korrelation $\rho_{y_1 y_6}$ der Variablen y_1 und y_6. Stellen Sie die Häufigkeitsverteilungen der 10.000 Horvitz-Thompson-Schätzer und der 10.000 Korrelationsschätzer grafisch jeweils in Form eines Boxplots dar.

h) Errechnen Sie für die 10.000 Horvitz-Thompson-Schätzer aus g) den Mittelwert und die Varianz und vergleichen Sie letztere mit $\widehat{V}(t_{SI})$ aus Aufgabe b) in Abschn. 10.3.2. Multiplizieren Sie die „Bootstrapvarianz" mit $\frac{N-1}{N} \cdot \frac{n}{n-1}$ und vergleichen Sie auch dieses Ergebnis mit jenem aus Aufgabe b) aus Abschn. 10.3.2.

i) Errechnen Sie nun noch für die 10.000 Korrelationsschätzer aus g) den Mittelwert und berechnen Sie ein approximatives Konfidenzintervall zur Überdeckungswahrscheinlichkeit $1 - \alpha = 0,95$ mit Hilfe der Perzentilmethode des Bootstrappens. Stellen Sie fest, ob der Parameter $\rho_{y_1 y_6}$ aus Aufgabe e) aus Abschn. 10.3.2 von diesem Intervall überdeckt wird.

Die Anleitungen

Zur Berechnung des Verhältnisschätzers t_{rat} ist im R-Paket „sampling" eine Funktion vorhanden:

```
ratioest(y,x,sum(x),pik)
```

Diese berechnet den Verhältnisschätzer für die Merkmalssumme von y mit der Hilfsvariablen x, deren Merkmalssumme t_x und dem Vektor `pik` der Aufnahmewahrscheinlichkeiten π_k. Auch für den Regressionsschätzer t_{reg} ist im „sampling"-Paket eine Funktion vorhanden. Es kann aber gerade bei SI-Auswahl einfacher sein, diesen oder auch die verschiedenen Small

Area-Schätzer mit Hilfe mehrfacher Anwendung der Horvitz-Thompson-Schätzer-Funktion HTestimator selbst zu programmieren.

Zum Zweck der 10.000-fachen Simulation eines Stichprobendesigns, bestehend aus einer SI-Auswahl, einer Horvitz-Thompson-Schätzung und einem Stichprobenumfang von $n = 200$, verfassen Sie für die nötige Aneinanderreihung von Befehlen am besten ein eigenes R-Skript (in RGui: Datei – Neues Skript), das Sie unter einem von Ihnen zuweisenden Namen in R abspeichern. In diesem lesen Sie zu Beginn die Population „pop" ein und laden das „sampling"-Paket. Legen Sie dann die Anzahl B an Simulationen durch eine Zuweisung fest:

```
B<-10000
```

Für die zu erzeugenden 10.000 Horvitz-Thompson-Schätzer erzeugen Sie ein Feld, z. B.

```
tb<-array(1:B,dim<-c(B))
```

Das wird die B Simulationsergebnisse enthalten. Nun erzeugen Sie – so wie Sie es in Abschn. 10.3.2 für einen Horvitz-Thompson-Schätzer gemacht haben – in einer Schleife gleich 10.000 simulierte Horvitz-Thompson-Schätzer:

```
for (i in 1:B)
{
...
tb[i]<-HTestimator(...)
}
```

Rufen Sie ein erstelltes Skript mit dem von Ihnen vergebenen Skriptnamen (z. B. Sim) in der R-Console mit dem Befehl

```
source("Sim")
```

auf.

Erzeugen Sie mit den Einträgen im Feld tb einen Boxplot:

```
boxplot(tb)
```

Um alle n Zeilen eines Datensatzes zu vervielfachen, verwendet man die Funktion rep, die bereits in Abschn. 10.3.2 beschrieben wurde. Dazu erstellt man zunächst einen Vektor, der die Zeilenindizes von 1 bis n enthält. Dann ruft man den Datensatz (z. B. sSI) auf und wählt als Zeilenindexe genau jene des erstellten Vektors aus:

```
sSI[rep(1:nrow(sSI),each=5),]
```

So werden z. B. alle Zeilen verfünffacht, die Duplikate werden jeweils direkt untereinander gereiht. Wichtig ist der letzte Beistrich innerhalb der eckigen Klammern. Dieser stellt sicher, dass alle Spalten des Datensatzes ausgewählt werden. Damit wird die Bootstrappopulation U_{boot}^* erzeugt, aus der wie beim Simulationsansatz der Survey-Statistik die Bootstrapstichproben zu ziehen sind.

Die p-Quantile der Verteilung einer Variablen y werden mit der Funktion

```
quantile(y,p)
```

berechnet.

10.3.5 Zu Kap. 5

Die Aufgabenstellungen
Kap. 5 beschäftigt sich mit den unterschiedlichen geschichteten Zufallsauswahlen.

a) Erzeugen Sie die Kurve der theoretischen Varianz von t_{STSI} von Abb. 5.2 aus Abschn. 5.3. Achten Sie dabei wie dort auf eine geeignete Skalierung der y-Achse, um die Unterschiede zu betonen.

b) Ziehen Sie aus der Übungspopulation „pop" eine nach dem Merkmal y_3 geschichtete einfache Zufallsstichprobe (STSI) mit Schichtstichprobenumfängen $n_h = 67$ in jeder der drei Schichten h ($h = 1, 2, 3$) und speichern Sie diese STSI-Stichprobe zur weiteren Verwendung mit allen Variablen ab. Berechnen Sie mit dieser Stichprobe den Horvitz-Thompson-Schätzer t_{STSI} für die Merkmalssumme der interessierenden Variablen y_1 und den Horvitz-Thompson-basierten Schätzer $\overline{y}_{STSI}$ des Mittelwerts dieser Variablen. Berechnen Sie jeweils auch den Schätzer für die theoretische Varianz dieser Schätzer.

c) Berechnen Sie mit den Ergebnissen aus b) das approximative 95 %-Konfidenzintervall für die Merkmalssumme von y_1 und stellen Sie fest, ob t aus Aufgabe a) in Abschn. 10.3.1 von diesem überdeckt wird.

d) Überprüfen Sie auf einem Signifikanzniveau $\alpha = 0,05$ die Hypothese, dass der Mittelwert von y_1 in der Population kleiner als 19 (Tausend Euro) ist.

e) Schätzen Sie mit den Daten der gezogenen STSI-Stichprobe die Populationsverteilung der Variablen y_2 und stellen Sie diese Schätzung grafisch in einem Säulendiagramm dar.

f) Ziehen Sie aus der Übungspopulation „pop" eine nach dem Merkmal y_3 geschichtete einfache Zufallsstichprobe mit proportionaler Aufteilung (STSIp) des Gesamtstichprobenumfangs $n = 200$ auf die Schichten. Berechnen Sie für diese gezogene STSIp-Stichprobe den Horvitz-Thompson-Schätzer t_{STSI} für die Merkmalssumme von y_1 und den Schätzer für seine theoretische Varianz.

g) Berechnen Sie aus der in f) gezogenen STSIp-Stichprobe das 95 %-Konfidenzintervall für den Anteil jener Erhebungseinheiten, für die in der Population $y_2 = 1$ gilt.

h) Ziehen Sie aus der Übungspopulation „pop" eine nach dem Merkmal y_3 geschichtete einfache Zufallsstichprobe mit optimaler Aufteilung des Gesamtstichprobenumfangs $n = 200$ auf die Schichten (STSIo). Verwenden Sie die STSI-Stichprobe aus b) als frühere Erhebung, um daraus jene Parameter zu schätzen, die zur Berechnung der optimalen Schichtstichprobenumfänge benötigt werden. Berechnen Sie mit dieser STSIo-Stichprobe den Horvitz-Thompson-Schätzer t_{STSI} für die Merkmalssumme von y_1 und das diesbezügliche approximative 95 %-Konfidenzintervall. Stellen Sie fest, ob t aus Aufgabe a) in Abschn. 10.3.1 von diesem überdeckt wird.

i) Welche tatsächlich optimalen Schichtstichprobenumfänge ergeben sich für $n = 200$, wenn Sie die dafür benötigten Parameter nicht wie in h) aus einer früheren Stichprobenerhebung schätzen müssten, sondern direkt aus der Population bestimmen könnten?

j) Berechnen Sie bei optimaler Aufteilung auf die Schichten nach den Ergebnissen in i) jenen erforderlichen Gesamtstichprobenumfang n_{erf}, der eine vorgegebene Schwankungsbreite von $\varepsilon = 400$ (Tausend Euro) bei Schätzung der Merkmalssumme von y_1 durch t_{STSI} einhält.

k) Rufen Sie Ihre SI-Stichprobe aus Abschn. 10.3.2 auf. Schichten Sie diese nachträglich proportional nach dem Schichtmerkmal y_3 und berechnen Sie den Schätzer t_{SIpost} für die Merkmalssumme von y_1 und das approximative Konfidenzintervall zur Überdeckungswahrscheinlichkeit $1 - \alpha = 0,95$. Vergleichen Sie dieses Konfidenzintervall mit jenem aus Aufgabe c) in Abschn. 10.3.2.

Die Anleitungen

Funktionen lassen sich in R wie folgt selbst definieren (in die geschwungene Klammer ist die – bei nur zwei Schichten vom Schichtstichprobenumfang n_1 abhängige – Funktion zu schreiben, welche die theoretische Varianz von t_{STSI} berechnet):

```
V<-function(n1){...}
```

Z. B. errechnet dann

```
V(400)
```

die Varianz bei $n_1 = 400$. Um die Funktionswerte für alle n_1 von 1 bis 999 auszurechnen und diese Ergebnisse mit dem Befehl `plot` zeichnen zu lassen, verwendet man:

```
for(n1 in 1:999)plot(V,n1,xlab="n1",ylab="Varianz")
```

Die Argumente `xlab` und `ylab` legen die Achsenbeschriftungen fest.

Zum Ziehen einer geschichteten einfachen Zufallsstichprobe kann man die Funktion `strata` aus dem Paket „sampling" verwenden. Bereits vorausblickend auf die darauf basierende konkrete Berechnung des Horvitz-Thompson-Schätzers mit der speziellen Funktion `HTstrata`, in der – wie auch für Funktion `HTestimator` – die Aufnahmewahrscheinlichkeiten der einzelnen Stichprobeneinheiten in den drei Schichten benötigt werden, können diese für alle Populationseinheiten mit einer Funktion mit dem Namen `inclusionprobastrata` berechnet und dem Objekt `pik` zugewiesen werden. Zuerst laden wir aber das Paket „sampling", falls das noch nicht getan wurde:

```
require(sampling)
```

Dann füllen wir das Objekt `pik`:

```
pik<-inclusionprobastrata(strata=U$y3,nh=c(67,67,67))
```

Das Argument `strata` gibt das Schichtmerkmal im verwendeten Datensatz `U` an. Das Argument `nh` ist ein Vektor, der durch die Kombinierung der drei gewünschten Schichtstichprobenumfänge über die Verknüpfungsfunktion `c` entsteht und angibt, wie viele Erhebungseinheiten aus der jeweiligen Schicht gezogen werden sollen. Die Aufnahmewahrscheinlichkeiten in `pik` verbinden wir nun durch die Funktion `cbind` mit dem Populationsdatensatz `U` zu einem erweiterten Datensatz:

```
Upik<-cbind(U,pik)
```

Dieser sollte vor der Ziehung der STSI-Stichprobe noch nach der Schichtvariablen y_3 sortiert werden:

```
Uord=Upik[order(Upik$y3),]
```

Der nachfolgende Code zeigt, wie aus diesem geordneten Datensatz `Uord` nun eine STSI-Stichprobe gezogen werden kann:

```
ST <- strata(Uord,stratanames="y3",size=c(67,67,67),method="srswor")
```

Über den Parameter `stratanames` wird jene Variable (hier: y_3), nach der geschichtet werden soll, an die Funktion `strata` übergeben. `size` ist ein Vektor, der die drei Schichtstichprobenumfänge enthält. Mit `method="srswor"` wird das in den Schichten verwendete Stichprobenverfahren angegeben. Rückgabewert dieser Funktion `strata` ist unter anderem der Vektor `ID_unit`, der die mit dem STSI-Verfahren gezogenen Zeilenindexe enthält. Somit sind aus dem Objekt `Uord` nur noch all jene Zeilen auszuwählen, welche diese Indexe aufweisen:

```
sSTSI<-Uord[ST$ID_unit,]
```

Dies ergibt den Stichprobendatensatz sSTSI. Für den Horvitz-Thompson-Schätzer t_{STSI} verwendet man die spezielle Funktion

```
HTstrata(sSTSI$y1,sSTSI$pik,sSTSI$y3)
```

Die Argumente sind die interessierende Variable, die Aufnahmewahrscheinlichkeiten und die Schichtvariable in sSTSI.

Zur nachträglichen Schichtung eines Datensatzes (z. B. von sSI aus Abschn. 10.3.2) ist zuerst dieser Datensatz nach dem gewünschten nachträglichen Schichtmerkmal zu sortieren:

```
sSIord<-sSI[order(sSI$y3),]
```

Dann verwendet man in

```
sSIpost<-poststrata(sSIord,postnames="y3")
```

die Funktion poststrata, die eine solche Schichtung in einem vorhandenen geordneten Datensatz (sSIord) vornimmt und dem Objekt sSIpost zuweist. Das Argument postnames bezeichnet das nachträgliche Schichtmerkmal in sSIpost. Durch diese Ordnung von sSIord nach dem Mermal y_3 besitzt postnames dieselben Kategorien wie y_3. Der Schätzer t_{SIpost} wird berechnet mit der Funktion postest. Für diese sind zuerst noch mit

```
pik<-rep(0.2,each=200)
```

die ursprünglichen Aufnahmewahrscheinlichkeiten der SI-Stichprobe festzulegen. In der Funktion

```
postest(sSIpost$data,sSIpost$data$y1,pik,c(N1,N2,N3))
```

beschreibt das letzte Argument die wahren Schichtgrößen der drei Schichten des in der Funktion poststrata definierten Schichtmerkmals.

10.3.6 Zu Kap. 6

Die Aufgabenstellungen

Verwenden Sie die Übungspopulation „pop". Diese ist durch das Merkmal y_4 in 25 regional zusammenhängende Klumpen (1 bis 25) von Haushalten zerlegt.

a) Ziehen Sie aus dieser Population eine Klumpenstichprobe (SIC) vom Umfang $m = 5$. Speichern Sie diese SIC-Stichprobe zur weiteren Verwendung ab. Berechnen Sie nun den Horvitz-Thompson-Schätzer t_{SIC} für die Merkmalssumme t der Zufallsvariablen y_1, die Stichprobenvarianz $S^2_{s_C}$ der Klumpenmerkmalssummen t_i und den Schätzer $\widehat{V}(t_{SIC})$ für die theoretische Varianz von t_{SIC}.

b) Leiten Sie aus den Ergebnissen aus a) die Schätzer für den Mittelwert und die theoretische Varianz des Mittelwertschätzers ab und vergleichen Sie den Varianzschätzer mit Ihrem Ergebnis aus Aufgabe d) in Abschn. 10.3.2.

c) Überprüfen Sie auf einem Signifikanzniveau $\alpha = 0,05$ die Hypothese, dass der Mittelwert von y_1 in der Population kleiner als 19 (Tausend Euro) ist.

Die Anleitungen

Um eine SIC-Stichprobe zu ziehen, benötigt man die Funktion `cluster()` aus dem Paket „sampling". Dazu muss die Population vorab nach dem Klumpenmerkmal (y_4) geordnet werden. Der Funktionsaufruf ist ähnlich zu dem bei geschichteter Stichprobenziehung. Nachdem das „sampling"-Paket geladen wurde, schreibt man:

```
SIC <- cluster(Uord,clustername="y4",size=5,method="srswor")
```

Die Funktionsargumente sind die geordnete Populationsdatei, der Name des Klumpenmerkmals darin, der Klumpenstichprobenumfang m und die Ziehungsmethode der Klumpen. Dies liefert unter anderem einen Vektor `ID_unit` mit den Nummern der gezogenen Elemente. Diese werden nun aus dem Populationsdatensatz `Uord` ausgewählt:

```
sSIC<-Uord[SIC$ID_unit,]
```

Dies ergibt die Klumpenstichprobe `sSIC`, welche die bei der Befragung dieser Haushalte erhobenen Informationen zu den Variablen y_1 bis y_6 enthält. Mit dem Vektor `pik` der Aufnahmewahrscheinlichkeiten $\frac{m}{M}$ für alle 200 gezogenen Haushalte kann nun wieder der Horvitz-Thompson-Schätzer für t berechnet werden:

```
HTestimator(sSIC$y1,pik)
```

Die Formel für die geschätzte Varianz von t_{SIC} sollte selbst programmiert werden.

10.3.7 Zu Kap. 7

Die Aufgabenstellungen

Ziehen Sie aus der Übungspopulation „pop" eine zweistufige einfache Zufallsauswahl (SITST) mit fünf PSUs und je 20 SSUs. Berechnen Sie in dieser SITST-Stichprobe den Horvitz-Thompson-Schätzer t_{SITST} für die interessierende Merkmalssumme von y_1 und den Schätzer $\widehat{V}(t_{SITST})$ für seine theoretische Varianz. Vergleichen Sie letzteren mit dem für t_{SI} adaptierten Varianzschätzer für $\overline{y}_{SI}$ in Aufgabe f) von Abschn. 10.3.2.

Die Anleitungen
Wieder ist die Population zuerst zu ordnen. Diesmal nach dem Klumpenmerkmal (hier: y_4). In der zur Ziehung verwendbaren Funktion

```
SITST<-mstage(Uord,stage=c("cluster",""),
varnames="y4",size=list(5,c(20,20,20,20,20)),method=c("srswor","srswor"))
```

des „sampling"-Pakets sind folgende Argumente zu definieren: Die Datei, aus der gezogen wird, die Klumpung auf der ersten Stufe und die direkte Ziehung der Erhebungseinheiten auf der zweiten, die Klumpenvariable im Datensatz `Uord`, die Liste der verknüpften Anzahlen der zu ziehenden PSUs und der zu ziehenden SSUs aus jeder dieser PSUs sowie das Stichprobenverfahren auf jeder Ziehungsebene. Dies liefert unter anderem einen Vektor `ID_unit` der ausgewählten SSUs. Damit erhalten wir die SITST-Stichprobe aus dem Datensatz `Uord`:

```
sSITST<-Uord[SITST$'2'$ID_unit,]
```

Zur Schätzung von t wird wieder die Funktion `HTestimator` verwendet. Diesmal mit

```
HTestimator(sSITST$y1,rep(0.1,each=100))
```

10.3.8 Zu Kap. 8

Die Aufgabenstellungen
In diesem Abschnitt werden Aufgabenstellungen diskutiert, die größenproportionale Zufallsauswahlen betreffen.

a) Ziehen Sie aus der Übungspopulation „pop" zu Simulationszwecken 10.000-mal eine größenproportionale Zufallsauswahl in Bezug auf das Merkmal y_6 (PPS) mit Stichprobenumfang $n = 200$ als randomisierte systematische größenproportionale Auswahl. Berechnen Sie in der Folge in jeder dieser 10.000 PPS-Stichproben den Horvitz-Thompson-Schätzer t_{PPS} für die Merkmalsumme des Untersuchungsmerkmals y_1. Bestimmen Sie sodann den Mittelwert und die Varianz dieser 10.000 Schätzer, erzeugen Sie einen Boxplot der Häufigkeitsverteilung der Schätzer und vergleichen Sie diese Grafik mit jener aus Aufgabe e) in Abschn. 10.3.4.

b) Ziehen Sie aus der Übungspopulation „pop" eine einzige neue PPS-Stichprobe in Bezug
   auf das Merkmal y_6 mit Stichprobenumfang $n = 200$. Berechnen Sie in dieser PPS-
   Stichprobe den Horvitz-Thompson-Schätzer t_{PPS} für die Merkmalssumme von y_1, den
   (Über-)Schätzer für die theoretische Varianz dieses Schätzers und konstruieren Sie damit
   ein approximatives 95 %-Konfidenzintervall für t. Stellen Sie fest, ob dieses Intervall t
   aus Aufgabe a) in Abschn. 10.3.1 überdeckt.

c) Ziehen Sie eine neue PPS-Stichprobe mit Stichprobenumfang $n = 200$ aus der Übungspopulation, allerdings nun in Bezug auf das neu definierte Merkmal $45 - y_6$. Berechnen
   Sie in dieser PPS-Stichprobe wiederum den Horvitz-Thompson-Schätzer t_{PPS} für die
   Merkmalssumme von y_1, den (Über-)Schätzer für die theoretische Varianz dieses Schätzers und das approximative 95 %-Konfidenzintervall für t.

d) Berechnen Sie in der Übungspopulation jene statistischen Kennzahlen, die den eklatanten
   Unterschied der geschätzten Varianzen der Horvitz-Thompson-Schätzer in b) und c)
   erklären.

Die Anleitungen

Als erstes ist ein Vektor `pik` anzulegen, der die PPS-Aufnahmewahrscheinlichkeiten enthält.
Dies erfolgt mit der Funktion

```
pik<-inclusionprobabilities(U$x,n)
```

Das Argument `U$x` enthält die Ausprägungen desjenigen Merkmales x im Datensatz `U`,
nach welchem die Auswahl vorgenommen wird. Dieses x ist zu ersetzen und zwar in a)
und b) durch `y6` bzw. in c) durch `45-y6`. Das zweite Argument `n` bezeichnet den Stichprobenumfang. Man erhält als Rückgabewert einen binären Vektor, wobei der Wert „1" als
Aufnahmeindikator in die PPS-Stichprobe die ausgewählten Elemente kennzeichnet.

Um eine randomisierte systematische größenproportionale Zufallsauswahl in Bezug auf
ein Hilfsmerkmal x durchzuführen, müssen die Elemente innerhalb der Population zunächst
zufällig angeordnet werden („Randomisierung"). Im Paket „sampling" übernimmt dies und
auch die darauf basierende Ziehung nach den in `pik` definierten Aufnahmewahrscheinlichkeiten die Funktion

```
UPrandomsystematic(pik)
```

10.4 Zusammenfassung

In diesem Kapitel wurde die Anwendung der Freeware R in der Survey-Statistik beispielhaft
an verschiedenen Aufgabenstellungen motiviert, welche die Buchkapitel 1 bis 8 inhaltlich begleiten. Zu diesem Zweck wurden zu Beginn die ersten allgemeinen Schritte in R
beschrieben und danach Vorbereitungen für die Anwendung von R in diesem

Spezialgebiet der Datenwissenschaft Statistik getroffen. Für die konkreten Anwendungen wurde ein Datensatz als „Übungspopulation" zur Verfügung gestellt, der auf der Produktseite https://www.springer.com/de/book/9783662602737 heruntergeladen werden kann.

Literatur[1]

Braun, W., & Murdoch, D. (2007). *A first course in statistical programming with* R. Cambridge: Cambridge University Press.

Dalgaard, P. (2002). *Introductory statistics with* R. New York: Springer.*

Ligges, U. (2008). *Programmieren mit* R. Berlin: Springer.

Luhmann, M. (2010). R *für Einsteiger*. Weinheim: Beltz.

Lumley, T. (2010). *Complex surveys: A guide to analysis using* R. Hoboken: Wiley.*

R Development Core Team (2019). *The* R *Project for statistical computing*. Wien: R Foundation for Statistical Computing. http://www.R-project.org/. Zugegriffen: 10. Juli 2019.

Tillé, Y., & Matei, A. (2016). *Survey sampling*. https://cran.r-project.org/web/packages/sampling/sampling.pdf. Zugegriffen: 10. Juli 2019.

---

[1] Die zur Vertiefung des Stoffes besonders empfehlenswerte Literatur ist mit einem Stern am Ende des Literaturhinweises gekennzeichnet.

11.1 Anhang A

Es folgt der Beweis für den Varianzausdruck (5.22) und den Varianzschätzer (5.23) in Satz 13 im Abschn. 5.8 zur nachträglichen Schichtung einer ursprünglich mit einfacher Zufallsauswahl gezogenen Zufallsstichprobe. Bei einfachen Zufallsauswahlen innerhalb der Schichten, also mit vorab fixierten Schichtstichprobenumfängen n_h gilt nach (5.5) in Satz 10 für den Schätzer t_{STSI} die theoretische Varianz

$$V(t_{STSI}) = \sum_{h=1}^{H} N_h{}^2 \cdot (1 - f_h) \cdot \frac{S_h^2}{n_h}$$

Durch Ausmultiplizieren in jedem einzelnen Summanden ergibt sich

$$V(t_{STSI}) = \sum_{h=1}^{H} N_h{}^2 \cdot \frac{S_h^2}{n_{s_h}} - \sum_{h=1}^{H} N_h \cdot S_h^2$$

Wegen der Zufälligkeit der Schichtstichprobenumfänge n_h im Falle der nachträglichen Schichtung einer ursprünglich mit dem SI-Verfahren gezogenen Stichprobe wird die Varianz des Schätzer t_{SIpost} (5.21) durch den Erwartungswert der Varianzen der Schätzer t_{STSI} über alle möglichen n_h bestimmt:

$$V(t_{SIpost}) = E[V(t_{STSI})] = E\left[\sum_{h=1}^{H} N_h{}^2 \cdot \frac{S_h^2}{n_{s_h}} - \sum_{h=1}^{H} N_h \cdot S_h^2 \right]$$

$$= \sum_{h=1}^{H} N_h{}^2 \cdot S_h^2 \cdot E\left(\frac{1}{n_h} \right) - \sum_{h=1}^{H} N_h \cdot S_h^2$$

© Springer-Verlag GmbH Deutschland, ein Teil von Springer Nature 2019   193
A. Quatember, *Datenqualität in Stichprobenerhebungen,* Statistik und ihre Anwendungen,
https://doi.org/10.1007/978-3-662-60274-4_11

Wie es schon bei der Verhältnisschätzung besprochen wurde gilt auch hier: $E\left(\frac{1}{n_h}\right) \neq \frac{1}{E(n_h)}$. Um diesen Erwartungswert näherungsweise zu bestimmen, wird folgende Erweiterung des Reziprokwertes von n_h vorgenommen:

$$\frac{1}{n_h} = \frac{1}{E(n_h) \cdot \left(1 + \frac{n_h - E(n_h)}{E(n_h)}\right)}$$

Multipliziert man den Nenner dieses Bruches aus, ergibt dies wieder n_h. Schreiben wir nun $\Delta_h \equiv \frac{n_h - E(n_h)}{E(n_h)}$ und definieren damit folgende Funktion von Δ_h: $f(\Delta_h) = \frac{1}{(1+\Delta_h)}$. Damit gilt:

$$\frac{1}{n_h} = \frac{1}{E(n_h)} \cdot f(\Delta_h)$$

Nun entwickelt man den Bruch in Taylorreihe an der Stelle $\Delta_h = 0$, um seinen Wert auf diese Weise anzunähern. Dafür benötigen wir folgende Ableitungen der Funktion f(Δ_h), die ferner an der Stelle $\Delta_h = 0$ betrachtet werden:

$$f(\Delta_h) = (1 + \Delta_h)^{-1} \Rightarrow f(0) = 1$$
$$f'(\Delta_h) = -(1 + \Delta_h)^{-2} \Rightarrow f'(0) = -1$$
$$f''(\Delta_h) = 2 \cdot (1 + \Delta_h)^{-3} \Rightarrow f''(0) = 2$$

Da nach der Taylorreihenentwicklung gilt:

$$f(\Delta_h) = \underbrace{f(0)}_{=1} + \underbrace{f'(0)}_{-1} \cdot \Delta_h + \underbrace{\frac{f''(0)}{2}}_{=1} \cdot \Delta_h^2 + \dots,$$

folgt dann für den Bruch $\frac{1}{n_h}$ folgende Gleichung:

$$\frac{1}{n_h} = \frac{1}{E(n_h)} \cdot f(\Delta_h) = \frac{1}{E(n_h)} \cdot \left(1 - \Delta_h + \Delta_h^2 - \dots\right)$$

und mit $\Delta_h \equiv \frac{n_h - E(n_h)}{E(n_h)}$ und durch Weglassen der Restglieder ab der 3. Ableitung ist

$$E\left(\frac{1}{n_h}\right) \approx \frac{1}{E(n_h)} \cdot \left(1 - \frac{1}{E(n_h)} \cdot E\left(n_h - E(n_h)\right) + \frac{1}{E^2(n_h)} \cdot E\left(n_h - E(n_h)\right)^2\right)$$

Mit

$$E(n_h - E(n_h))^2 = E(n_h^2) - 2 \cdot E^2(n_h) + E^2(n_h) = E(n_h^2) - E^2(n_h) = V(n_h)$$

und

$$E\left(n_h - E(n_h)\right) = E(n_h) - E(n_h) = 0$$

lässt sich die obige Näherungslösung folgendermaßen anschreiben:

$$E\left(\frac{1}{n_h}\right) \approx \frac{1}{E(n_h)} \cdot \left(1 + \frac{V(n)_h}{E^2(n)_h}\right)$$

Darin beschreiben $E(n_h)$ und $V(n_h)$ Erwartungswert und Varianz der variablen Schichtstichprobenumfänge n_h. Es ist $n_h = n \cdot p_{s_h}$, wobei p_{s_h} jenen Anteil der Elemente der Stichprobe s bezeichnet, der nachträglich der h-ten Schicht zugeordnet wurde. Es gilt ferner, dass über alle möglichen Stichproben bei uneingeschränkter Zufallsauswahl die relative Schichtgröße $\frac{N_h}{N}$ durch p_{s_h} unverzerrt geschätzt wird: $E(p_{s_h}) = \frac{N_h}{N}$. Daraus folgt

$$E(n_h) = E(n \cdot p_{s_h}) = n \cdot E(p_{s_h}) = n \cdot \frac{N_h}{N}$$

und mit (2.13) für die theoretische Varianz

$$V(n_h) = n \cdot \frac{N-n}{N-1} \cdot \frac{N_h}{N} \cdot \left(1 - \frac{N_h}{N}\right)$$

Demnach gilt:

$$E\left(\frac{1}{n_h}\right) \approx \frac{1}{E(n_h)} \cdot \left(1 + \frac{V(n_h)}{E^2(n_h)}\right) = \frac{N}{n \cdot N_h} \cdot \left(1 + \frac{\frac{N-n}{N-1} \cdot \left(1 - \frac{N_h}{N}\right)}{n \cdot \frac{N_h}{N}}\right)$$

Bei großer Population gilt: $\frac{N-n}{N-1} \approx \frac{N-n}{N} = 1 - f$. Damit folgt:

$$V(t_{SIpost}) = \sum_{h=1}^{H} N_h{}^2 \cdot S_h^2 \cdot E\left(\frac{1}{n_h}\right) - \sum_{h=1}^{H} N_h \cdot S_h^2$$

$$\approx \sum_{h=1}^{H} N_h{}^2 \cdot S_h^2 \cdot \frac{N}{n \cdot N_h} + \sum_{h=1}^{H} N_h{}^2 \cdot S_h^2 \cdot \frac{(1-f) \cdot \left(1 - \frac{N_h}{N}\right)}{n^2 \cdot \left(\frac{N_h}{N}\right)^2} - \sum_{h=1}^{H} N_h \cdot S_h^2$$

$$= \left(\frac{N^2}{n} - N\right) \cdot \sum_{h=1}^{H} \frac{N_h}{N} \cdot S_h^2 + \frac{N^2}{n^2} \cdot (1-f) \cdot \sum_{h=1}^{H} \left(1 - \frac{N_h}{N}\right) \cdot S_h^2$$

$$= \frac{N^2}{n} \cdot (1-f) \cdot \sum_{h=1}^{H} \frac{N_h}{N} \cdot S_h^2 + \frac{N^2}{n^2} \cdot (1-f) \cdot \sum_{h=1}^{H} \left(1 - \frac{N_h}{N}\right) \cdot S_h^2$$

Der erste der beiden Summanden von $V(t_{SIpost})$ entspricht exakt der Varianz des Horvitz-Thompson-Schätzers beim Stichprobenverfahren STSIp (vgl. mit Formel (5.14)). Somit lässt sich $V(t_{SIpost})$ auch folgendermaßen darstellen:

$$V(t_{SIpost}) \approx V(t_{STSIp}) + \frac{N^2}{n^2} \cdot (1-f) \cdot \sum_{h=1}^{H} \left(1 - \frac{N_h}{N}\right) \cdot S_h^2$$

Der zweite Summand repräsentiert die Varianzerhöhung des Merkmalssummenschätzers im Vergleich zum Stichprobenverfahren STSIp, die durch die nachträgliche Schichtung verursacht wird, weil dadurch der Stichprobenumfang n nicht exakt, sondern nur im Durchschnitt über alle möglichen Stichproben proportional auf die Schichten aufgeteilt wird.

Entwickeln wir nun aber weiter:

$$
\begin{aligned}
V(t_{SIpost}) &\approx \frac{N^2}{n} \cdot (1-f) \cdot \sum_{h=1}^{H} \frac{N_h}{N} \cdot S_h^2 + \frac{N^2}{n^2} \cdot (1-f) \cdot \sum_{h=1}^{H} \left(1 - \frac{N_h}{N}\right) \cdot S_h^2 \\
&= \frac{N^2}{n} \cdot (1-f) \cdot \left(1 - \frac{1}{n}\right) \cdot \sum_{h=1}^{H} \frac{N_h}{N} \cdot S_h^2 + \frac{N^2}{n^2} \cdot (1-f) \cdot \sum_{h=1}^{H} S_h^2 \\
&= \frac{N^2}{n} \cdot (1-f) \cdot \left(\frac{n-1}{n} \cdot \sum_{h=1}^{H} \frac{N_h}{N} \cdot S_h^2 + \frac{1}{n} \cdot \sum_{h=1}^{H} S_h^2\right) \\
&= \frac{N^2}{n} \cdot (1-f) \cdot \left(\sum_{h=1}^{H} \frac{(n-1) \cdot \frac{N_h}{N} + 1}{n} \cdot S_h^2\right)
\end{aligned}
$$

Damit ist (5.22) bewiesen. Mit $E(S_{s_h}^2) = S_h^2$ ist auch die behauptete Unverzerrtheit von (5.23) bewiesen.

11.2   Anhang B

Es folgen nun noch die Beweise für die Behauptungen über die Form von t_{TST}, dem Horvitz-Thompson-Schätzer für die Merkmalssumme t bei zweistufiger Zufallsauswahl (TST) mit beliebiger Zufallsauswahl auf beiden Stufen des Ziehungsvorganges. Ferner sollen seine behauptete theoretische Varianz $V(t_{TST})$ und der diesbezügliche Schätzer aus Satz 17 in Abschn. 7.1 hergeleitet werden. Wir werden uns dazu folgender Herleitung aus der Wahrscheinlichkeitstheorie bedienen: Wenn y eine Zufallsvariable ist und x ein bedingendes Ereignis, dann gilt (vgl. etwa: Casella und Berger 2002, S. 164 ff.)

$$
E(y) = E_x[E(y|x)]
$$

und

$$
V(y) = V_x[E(y|x)] + E_x[V(y|x)]
$$

Darin sind E_x und V_x der über alle möglichen x berechnete Erwartungswert und die über alle x berechnete Varianz dessen, was in der eckigen Klammer folgt. Der Erwartungswert $E(y)$ von y ist demnach zu errechnen als Erwartungswert E_x aller Erwartungswerte $E(y|x)$ von y bei gegebenem x. Die Varianz $V(y)$ von y wiederum ist darstellbar als Summe der Varianz V_x

der bedingten Erwartungswerte E(y|x) und dem Erwartungswert E_x der bedingten Varianzen V(y|x).

In unserem Fall ist das bedingende Ereignis die Stichprobe s_C der 1. Stufe des Ziehungsvorgangs. Zur Beweisführung führen wir die nachstehenden Notationen ein (vgl. Särndal et al. 1992, S. 138):

$$E_{P_C}[E(_{HT}|s_C)] \equiv E_C[E_i(t_{HT})]$$

$$V_{P_C}[E(t_{HT}|s_C)] \equiv V_C[E_i(t_{HT})]$$

$$E_{P_C}[V(t_{HT}|s_C)] \equiv E_C[V_i(t_{HT})]$$

Der Index C kennzeichnet Erwartungswerte und Varianzen bezogen auf das Zufallsstichprobenverfahren P_C der 1. Stufe. Der Index i charakterisiert die bedingten Erwartungswerte und Varianzen in Bezug auf das Stichprobenverfahren P_i der 2. Stufe des Ziehungsvorgangs, gegeben die Klumpenstichprobe s_C. Somit gilt für die TST-Zufallsauswahl:

$$E_i(t_{HT}) = E(t_{HT}|s_C) = \sum_{s_C} E_{P_i}\left(\frac{t_{HT,i}}{\kappa_i}\Big|s_C\right) =$$

$$= \sum_{s_C} E_{P_i}\left(\frac{t_{HT,i}}{\kappa_i}\right) = \sum_{s_C} \frac{1}{\kappa_i} \cdot t_i$$

und

$$V_C(t_{HT}) = V(t_{HT}|s_C) = \sum_{s_C} V_{P_i}\left(\frac{t_{HT,i}}{\kappa_i}\Big|s_C\right) = \sum_{s_C} V_{P_i}\left(\frac{t_{HT,i}}{\kappa_i}\right) =$$

$$= \sum_{s_C} \frac{1}{\kappa_i^2} \cdot V(t_{HT,i})$$

Mit der Aufnahmewahrscheinlichkeit $\pi_k = \kappa_i \cdot \pi_{k|i}$ nach (6.1) folgt nun:

$$t_{HT} = \sum_s \frac{1}{\pi_k} \cdot y_k = \sum_{s_C} \sum_{s_i} \frac{1}{\kappa_i \cdot \pi_{k|i}} \cdot y_k = \sum_{s_C} \frac{\sum_{s_i} \frac{1}{\pi_{k|i}} \cdot y_k}{\kappa_i} =$$

$$= \sum_{s_C} \frac{1}{\kappa_i} \cdot t_{HT,i}$$

Damit ist (7.6) bewiesen.

Zum Beweis von (7.6) führt man aus:

$$V(t_{TST}) = V_C[E_i(t_{HT})] + E_C[V_i(t_{HT})]$$

$$= V_C\left(\sum_{s_C} \frac{1}{\kappa_i} \cdot t_i\right) + E_C\left(\sum_{s_C} \frac{V(t_{HT,i})}{\kappa_i^2}\right)$$

$$= \sum\sum_{U_C} \gamma_{ij} \cdot \frac{t_i}{\kappa_i} \cdot \frac{t_j}{\kappa_j} + \sum_{U_C} \kappa_i \cdot \frac{V(t_{HT,i})}{\kappa_i^2}$$

Damit ist auch (7.7) bewiesen.

Die Unverzerrtheit von (7.8) wird nachfolgend gezeigt. Für den Erwartungswert der geschätzten theoretischen Varianz $\widehat{V}(t_{TST})$ gilt:

$$E[\widehat{V}(t_{TST})] = E\left(\sum\sum_{SC} \frac{\gamma_{ij}}{\kappa_{ij}} \cdot \frac{t_{HT,i}}{\kappa_i} \cdot \frac{t_{HT,j}}{\kappa_j} + \sum_{SC} \frac{V(t_{HT,i})}{\kappa_i}\right)$$

Darin ist

$$E\left(\sum\sum_{SC} \frac{\gamma_{ij}}{\kappa_{ij}} \cdot \frac{t_{HT,i}}{\kappa_i} \cdot \frac{t_{HT,j}}{\kappa_j}\right) = E_C\left[E_i\left(\sum\sum_{SC} \frac{\gamma_{ij}}{\kappa_{ij}} \cdot \frac{t_{HT,i}}{\kappa_i} \cdot \frac{t_{HT,j}}{\kappa_j}\right)\right]$$

$$= E_C\left[\sum\sum_{SC} \frac{\gamma_{ij}}{\kappa_{ij}} \cdot \frac{E_i(t_{HT,i} \cdot t_{HT,j})}{\kappa_i \cdot \kappa_j}\right]$$

Aus

$$E_i(t_{HT,i} \cdot t_{HT,j}) = \begin{cases} t_i \cdot t_j & f\ddot{u}r \ i \neq j \\ E_i(t_{HT,i}^2) & f\ddot{u}r \ i = j \end{cases}$$

ergibt sich mit Satz 1 in Abschn. 1.2, der hier auf die Klumpen angewendet wird:

$$E_C\left[\sum\sum_{SC} \frac{\gamma_{ij}}{\kappa_{ij}} \cdot \frac{E_i(t_{HT,i} \cdot t_{HT,j})}{\kappa_i \cdot \kappa_j}\right] = E_C\left[\sum\sum_{SC} \frac{\gamma_{ij}}{\kappa_{ij}} \cdot \frac{t_i}{\kappa_i} \cdot \frac{t_j}{\kappa_j}\right]$$

$$+ E_C\left(\sum_{SC} \frac{\gamma_{ij}}{\kappa_{ij}} \cdot \frac{V(t_{HT,i})}{\kappa_i^2}\right)$$

$$= \sum\sum_{U_C} \gamma_{ij} \cdot \frac{t_i}{\kappa_i} \cdot \frac{t_j}{\kappa_j}$$

$$+ \sum_{U_C} \kappa_i \cdot \frac{\kappa_i \cdot (1 - \kappa_i)}{\kappa_i} \cdot \frac{V(t_{HT,i})}{\kappa_i^2}$$

$$= V_{PSU} + \sum_{U_C} \left(\frac{1}{\kappa_i} - 1\right) \cdot V(t_{HT,i})$$

mit V_{PSU} nach (6.4). Der Erwartungswert des 2. Summanden von (7.8) ist:

$$E\left(\sum_{SC} \frac{\widehat{V}(t_{HT,i})}{\kappa_i}\right) = E_C\left[E_i\left(\sum_{SC} \frac{\widehat{V}(t_{HT,i})}{\kappa_i}\right)\right] = E_C\left(\sum_{SC} \frac{E_i(\widehat{V}(t_{HT,i}))}{\kappa_i}\right) =$$

$$= E_C\left(\sum_{SC} \frac{V(t_{HT,i})}{\kappa_i}\right) = \sum_{U_C} \kappa_i \cdot \frac{V(t_{HT,i})}{\kappa_i} = \sum_{U_C} V(t_{HT,i})$$

Fasst man schließlich die Erwartungswerte der beiden Summanden aus (7.8) zusammen, so ergibt dies wie behauptet $V(t_{TST})$. Der Varianzschätzer $\widehat{V}(t_{TST})$ ist mithin unverzerrt.

Literatur[1]

Casella, G., & Berger, R. L. (2002). *Statistical inference* (2. Aufl.). Pacific Grove: Duxbury.

Särndal, C.-E., Swensson, B., & Wretman, J. (1992). *Model assisted survey sampling*. New York: Springer.*

---

[1]Die zur Vertiefung des Stoffes besonders empfehlenswerte Literatur ist mit einem Stern am Ende des Literaturhinweises gekennzeichnet.

Stichwortverzeichnis

© Springer-Verlag GmbH Deutschland, ein Teil von Springer Nature 2019

A. Quatember, *Datenqualität in Stichprobenerhebungen,* Statistik und ihre Anwendungen,
https://doi.org/10.1007/978-3-662-60274-4

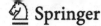
Springer

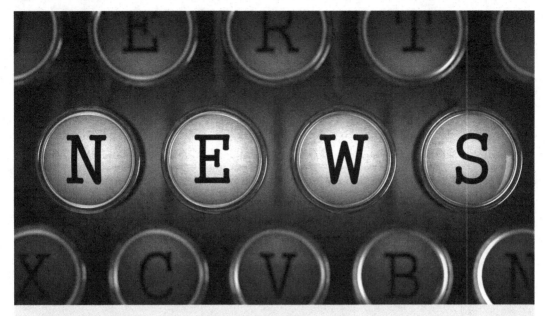

Willkommen zu den Springer Alerts

Jetzt anmelden!

- Unser Neuerscheinungs-Service für Sie:
  aktuell *** kostenlos *** passgenau *** flexibel

Springer veröffentlicht mehr als 5.500 wissenschaftliche Bücher jährlich in gedruckter Form. Mehr als 2.200 englischsprachige Zeitschriften und mehr als 120.000 eBooks und Referenzwerke sind auf unserer Online Plattform SpringerLink verfügbar. Seit seiner Gründung 1842 arbeitet Springer weltweit mit den hervorragendsten und anerkanntesten Wissenschaftlern zusammen, eine Partnerschaft, die auf Offenheit und gegenseitigem Vertrauen beruht.

Die SpringerAlerts sind der beste Weg, um über Neuentwicklungen im eigenen Fachgebiet auf dem Laufenden zu sein. Sie sind der/die Erste, der/die über neu erschienene Bücher informiert ist oder das Inhaltsverzeichnis des neuesten Zeitschriftenheftes erhält. Unser Service ist kostenlos, schnell und vor allem flexibel. Passen Sie die SpringerAlerts genau an Ihre Interessen und Ihren Bedarf an, um nur diejenigen Information zu erhalten, die Sie wirklich benötigen.

Mehr Infos unter: springer.com/alert

A14445 | Image: Tashatuvango/iStock